Team Based Learning in der Pflege

Sinisa Delic · Claudia Schlegel

Team Based Learning in der Pflege

für die Aus- und Weiterbildung

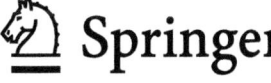

Sinisa Delic
Visp, Schweiz

Claudia Schlegel
Department of Health Sciences and Technoloy
Project Team Bachelor of Medicine at ETH Zurich
Zürich, Schweiz

ISBN 978-3-662-71878-0   ISBN 978-3-662-71879-7 (eBook)
https://doi.org/10.1007/978-3-662-71879-7

Die Deutsche Nationalbibliothek verzeichnet diese Publikation in der Deutschen Nationalbibliografie; detaillierte bibliografische Daten sind im Internet über https://portal.dnb.de abrufbar.

© Der/die Herausgeber bzw. der/die Autor(en), exklusiv lizenziert an Springer-Verlag GmbH, DE, ein Teil von Springer Nature 2025

Das Werk einschließlich aller seiner Teile ist urheberrechtlich geschützt. Jede Verwertung, die nicht ausdrücklich vom Urheberrechtsgesetz zugelassen ist, bedarf der vorherigen Zustimmung des Verlags. Das gilt insbesondere für Vervielfältigungen, Bearbeitungen, Übersetzungen, Mikroverfilmungen und die Einspeicherung und Verarbeitung in elektronischen Systemen.
Die Wiedergabe von allgemein beschreibenden Bezeichnungen, Marken, Unternehmensnamen etc. in diesem Werk bedeutet nicht, dass diese frei durch jede Person benutzt werden dürfen. Die Berechtigung zur Benutzung unterliegt, auch ohne gesonderten Hinweis hierzu, den Regeln des Markenrechts. Die Rechte des/der jeweiligen Zeicheninhaber*in sind zu beachten.
Der Verlag, die Autor*innen und die Herausgeber*innen gehen davon aus, dass die Angaben und Informationen in diesem Werk zum Zeitpunkt der Veröffentlichung vollständig und korrekt sind. Weder der Verlag noch die Autor*innen oder die Herausgeber*innen übernehmen, ausdrücklich oder implizit, Gewähr für den Inhalt des Werkes, etwaige Fehler oder Äußerungen. Der Verlag bleibt im Hinblick auf geografische Zuordnungen und Gebietsbezeichnungen in veröffentlichten Karten und Institutionsadressen neutral.

Springer ist ein Imprint der eingetragenen Gesellschaft Springer-Verlag GmbH, DE und ist ein Teil von Springer Nature.
Die Anschrift der Gesellschaft ist: Heidelberger Platz 3, 14197 Berlin, Germany

Wenn Sie dieses Produkt entsorgen, geben Sie das Papier bitte zum Recycling.

Vorwort

Sehr geehrte Leserin, sehr geehrter Leser,

die Gestaltung von Lernprozessen, die über die Wissensvermittlung hinausgehen und jene überfachlichen Kompetenzen fördern, die für die heutige Arbeitswelt entscheidend sind, stellt Lehrende vor eine zentrale Herausforderung. Insbesondere in den Gesundheitsberufen sind kritisches Denken, Problemlösungskompetenz und wirksame Teamarbeit unabdingbar. Das vorliegende Buch widmet sich dem Team-Based Learning (TBL) als einer Strategie, die diesen Anforderungen auf strukturierte und evidenzbasierte Weise begegnet.

TBL präsentiert sich als klar gegliederte Unterrichtsmethode, deren wiederkehrender Zyklus aus individueller Vorbereitung, Bereitschaftssicherung und Anwendungsphase einen verlässlichen Rahmen für aktives und kollaboratives Lernen schafft. Die Methode zielt darauf ab, hohes Engagement und Eigenverantwortung seitens der Lernenden zu fördern und durch einen konsequenten Anwendungsbezug den Transfer von theoretischem Wissen in die Praxis zu unterstützen.

Bei eingehender Betrachtung offenbart die Architektur des TBL jedoch eine tiefere Ebene: Sie fungiert als didaktisches Instrument, das die systematische Umsetzung fortgeschrittener, empirisch fundierter Lernkonzepte ermöglicht. Die Stärke der Methode liegt in der synergetischen Verknüpfung von Struktur und lerntheoretischer Fundierung.

In den folgenden Kapiteln wird aufgezeigt, wie TBL die Grundsätze des Konstruktivismus praktisch umsetzt, indem Lernende zu aktiven Konstrukteuren ihres Wissens werden. Es wird dargelegt, wie die Methode höhere kognitive, metakognitive und motivationale Prozesse im Sinne der „New Taxonomy" von Marzano und Kendall aktiviert. Darüber hinaus wird erläutert, wie TBL ein ideales Umfeld für die Entwicklung von selbstreguliertem und sozial geteiltem Lernen sowie von Metamotivation schafft. Das ICAP-Modell (Interaktiv, Konstruktiv, Aktiv, Passiv) liefert eine weitere Begründung dafür, warum die im TBL vorherrschenden konstruktiven und interaktiven Lernformen zu einem nachhaltig vertieften Verständnis führen.

Ein wesentliches Anliegen dieses Buches ist es, diese komplexen lerntheoretischen Grundlagen praxisnah zu vermitteln. Die prozedurale Sicherheit, die die TBL-Struktur bietet, erlaubt es auch weniger erfahrenen Lehrenden, wirksame Lernumgebungen zu gestalten. Das Buch soll somit sowohl die theoretische Fundierung zum Verständnis der Wirkprinzipien als auch die notwendigen praktischen

Anleitungen für eine erfolgreiche Implementierung vermitteln: von der übergeordneten Planung über die detaillierte Ausgestaltung der einzelnen Phasen bis hin zur Übertragung in Online-Formate.

Das Werk soll Sie dazu anregen, das Potenzial von TBL für die nachhaltige Qualitätsentwicklung Ihrer Lehre zu erkennen und zu nutzen. Es ist die Absicht der Verfasser, Ihnen eine fundierte Ressource bereitzustellen, die Sie dabei unterstützt, Ihre Lernenden optimal auf die komplexen Anforderungen ihrer zukünftigen Berufspraxis vorzubereiten.

Wir wünschen Ihnen eine gewinnbringende Lektüre.

Visp, Schweiz Sinisa Delic
Zürich, Schweiz Claudia Schlegel
Herbst 2025

Interessenkonflikte

Die Autor*innen haben keine für den Inhalt dieses Manuskripts relevanten Interessenkonflikte.

Inhaltsverzeichnis

1 Team-Based Learning (TBL) – Eine Strategie zur Transformation der Qualität des Lernens 1
   1.1 Definition und geschichtliche Entwicklung 1
   1.2 Ziele und Kernprinzipien des Team-Based Learning 2
   1.3 Einordnung von TBL in Blended Learning und Flipped Classroom 3
   1.4 TBL und die Förderung von Future Skills 4
   1.5 Wirksamkeit, Chancen und Grenzen von TBL 4
   1.6 Quintessenz 6
   Literatur 11

2 Orientierung im TBL-Prozess: Eine Einführung in Ablauf und Struktur 13
   2.1 Überblick über den TBL-Ablauf 13
   2.2 Die Vorbereitungsphase („Pre-class Preparation"): Funktion und Ablauf 15
   2.3 Die Bereitschaftssicherungsphase („Readiness Assurance Process", RAP): Funktion und Ablauf der Schritte 15
   2.4 Die Anwendungsphase („Team Application Phase", tAPP): Funktion und Ablauf 17
   2.5 Quintessenz 18
   Literatur 18

3 Der TBL-Prozess aus der Sicht der gestaltenden Lehrenden 19
   3.1 Prinzipien des TBL-Designs 19
      3.1.1 Die Rolle der lehrenden Person im TBL 19
      3.1.2 Von der Rolle der Wissensvermittlung zur Rolle der Lernprozessgestaltung 20
      3.1.3 Qualitätskriterien für didaktisches Design im TBL 21

3.2	\multicolumn{2}{l}{Planungsmodelle für TBL-Einheiten}	22

- 3.2 Planungsmodelle für TBL-Einheiten 22
  - 3.2.1 Backward Design: Planung vom Ende her 22
  - 3.2.2 Constructive Alignment: Ein theoretisch fundierter Ansatz zur kohärenten Kursentwicklung 24
  - 3.2.3 Vergleich der Planungsmodelle und Begründung der Präferenz für Constructive Alignment 25
- 3.3 Beabsichtigte Lernergebnisse formulieren 27
  - 3.3.1 Die revidierte Bloom'sche Taxonomie als Basis 27
  - 3.3.2 Die „New Taxonomy" nach Marzano und Kendall 28
  - 3.3.3 Vergleich der Taxonomien und ihre Eignung für Phasen des Team-Based Learning 28
  - 3.3.4 Die Taxonomien als Brücke zwischen Phasen des Team-Based Learning, Lernergebnissen und Geteilter Metakognition 28
- 3.4 Quintessenz 31
- Literatur 32

4 Teambildung im Team-Based Learning 35

- 4.1 Einleitung: Teambildung als Eckpfeiler des Team-Based Learning 35
- 4.2 Warum es wichtig ist, wie Teams gebildet werden? 36
- 4.3 Bestimmung der optimalen Teamgröße 37
- 4.4 Vielfalt nutzen: Motor für bessere Teamleistung 38
- 4.5 Die Rolle der Teamdauerhaftigkeit 40
- 4.6 Praktische Strategien für effektive Teambildung 40
  - 4.6.1 Vergleich der Methoden zur Teambildung 40
  - 4.6.2 Datenerhebung für die strategische Zuweisung 41
  - 4.6.3 Techniken zur Verteilung der Lernenden 42
- 4.7 Team-Based Learning im interprofessionellen Kontext 42
  - 4.7.1 Curriculare Rahmenkonzepte 43
  - 4.7.2 Curriculare interprofessionelle Rahmenmodelle 43
  - 4.7.3 TBL im interprofessionellen Kontext 44
  - 4.7.4 Planung von interprofessionellen TBL-Lehrveranstaltungen 44
  - 4.7.5 Themen, welche sich für interprofessionelle TBLs eignen 47
  - 4.7.6 Schlussfolgerung 47
- 4.8 Peer Learning im TBL Kontext 48
- 4.9 Integration von Gestaltungsprinzipien für leistungsfähige TBL-Teams 50
- 4.10 Empfehlungen für die Praxis 51
- 4.11 Quintessenz 53
- Literatur 53

5 Entwicklung der Vorbereitungsphase im Team-Based Learning 55
5.1 Strategische Bedeutung der Vorbereitungsphase 55
5.2 Auswahl und Aufbereitung der Vorbereitungsmaterialien 55
5.3 Umfang und Schwierigkeitsgrad angemessen gestalten 56
5.4 Klare Anleitung und Unterstützung für Lernende 56
5.5 Verknüpfung mit nachfolgenden TBL-Phasen sicherstellen 57
5.6 Herausforderungen und häufige Fallstricke 57
5.7 Evaluation und kontinuierliche Optimierung 57
5.8 Quintessenz 58
Literatur 58

6 Gestaltung der Bereitschaftssicherungsphase 59
6.1 Einleitung: Funktion und Gestaltungsprinzipien der Bereitschaftssicherungsphase (RAP) 59
6.2 Entwicklung effektiver Bereitschaftstestfragen 60
6.3 Gestaltung und Durchführung des individuellen Tests (iRAT) 62
6.4 Gestaltung und Durchführung des Team-Tests (tRAT) 63
6.5 Gestaltung und Management des Einspruchsverfahrens 65
6.6 Gestaltung und Durchführung der Klärungsphase 66
6.7 Quintessenz 68
Literatur 69

7 Design der Anwendungsphase (tAPP) 71
7.1 Die vier „S"-Prinzipien als Gestaltungsgrundlage 71
    7.1.1 Theoretische Verankerung der vier „S"-Prinzipien 71
    7.1.2 Praktische Implementierung der vier „S"-Prinzipien 73
7.2 Entfaltende Fallbeispiele mit SBA-Fragen 74
    7.2.1 Konzept des Ansatzes 74
    7.2.2 Zentrale Merkmale des Ansatzes 74
    7.2.3 Lerntheoretische Verankerung 75
    7.2.4 Relevanz für die Pflegeausbildung 75
7.3 Quintessenz 76
Literatur 77

8 Peer Assessment im Team-Based Learning 79
8.1 Einleitung: Die Bedeutung von Peer-Interaktionen und Peer Assessment im Team-Based Learning 79
8.2 Peer was? Fundament der Verständigung: Begriffsklärung der peer-basierten Verfahren 80
    8.2.1 Peer Assessment 80
    8.2.2 Peer Feedback 82
    8.2.3 Peer Review 86
    8.2.4 Peer Evaluation 87
    8.2.5 Peer Grading 87

8.3		Traditionelle Peer-Verfahren im Team-Based Learning	89
	8.3.1	Peer Evaluation als etablierter Begriff im klassischen TBL	89
	8.3.2	Grundlegende Peer Evaluation-Methoden im TBL und ihre Einordnung	90
	8.3.3	Kernziele der traditionellen Peer Evaluation im TBL	93
	8.3.4	Stärken und Limitationen der traditionellen Ansätze	95
8.4		Plädoyer für Peer Assessment als integrativen Leitbegriff im TBL	98
	8.4.1	Die Stärke von Peer Assessment: mehr als die Summe seiner Teile	98
	8.4.2	Wie Peer Assessment die Herausforderungen im TBL adressiert	99
	8.4.3	Leitlinien für die Gestaltung von Peer Assessment im TBL	100
8.5		Quintessenz	104
Literatur			104

9 Team-Based Learning im Kontext von Blended und Online Learning ... 107

9.1		Einleitung	107
9.2		Blended Learning: Von eindimensionalen zu mehrdimensionalen Konzepten	108
	9.2.1	Die vier Dimensionen des Blended Learning	109
	9.2.2	Die Bedeutung der Integration	110
9.3		Team-Based Learning als mehrdimensionale Blended Learning-Strategie	110
	9.3.1	Kurzüberblick zu TBL	111
	9.3.2	Synergien zwischen TBL und Blended Learning	111
9.4		TBL-Phasen in synchronen und asynchronen Formaten	112
	9.4.1	Vorbereitungsphase: die individuelle Basis schaffen	113
	9.4.2	Testen: iRAT und tRAT – gemeinsam Klarheit schaffen	114
	9.4.3	„Blenden" in der Anwendungsphase: Theorie trifft Praxis	116
9.5		Das Community-of-Inquiry-Modell als Rahmen für Blended TBL	118
	9.5.1	Einleitung: die Bedeutung der Lerngemeinschaft in Blended TBL	118
	9.5.2	Soziale Präsenz: die Basis für Kollaboration und Vertrauen	118
	9.5.3	Kognitive Präsenz: den Denk- und Lernprozess strukturieren	120

9.5.4 Lehrpräsenz: den Lernprozess bewusst gestalten und leiten 123
9.5.5 Synthese: das Zusammenspiel der Präsenzen und Shared Metacognition in Blended TBL 125
9.6 Praktische Umsetzung, Stolpersteine und Lösungsansätze 126
    9.6.1 Typische Hindernisse bei der Umsetzung 127
    9.6.2 Bewährte Lösungsansätze 128
    9.6.3 Erfolgsfaktoren für nachhaltige Implementierung 129
9.7 Quintessenz 130
Literatur 131

10 Lerntheoretische und didaktische Fundierung des Team-Based Learning 133
10.1 Relevanz lerntheoretischer Grundlagen 133
    10.1.1 Bedeutung lerntheoretischer Grundlagen für TBL 133
    10.1.2 Übersicht der theoretischen Perspektiven 134
    10.1.3 Verbindung zu Praxis und Umsetzung 134
10.2 Konstruktivistische Lerntheorie als Fundament des TBL 134
    10.2.1 Grundannahmen des Konstruktivismus 135
    10.2.2 Soziale Ko-Konstruktion von Wissen 135
    10.2.3 Konstruktivistische Elemente in den drei TBL-Phasen 136
10.3 Aktives und partizipatives Lernen als didaktischer Kern 137
    10.3.1 Vom passiven zum aktiven Lernparadigma 137
    10.3.2 Partizipative Elemente und ihre Wirkung 138
    10.3.3 TBL als Verkörperung aktivierender Lernprinzipien 138
10.4 Die „New Taxonomy" als erweiterter Rahmen 139
    10.4.1 Über die Bloom'sche Taxonomie hinaus 139
    10.4.2 Selbstsystem, Metakognition und kognitive Prozesse 140
    10.4.3 Anwendung der Taxonomie-Ebenen auf die TBL-Struktur 141
10.5 Selbstreguliertes und sozial geteiltes Lernen (SRL und SSRL) 142
    10.5.1 Konzepte der Lernregulation 142
    10.5.2 Individuelle Regulation in der Vorbereitungsphase 143
    10.5.3 Sozial geteilte Regulation in Teamdiskussionen 144
    10.5.4 Metakognitive Prozesse im RAP und tAPP 145
10.6 Metamotivation: Antrieb und Zielklärung vertiefen 146
    10.6.1 Definition und Bedeutung metamotivationaler Prozesse ... 147
    10.6.2 Motivationsregulation als Kompetenz 147
    10.6.3 Motivationale Elemente in der TBL-Struktur 148

10.7 Interaktive und konstruktive Lernformen nach dem
ICAP-Modell 150
    10.7.1 Die Engagement-Stufen des ICAP-Modells 150
    10.7.2 Analyse der TBL-Komponenten nach dem ICAP-
           Framework 151
    10.7.3 Förderung höherer Engagement-Stufen im TBL 152
10.8 Theoretische Integration und Implikationen für die
Pflegebildung 153
    10.8.1 Synergie der theoretischen Perspektiven 153
    10.8.2 Besondere Relevanz für den Pflegekontext 154
    10.8.3 Transfer theoretischer Konzepte in die Lehr-Lern-
           Gestaltung 155
10.9 Quintessenz 156
Literatur 157

Team-Based Learning (TBL) – Eine Strategie zur Transformation der Qualität des Lernens

1.1 Definition und geschichtliche Entwicklung

Definition des Team-Based Learning
Als strukturierte, lernerzentrierte Unterrichtsstrategie legt Team-Based Learning (TBL) einen klaren Ablauf und eine feste Rhythmisierung für die Arbeit in Kleingruppen fest (Michaelsen & Sweet, 2008). Das Konzept basiert auf drei aufeinander aufbauenden Phasen: Einer individuellen Vorbereitungsphase, in der sich Lernende eigenständig Grundlagenwissen aneignen, gefolgt von einer Bereitschaftssicherungsphase („Readiness Assurance Process", RAP) zur Überprüfung dieses Wissens mittels Einzel- und Team-Tests, und schließlich einer Anwendungsphase („Team Application Phase", tAPP), in der das Wissen auf komplexe, praxisnahe Probleme angewendet wird (Parmelee et al., 2012). Ein wesentliches Merkmal ist das kontinuierliche und unmittelbare Feedback innerhalb dieses Zyklus, das die Korrektur von Fehlkonzepten und die Vertiefung des Verständnisses unterstützt. TBL zielt somit nicht nur auf die Festigung fachlicher Inhalte ab, sondern fördert gezielt überfachliche Kompetenzen wie kritisches Denken, Problemlösefähigkeit, Teamfähigkeit und effektive Kommunikation, die für die professionelle Pflegepraxis von zentraler Bedeutung sind.

Historische Entwicklung und Verbreitung
Die Ursprünge von TBL liegen in den 1970er-Jahren, als Larry Michaelsen an amerikanischen Universitäten nach Möglichkeiten suchte, aktives und kollaboratives Lernen auch in großen Lehrveranstaltungen zu ermöglichen (Michaelsen & Sweet, 2008). Daraus entwickelte sich ein didaktisches Modell, das individuelle Verantwortung mit strukturierter Teamarbeit verbindet. Nachdem sich TBL in verschiedenen Disziplinen etabliert hatte, fand es ab den 1990er-Jahren zunehmend Verbreitung im Gesundheitsbereich, einschließlich der medizinischen und pflegerischen Ausbildung (Parmelee et al., 2012). Die Methode erwies sich als besonders geeignet für Kontexte, die komplexe Entscheidungsfindungen und die Integration

verschiedener Perspektiven erfordern. In der Pflegebildung bietet TBL einen Rahmen, um Lernende auf fundierte Entscheidungen und eine effektive Zusammenarbeit in interprofessionellen Teams vorzubereiten, ohne dass eine übermäßige direkte Anleitung durch die Lehrenden erforderlich ist (Michaelsen & Sweet, 2008). Heute ist TBL international gut in gesundheits- und naturwissenschaftlichen Studiengängen etabliert und wird wegen seiner strukturierten Kombination von Selbststudium, Wissenssicherung und anwendungsorientierter Teamarbeit geschätzt.

1.2 Ziele und Kernprinzipien des Team-Based Learning

TBL verfolgt das Ziel, Lernprozesse zu gestalten, die sowohl die Eigenverantwortung stärken als auch die Vorteile des kollaborativen Lernens maximieren. Dies manifestiert sich in mehreren Grundprinzipien. Erstens die Verbindung von individueller Vorbereitung und Teamleistung: Lernende sind zunächst selbst dafür verantwortlich, sich die notwendigen Grundlagen anzueignen. Diese individuelle Leistung bildet die Grundlage für die anschließende kollaborative Wissensvertiefung und Problemlösung im Team (Michaelsen & Sweet, 2008). Diese Dualität spiegelt die Anforderungen der Pflegepraxis wider, in der Fachpersonen sowohl über eine solide individuelle Wissensbasis verfügen als auch effektiv im Team agieren müssen. Die Arbeit in stabilen, heterogenen Teams über einen längeren Zeitraum fördert die Entwicklung von kollaborativen Fähigkeiten und gegenseitiger Unterstützung (Parmelee et al., 2012).

Zweitens basiert TBL auf verbindlicher Vorbereitung und aktiver Teilnahme. Die Bereitschaftssicherungsphase (RAP) stellt sicher, dass die individuelle Vorbereitung nicht optional, sondern eine Voraussetzung für die erfolgreiche Teilnahme an den Teamaktivitäten ist (Parmelee et al., 2012). Dies schafft eine hohe Verbindlichkeit und motiviert die Lernenden, sich intensiv mit den Inhalten auseinanderzusetzen. Die Phasen des Lernens vor Ort sind konsequent auf aktive Beteiligung ausgelegt: Lernende diskutieren, argumentieren, vertreten Standpunkte und treffen gemeinsam Entscheidungen. Für die Pflegebildung bedeutet dies, dass die Lernenden erfahren, wie wichtig eine fundierte Vorbereitung für verantwortliches Handeln ist und wie kollaborative Prozesse zu qualitativ besseren Ergebnissen führen können.

Drittens sind unmittelbares Feedback und Anwendungsorientierung zentral für den Lernprozess im TBL. Sowohl in der Bereitschaftssicherungsphase (durch iRAT und tRAT) als auch in der Anwendungsphase (tAPP) erhalten die Lernenden zeitnah Feedback zu ihrem Verständnis und ihren Lösungsansätzen. Dieses kontinuierliche Feedback ermöglicht es, Wissenslücken schnell zu erkennen, Fehlkonzepte zu korrigieren und das eigene Vorgehen zu reflektieren. Die Anwendungsaufgaben sind bewusst komplex, praxisnah und für den Pflegealltag relevant gestaltet. Sie fordern die Lernenden heraus, ihr Wissen auf realistische Szenarien anzuwenden, Entscheidungen zu treffen und diese zu begründen, wodurch der Transfer von der Theorie in die Praxis unterstützt wird (Michaelsen & Sweet, 2008).

Viertens basiert TBL auf einem konstruktivistischen und kollaborativen Lernverständnis. Wissen wird nicht passiv aufgenommen, sondern aktiv durch die Auseinandersetzung mit Inhalten und den Austausch mit anderen konstruiert (Michaelsen & Sweet, 2008). Die Methode fördert eine Lernkultur, die auf gegenseitigem Respekt, geteilter Verantwortung und gemeinsamer Reflexion basiert - Werte, die für Gesundheitsberufe grundlegend sind. Durch den konsequenten Einsatz von TBL können Lehrende eine Lernumgebung schaffen, in der sich Fachexpertise und Teamkompetenz synergetisch entwickeln.

1.3 Einordnung von TBL in Blended Learning und Flipped Classroom

Team-Based Learning als Form des Blended Learning
Blended Learning wird heute als mehrdimensionale Strategie verstanden, die nicht nur Online- und Vor-Ort-Phasen kombiniert, sondern gezielt verschiedene Modalitäten (z. B. synchron/asynchron), Technologien und pädagogische Ansätze integriert (Joosten et al., 2021; Dziuban et al., 2018; Garrison & Vaughan, 2008). TBL fügt sich nahtlos in dieses Verständnis ein. Die individuelle Vorbereitungsphase findet typischerweise asynchron statt, oft unterstützt durch digitale Lernmaterialien, während die Bereitschaftssicherungs- und Anwendungsphasen synchron entweder online oder vor Ort als interaktive Teamaktivitäten durchgeführt werden. Entscheidend ist die didaktisch begründete Verknüpfung dieser Elemente, bei der die asynchrone Vorbereitung die Grundlage für die vertiefte Auseinandersetzung und Anwendung in den synchronen Phasen legt. TBL kann somit als eine spezifische, hoch strukturierte Umsetzung eines Blended-Learning-Designs betrachtet werden.

Team-Based Learning und Flipped Classroom im Vergleich
Das Flipped-Classroom-Modell teilt mit TBL die Grundidee, die reine Wissensvermittlung aus der gemeinsamen Lernzeit auszulagern, um diese für aktive Lernformen zu nutzen (Joosten et al., 2021). TBL geht jedoch über das allgemeine Flipped-Konzept hinaus, indem es einen spezifischen, dreiphasigen Prozess mit festen Abläufen vorschreibt. Wesentliche Unterschiede liegen in der formalisierten Bereitschaftssicherungsphase (RAP) mit Einzel- und Teamtests, die ein hohes Maß an individueller Verantwortung sicherstellt, sowie in der konsequenten Arbeit in stabilen Teams über den gesamten Kursverlauf. Darüber hinaus legt TBL einen starken Fokus auf anspruchsvolle Anwendungsaufgaben (tAPP), die nach dem 4S-Prinzip („Significant Problem, Same Problem, Specific Choice, Simultaneous Report") gestaltet sind, um komplexe Entscheidungsprozesse im Team zu fördern (Michaelsen & Sweet, 2008). Während Flipped Classroom ein flexibles Rahmenkonzept darstellt, bietet TBL eine spezifische Methodik mit integrierten Mechanismen zur Sicherstellung der Vorbereitung und Förderung der Teamdynamik. Diese Struktur und Verbindlichkeit machen TBL attraktiv für die Pflegebildung, in der sowohl fundiertes Wissen als auch Teamkompetenz unerlässlich sind.

1.4 TBL und die Förderung von Future Skills

Bedeutung von Future Skills in der Pflegeausbildung
Als Future Skills werden überfachliche Kompetenzen bezeichnet, die für die erfolgreiche Bewältigung zukünftiger beruflicher und gesellschaftlicher Herausforderungen als wesentlich erachtet werden. Dazu zählen insbesondere kritisches Denken, Problemlösungskompetenz, Zusammenarbeit, Kommunikation, Kreativität sowie Selbstregulation und Lernfähigkeit. Diese Kompetenzen gewinnen in der Pflegebildung zunehmend an Bedeutung, da die Komplexität der Pflegesituationen zunimmt und Pflegende in dynamischen Umfeldern agieren, die ein hohes Maß an Anpassungsfähigkeit, fundierter Urteilsbildung und wirksamer Teamarbeit erfordern. Für eine qualitativ hochstehende Pflege ist die Fähigkeit, Wissen situationsgerecht anzuwenden, evidenzbasiert zu argumentieren und in interprofessionellen Teams zusammenzuarbeiten, von zentraler Bedeutung.

TBL ist von Grund auf so konzipiert, dass die Entwicklung von Future Skills parallel zur Entwicklung von Fachwissen gefördert wird (Michaelsen & Sweet, 2008). Die individuelle Vorbereitungsphase stärkt die Selbstregulationsfähigkeiten der Lernenden, da sie ihren Lernprozess eigenständig planen, durchführen und überwachen müssen. Die Bereitschaftssicherungsphase (RAP), insbesondere der Team-Test (tRAT) und das anschliessende Einspruchsverfahren, erfordert kritisches Denken, Argumentations- und Konfliktlösungsfähigkeiten im Team. Die Lernenden müssen ihre Antworten verteidigen, die Argumente anderer bewerten und zu einer gemeinsamen Entscheidung kommen. Die Anwendungsphase (tAPP) konzentriert sich auf die Förderung von Zusammenarbeit, Problemlösung und Entscheidungsfindung. Durch die Arbeit an komplexen, realitätsnahen Fallbeispielen lernen die Teams, gemeinsam Informationen zu analysieren, unterschiedliche Perspektiven zu integrieren, Lösungsstrategien zu entwickeln und zu bewerten (Parmelee et al., 2012). Kontinuierliches Feedback in allen Phasen unterstützt zudem die Entwicklung metakognitiver Fähigkeiten, indem es zur Reflexion des eigenen Lernens und der Teamprozesse anregt. Konzepte wie die geteilte Metakognition („Shared Metacognition"), bei der Teams ihre gemeinsamen Denk- und Lernprozesse überwachen und regulieren, werden durch die TBL-Struktur stark begünstigt (Vaughan et al., 2023). Für Lehrende in der Pflegeausbildung bietet TBL somit einen strukturierten Rahmen, um Future Skills nicht nur zu thematisieren, sondern aktiv und integriert in den Lernprozess einzuüben.

1.5 Wirksamkeit, Chancen und Grenzen von TBL

Evidenz zur Wirksamkeit
Verschiedene Studien weisen darauf hin, dass sich TBL positiv auf den Lernerfolg, das tiefere Verständnis von Konzepten und die Motivation der Lernenden auswirkt. Insbesondere im Vergleich zu traditionellen Vorlesungsformaten zeigen sich Vorteile hinsichtlich der Behaltensleistung und der Fähigkeit, Wissen anzuwenden.

1.5 Wirksamkeit, Chancen und Grenzen von TBL

Lernende berichten häufig von einer höheren Zufriedenheit mit dem Lernprozess, schätzen die aktive Beteiligung und die strukturierte Teamarbeit. Im Kontext der Pflege- und Gesundheitsausbildung wird betont, dass TBL die Entwicklung klinischer Argumentationsfähigkeiten und die Vorbereitung auf interprofessionelle Zusammenarbeit unterstützt. Die Evidenz legt nahe, dass die Kombination von Eigenverantwortung, Teaminteraktion und anwendungsorientierten Aufgaben die Lernenden effektiver auf die komplexen Anforderungen der Berufspraxis vorbereitet.

Argumentationshilfe für Institutionen

Für Bildungsinstitutionen und Programme in der Pflegebildung bietet die Implementierung von TBL mehrere Vorteile. Erstens ermöglicht die Methode eine vertiefte Kompetenzentwicklung, die über das reine Faktenwissen hinausgeht und auch prozedurales Wissen sowie die Fähigkeit zur Problemlösung und zur Arbeit im Team umfasst (Parmelee et al., 2012). Zweitens kann TBL zu einer höheren Zufriedenheit und einem höheren Engagement der Lernenden führen, da sie aktiver in den Lernprozess eingebunden sind und den Praxisbezug deutlicher erkennen. Drittens bietet TBL Potenzial für einen effizienten Ressourceneinsatz. Die Methode ist auch für große Gruppen skalierbar, da ein Großteil der Lernaktivitäten in Teams stattfindet und sich die Rolle der Lehrenden von der reinen Wissensvermittlung hin zur Moderation und Lernbegleitung verschiebt. Diese Argumente können Entscheidungsträgern helfen, den Mehrwert von TBL für die Qualitätsentwicklung der Ausbildung zu erkennen.

Chancen und Grenzen

TBL bietet bedeutende Möglichkeiten für die Gestaltung effektiver Lernumgebungen in der Pflegebildung. Die klare Struktur fördert die individuelle Verantwortung und stellt gleichzeitig sicher, dass die Lernenden von der kollektiven Intelligenz des Teams profitieren. Der Fokus auf Anwendung und Entscheidungsfindung schlägt eine Brücke zwischen theoretischem Wissen und praktischem Handeln. Die Methode berücksichtigt auch unterschiedliche Lerngeschwindigkeiten durch die Kombination von individuellem Lernen und Teamarbeit.

Gleichzeitig birgt die Implementierung von TBL auch Herausforderungen. Eine wesentliche Voraussetzung ist die konsequente Vorbereitung der Lernenden, die nicht immer selbstverständlich ist und durch klare Kommunikation und Erwartungsmanagement gefördert werden muss (Michaelsen & Sweet, 2008). Die Entwicklung qualitativ hochwertiger Anwendungsaufgaben (tAPPs), die tatsächlich höhere Denkprozesse anregen und gleichzeitig lösbar bleiben, erfordert erhebliche didaktische Expertise und Zeit der Lehrenden. Ebenso erfordert die Bildung und Begleitung der Teams eine sorgfältige Planung. Schließlich kann die Einführung von TBL bei Lernenden oder Lehrenden, die an traditionellere Unterrichtsformate gewöhnt sind, auf anfänglichen Widerstand stoßen. Eine erfolgreiche Umsetzung erfordert daher neben didaktischer Kompetenz auch institutionelle Unterstützung, ausreichende Ressourcen für die Vorbereitung und eine offene Kommunikation über die Ziele und den Ablauf der Methode.

1.6 Quintessenz

Beim Team-Based Learning handelt es sich um eine systematische Lehr-Lernstrategie, die durch ihre klare Strukturierung in drei aufeinander aufbauende Phasen – individuelle Vorbereitung, Bereitschaftssicherung und Anwendung – eine nachhaltige Transformation des Lernens ermöglicht. Die Methode verbindet konsequent individuelle Verantwortung mit strukturierter Teamarbeit und schafft damit einen Rahmen, in dem sowohl fachliche als auch überfachliche Kompetenzen gleichermaßen gefördert werden.

Als spezifische Ausprägung des Blended Learning geht TBL über die bloße Kombination von Selbststudium und Präsenzphasen hinaus. Die formalisierte Bereitschaftssicherung mit Einzel- und Teamtests sowie die nach dem 4S-Prinzip gestalteten Anwendungsaufgaben schaffen Verbindlichkeit und fördern systematisch höhere Denkprozesse. Diese strukturelle Stringenz unterscheidet TBL von offeneren Konzepten wie dem Flipped Classroom und macht die Methode besonders geeignet für kompetenzorientierte Bildungskontexte.

Die besondere Stärke von TBL liegt in der inhärenten Förderung von Future Skills. Kritisches Denken, Problemlösungskompetenz, Teamfähigkeit und Selbstregulation werden nicht als separate Lernziele behandelt, sondern entstehen organisch durch die Methodik selbst. Die kontinuierliche Arbeit in stabilen Teams, das unmittelbare Feedback und die Auseinandersetzung mit komplexen, praxisnahen Problemen schaffen optimale Bedingungen für die Entwicklung jener Kompetenzen, die in der modernen Gesundheitsversorgung unerlässlich sind.

Die empirische Evidenz bestätigt positive Effekte auf Lernerfolg, Verständnistiefe und Motivation. Gleichzeitig erfordert die erfolgreiche Implementierung erhebliche didaktische Expertise, institutionelle Unterstützung und die Bereitschaft aller Beteiligten, sich auf diese anspruchsvolle Lernform einzulassen. Die Herausforderungen – von der Sicherstellung konsequenter Vorbereitung bis zur Entwicklung hochwertiger Anwendungsaufgaben – sind substanziell, werden jedoch durch die nachweislichen Vorteile für die Kompetenzentwicklung der Lernenden aufgewogen. Team-Based Learning erweist sich somit als eine Methode, die den komplexen Anforderungen zeitgemäßer Gesundheitsbildung in besonderem Maße gerecht wird.

Glossar

4S-Prinzip Das 4S-Prinzip beschreibt vier essenzielle Elemente für die Gestaltung effektiver Anwendungsaufgaben im Team-Based Learning: Same problem (gleiches Problem), Significant problem (bedeutsames Problem), Specific choice (spezifische Entscheidung) und Simultaneous report (gleichzeitiges Berichten). Alle Teams bearbeiten dasselbe relevante Problem, müssen sich auf eine konkrete Lösung aus begrenzten Optionen festlegen und präsentieren ihre Entscheidungen zeitgleich. Dieses Vorgehen verhindert gegenseitige Beeinflussung,

1.6 Quintessenz

fördert motivierte und fokussierte Diskussionen und ermöglicht einen direkten Vergleich der Teamlösungen (Michaelsen & Sweet, 2008).

Anwendungsphase (Team Application Phase, tAPP) Die Anwendungsphase (tAPP) bildet den Hauptteil einer TBL-Einheit. Hier wenden die Lernenden ihre zuvor erarbeiteten Kenntnisse in realitätsnahen, anspruchsvollen Aufgaben an. Die Teams bearbeiten komplexe Problemstellungen, die höhere kognitive Prozesse wie Analyse, Evaluation und Entscheidungsfindung erfordern. Die Aufgaben folgen dem 4S-Prinzip (gleiches Problem, bedeutsames Problem, spezifische Entscheidung und gleichzeitiges Berichten), um fokussierte Diskussionen und vergleichbare Entscheidungsprozesse zu fördern. In dieser Phase verschiebt sich der Fokus vom Wissenserwerb zur praktischen Anwendung und Problemlösung im Teamkontext (Michaelsen & Sweet, 2008; Parmelee & Michaelsen, 2010).

Asynchron/Synchron Asynchrone und synchrone Lernaktivitäten unterscheiden sich grundlegend in ihrer zeitlichen Organisation. Asynchrone Aktivitäten finden zeitversetzt statt, sodass die Lernenden nach eigenem Zeitplan arbeiten können. Typische Beispiele hierfür sind Selbstlernmodule, aufgezeichnete Vorlesungen oder Diskussionen in Foren. Synchrone Formate laufen dagegen in Echtzeit ab und erfordern die gleichzeitige Anwesenheit aller Beteiligten, beispielsweise in Live-Online-Meetings oder im Vor-Ort-Unterricht. Im TBL-Kontext ist diese Unterscheidung zentral: Die Vorbereitungsphase erfolgt typischerweise asynchron, sodass die Lernenden ihre individuelle Lerngeschwindigkeit und zeitliche Verfügbarkeit berücksichtigen können. Die Bereitschaftssicherungs- und Anwendungsphasen finden hingegen synchron statt, um die Vorteile der direkten Teaminteraktion und des unmittelbaren Feedbacks zu nutzen. Durch die bewusste Kombination beider Formate wird die Lerneffektivität und Flexibilität maximiert (Hrastinski, 2019).

Bereitschaftssicherungsphase (Readiness Assurance Process, RAP) Die Bereitschaftssicherungsphase (RAP) ist eine strukturierte Prüf- und Feedbackrunde, die direkt auf die Vorbereitungsphase folgt. Sie stellt sicher, dass alle Lernenden ein ausreichendes Grundlagenverständnis besitzen, bevor sie komplexe Aufgaben angehen. Der RAP besteht aus vier Komponenten: dem individuellen Test (iRAT), dem Team-Test (tRAT), dem Einspruchsverfahren und der abschliessenden Klärung durch die Lehrperson. Diese Phase dient der Überprüfung und Festigung des in der Vorbereitungsphase erworbenen Wissens (Parmelee et al., 2012).

Blended Learning Blended Learning bezeichnet die zielgerichtete Verbindung technologischer, zeitlicher, räumlicher und pädagogischer Komponenten zu einem stimmigen Lehrkonzept (vgl. Joosten et al., 2021). Diese Lehrform integriert Online-Lernphasen und Vor-Ort-Lernen auf didaktisch sinnvolle Weise, wobei häufig ein Teil der Zeit vor Ort durch Online-Aktivitäten ersetzt wird. Im TBL-Kontext ermöglicht Blended Learning die optimale Verknüpfung asynchroner Vorbereitungsphasen mit Vor-Ort- oder Online-Teamaktivitäten. Die technologischen Möglichkeiten erweitern dabei die Gestaltungsoptionen für die Bereitschaftssicherung und die Anwendungsphasen. Entscheidend ist jedoch nicht die Technologie selbst, sondern ihre durchdachte Integration in ein kohärentes didaktisches Gesamtkonzept, das die Vorteile beider Lernformen optimal nutzt (Dziuban et al., 2018; Garrison & Vaughan, 2008).

Einspruchsverfahren (Appeals Process) Das Einspruchsverfahren ermöglicht es Teams, mit Verweis auf das offizielle Kursmaterial begründete Einwände gegen Testfragen vorzubringen. Teams können während oder nach dem tRAT schriftlich darlegen, warum sie eine Frage oder Antwortoption für unklar oder fehlerhaft halten. Dabei müssen sie ihre Argumentation mit konkreten Verweisen auf die Vorbereitungsmaterialien belegen. Dieses Verfahren fördert kritisches Denken und gewährleistet die Fairness des Bewertungsprozesses (Michaelsen & Sweet, 2008; Parmelee et al., 2012).

Flipped Classroom Beim „Flipped Classroom", zu Deutsch „umgedrehtes Klassenzimmer", werden die typischen Elemente eines Kurses – Vorlesung vor Ort und Selbststudium (z. B. Lesen eines Skripts oder Anschauen einer aufgenommenen Vorlesung) – vertauscht. Dieses Modell, das auf Konzepten wie aktivem Lernen und dem Engagement der Lernenden aufbaut, führt zu einer Veränderung der traditionellen Rollen. Die Dozierenden agieren weniger als Vortragende, sondern vielmehr als Coaches oder Berater, die den Lernfortschritt begleiten und zur Zusammenarbeit anregen. Folglich wird mehr Verantwortung für das Lernen auf die Lernenden übertragen, die sich von passiven Teilnehmenden zu aktiven Gestaltenden ihres Lernprozesses entwickeln. Das übergeordnete Ziel dieses Modells ist eine Verschiebung der Prioritäten – weg von der reinen Stoffvermittlung, hin zur tatsächlichen Beherrschung der Inhalte (vgl. EDUCAUSE, 2012).

Future Skills Future Skills ermöglichen es, die Herausforderungen der Zukunft in der Arbeitspraxis selbstorganisiert zu meistern. Sie setzen Wissen und Qualifikation voraus, erfordern aber Werte und Kompetenzen, die sich in der Haltung und der Handlungsfähigkeit der Mitarbeitenden zeigen (Edelkraut & Sauter 2023, S. 20).

Geteilte Metakognition (Shared Metacognition) Als „geteilte Metakognition" wird der Prozess bezeichnet, in dem Teammitglieder ihre Denk-, Lern- und Problemlösungsprozesse gemeinsam überwachen, reflektieren und steuern. Dieses Konzept erweitert die individuelle Metakognition auf die Teamebene und umfasst zwei komplementäre Dimensionen: Selbstregulation als individuellen Anteil und Ko-Regulation als gemeinschaftlichen Anteil. Die geteilte Metakognition manifestiert sich in zwei Hauptfunktionen: dem Monitoring als kontinuierliche Überwachung des Lernfortschritts und dem Managing als aktive Steuerung und Anpassung der Lernstrategien (Garrison & Akyol, 2015; Vaughan et al., 2023). Im TBL-Kontext ist geteilte Metakognition insbesondere während der Teamdiskussionen in der Bereitschaftssicherungs- und Anwendungsphase von Bedeutung. Teams mit ausgeprägter geteilter Metakognition erkennen gemeinsam Wissenslücken, hinterfragen kritisch ihre Denkprozesse und passen ihre Herangehensweise flexibel an die Anforderungen der Aufgabe an. Die Entwicklung geteilter Metakognition wird durch die Teamstabilität im TBL gefördert, da die kontinuierliche Zusammenarbeit das gegenseitige Verständnis für individuelle Denkweisen und die Entwicklung gemeinsamer Regulationsstrategien ermöglicht.

Individueller Test (iRAT) Der individuelle Test (iRAT - Individual Readiness Assurance Test) ist ein Kurztest nach der Vorbereitungsphase, den die Lernenden einzeln absolvieren. Er dient der Überprüfung der individuellen Vorbereitung und schafft die Voraussetzung für die nachfolgende Teamdiskussion im tRAT. Der iRAT besteht typischerweise aus Multiple-Choice- oder Single-Best-Answer-Fragen, die das Grundlagenwissen aus den Vorbereitungsmaterialien abprüfen (Michaelsen & Sweet, 2008; Parmelee et al., 2012).

Kompetenzen Kompetenzen bezeichnen die Fähigkeit zur Selbstorganisation in komplexen Handlungssituationen. Sie umfassen Wissen, Werte, Normen und Erfahrungen, die Lernende befähigen, neue Anforderungen selbstständig zu bewältigen. Im Unterschied zu reinem Faktenwissen oder isolierten Fertigkeiten ermöglichen Kompetenzen das situationsangemessene Handeln in variablen Kontexten (Erpenbeck & Sauter, 2015). Im TBL-Kontext steht die Entwicklung solcher Handlungskompetenzen im Zentrum: Die Methode zielt darauf ab, dass Lernende nicht nur Wissen erwerben, sondern dieses in komplexen, praxisnahen Situationen anwenden und dabei eigenständige Entscheidungen treffen können.

Kompetenzorientierung Kompetenzorientierung ist ein didaktisches Prinzip, bei dem die Entwicklung umfassender Handlungskompetenzen im Mittelpunkt steht, anstatt der bloßen Vermittlung von Wissen (Biggs, 2014). Im TBL-Kontext bedeutet dies, dass alle Komponenten – von den Vorbereitungsmaterialien über die Bereitschaftssicherungsphase bis zu den Anwendungsaufgaben – konsequent auf die angestrebten Kompetenzen ausgerichtet sind. Die Lernenden werden systematisch befähigt, ihr Wissen in authentischen Situationen anzuwenden, kritisch zu reflektieren und fundierte Entscheidungen zu treffen. Die Kompetenzorientierung manifestiert sich besonders in der Anwendungsphase, wo komplexe, praxisnahe Problemstellungen die Integration verschiedener Wissensbestände und die Anwendung höherer kognitiver Prozesse erfordern.

Konstruktivismus Der Konstruktivismus ist eine epistemologische Position, die davon ausgeht, dass Wissen nicht passiv übernommen, sondern aktiv vom Lernenden konstruiert wird. Demzufolge ist Lernen ein individueller Prozess der Bedeutungskonstruktion, bei dem neue Informationen mit vorhandenen kognitiven Strukturen verknüpft und in bestehende Wissensnetze integriert werden. Der Konstruktivismus betont die Kontextgebundenheit des Lernens, die Bedeutung sozialer Interaktion für die Wissenskonstruktion sowie die Rolle der Lehrperson als Lernbegleiter statt als Wissensvermittler. Im TBL-Kontext manifestiert sich der konstruktivistische Ansatz in allen Phasen. Die individuelle Vorbereitung ermöglicht die persönliche Auseinandersetzung mit neuen Inhalten, die Teamdiskussionen fördern die soziale Ko-Konstruktion von Wissen und die Anwendungsphase fordert die aktive Konstruktion von Lösungen für komplexe Probleme. Die konstruktivistische Grundhaltung des TBL zeigt sich auch in der Wertschätzung unterschiedlicher Perspektiven und der Förderung des kritischen Hinterfragens statt der Reproduktion von Faktenwissen (Hrynchak & Batty, 2012).

Ko-Regulation (Co-Regulation) Der Begriff „Ko-Regulation" bezeichnet den gemeinschaftlichen Anteil an der geteilten Metakognition und beschreibt die Fähigkeit von Teammitgliedern, den gemeinsamen Lernprozess zu überwachen und zu steuern. Im Unterschied zur Selbstregulation, die sich auf individuelle Lernprozesse bezieht, umfasst die Ko-Regulation die wechselseitige Unterstützung und gemeinsame Steuerung des kollektiven Lernens. Dazu gehören Aktivitäten wie das gemeinsame Setzen von Zielen, die gegenseitige Überwachung des Verständnisses, das Erkennen von Wissenslücken im Team und die koordinierte Anpassung von Lernstrategien (Garrison & Akyol, 2015; Vaughan et al., 2023). Im TBL-Kontext manifestiert sich Ko-Regulation insbesondere während der Team-Tests und Anwendungsphasen, wenn Teammitglieder ihre unterschiedlichen Perspektiven einbringen, gemeinsam Lösungsansätze entwickeln und sich gegenseitig in ihrem Verständnis unterstützen. Die Entwicklung effektiver Ko-Regulation wird durch die Teamstabilität im TBL begünstigt, da Teams mit der Zeit lernen, ihre kollektiven Denkprozesse zu optimieren und produktive Arbeitsroutinen zu etablieren.

Metakognition Metakognition bezeichnet das Denken über das eigene Denken und Lernen. Sie umfasst das Wissen über kognitive Prozesse sowie die Fähigkeit, diese zu überwachen und zu steuern. Dieses Konzept gliedert sich in zwei Hauptkomponenten. Das metakognitive Wissen umfasst das Bewusstsein über die eigenen kognitiven Fähigkeiten, das Verständnis verschiedener Lernstrategien und das Wissen um die Anforderungen spezifischer Aufgaben. Die metakognitive Regulation beinhaltet die aktiven Prozesse der Planung, Überwachung und Bewertung des eigenen Lernens (Marzano & Kendall, 2007). Im TBL-Kontext wird Metakognition systematisch gefördert, indem Lernende ihren Wissensstand kontinuierlich reflektieren müssen – von der selbstgesteuerten Vorbereitung über die Selbsteinschätzung im iRAT bis zur kritischen Reflexion in Teamdiskussionen. Die explizite Förderung metakognitiver Fähigkeiten trägt wesentlich zur Entwicklung selbstgesteuerter Lernkompetenz bei, die für lebenslanges Lernen im Gesundheitswesen unerlässlich ist.

Selbstregulation (Self-Regulation) Selbstregulation bezeichnet den individuellen Anteil an der geteilten Metakognition und umfasst die Fähigkeit, den eigenen Lernprozess zu überwachen (Monitoring) und zu steuern (Managing). Mithilfe dieser metakognitiven Kompetenz können Lernende ihre Lernziele definieren, geeignete Strategien auswählen, ihren Fortschritt kontinuierlich bewerten und bei Bedarf Anpassungen vornehmen. Die Selbstregulation umfasst kognitive, motivationale und verhaltensbezogene Komponenten, die in einem zyklischen Prozess von Planung, Ausführung und Reflexion zusammenwirken (Garrison & Akyol, 2015; Vaughan et al., 2023). Im TBL-Kontext zeigt sich Selbstregulation besonders in der individuellen Vorbereitungsphase, in der Lernende eigenverantwortlich die bereitgestellten Materialien bearbeiten und ihren Lernfortschritt einschätzen müssen. Die strukturierten Elemente des TBL unterstützen die Entwicklung der Selbstregulation, indem sie regelmäßiges Feedback zum individuellen Wissensstand bieten. Effektive Selbstregulation ist eine Voraussetzung für erfolgreiche Teamarbeit, da nur Lernende, die ihren eigenen Lernprozess steuern können, konstruktiv zur gemeinsamen Wissenskonstruktion beitragen können.

Team-Based Learning (TBL) Team-Based Learning ist ein lernerzentriertes Konzept für aktivierende Kleingruppenarbeit, das Selbststudium mit strukturierten Test- und Anwendungsphasen verbindet. TBL besteht aus drei aufeinander aufbauenden Phasen: Vorbereitungsphase (Pre-class Preparation), Bereitschaftssicherungsphase (Readiness Assurance Process, RAP) und Anwendungsphase (Team Application Phase, tAPP). Die Methode zeichnet sich durch stabile Lernteams, strukturierte Wissenssicherung und die systematische Anwendung von Wissen in praxisnahen Problemstellungen aus (Michaelsen & Sweet, 2008; Parmelee et al., 2012).

Team-Test (tRAT) Der Team-Test (tRAT - Team Readiness Assurance Test) ist derselbe Fragenkatalog wie beim iRAT, jedoch wird er in der Gruppe gelöst. Die Teams diskutieren gemeinsam die Antworten und müssen sich auf eine Lösung einigen. Dieser Prozess fördert intensive Diskussionen, bei denen die Teammitglieder ihre Antworten begründen und verteidigen müssen. Idealerweise wird der tRAT mit Immediate-Feedback-Formaten durchgeführt, die unmittelbare Rückmeldung zur Antwort geben (Michaelsen & Sweet, 2008; Parmelee et al., 2012).

Teamstabilität Teamstabilität bedeutet, dass einmal gebildete Teams während des gesamten Kurses nicht gewechselt werden. Die kontinuierliche Zusammenarbeit derselben Teammitglieder ermöglicht die Entwicklung von Vertrauen, effektiven Kommunikationsmustern und einer produktiven Teamdynamik. Stabile Teams durchlaufen die verschiedenen Phasen der Teamentwicklung und lernen, ihre unterschiedlichen Stärken optimal zu nutzen. Diese Kontinuität ist grundlegend für die Entwicklung der Fähigkeit zur konstruktiven Konfliktlösung und für die Übernahme gemeinsamer Verantwortung für den Lernprozess (Michaelsen & Sweet, 2008).

Vorbereitungsphase (Pre-class Preparation) Die Vorbereitungsphase ist die erste Stufe im TBL-Zyklus. Die Lernenden bearbeiten individuell bereitgestellte Materialien (z. B. Texte, Videos, Lernmodule), um sich das Basiswissen anzueignen. Diese Phase findet vor dem Präsenzunterricht statt und legt das Fundament für die nachfolgenden teambasierten Aktivitäten. Die Qualität der Vorbereitung wird in der anschließenden Bereitschaftssicherungsphase (RAP) überprüft (Michaelsen & Sweet, 2008).

Literatur

Biggs, J. (2014). *Teaching for quality learning at university* (4. Aufl.). Open University Press.
Dziuban, C., Graham, C. R., Moskal, P. D., Norberg, A., & Sicilia, N. (2018). Blended learning: The new normal and emerging technologies. *International Journal of Educational Technology in Higher Education, 15*, Article 3.
Edelkraut, F., & Sauter, W. (2023). *Future-Skills-Training*. Schäffer-Poeschel.
EDUCAUSE. (2012). *7 things you should know about flipped classrooms*. EDUCAUSE.

Erpenbeck, J., & Sauter, W. (2015). *Wissen, Werte und Kompetenzen in der Mitarbeiterentwicklung*.

Garrison, D. R., & Akyol, Z. (2015). Toward the development of a metacognition construct for the community of inquiry framework. *The Internet and Higher Education, 24*, 66–71.

Garrison, D. R., & Vaughan, N. D. (2008). *Blended learning in higher education: Framework, principles, and guidelines*. Jossey-Bass.

Hrastinski, S. (2019). What do we mean by blended learning? *TechTrends, 63*(5), 564–569.

Hrynchak, P., & Batty, H. (2012). The educational theory basis of team-based learning. *Medical Teacher, 34*(10), 796–801.

Joosten, T., Weber, N., Baker, M., Schletzbaum, A., & McGuire, A. (2021). *Planning for a blended future: A research-driven guide for educators*. Every Learner Everywhere Network.

Marzano, R. J., & Kendall, J. S. (2007). *The new taxonomy of educational objectives* (2. Aufl.). Corwin Press.

Michaelsen, L. K., & Sweet, M. (2008). The essential elements of team-based learning. *New Directions for Teaching and Learning, 2008*(116), 7–27.

Parmelee, D. X., & Michaelsen, L. K. (2010). Twelve tips for doing effective Team-Based Learning (TBL). *Medical Teacher, 32*(2), 118–122.

Parmelee, D. X., Michaelsen, L. K., Cook, S., & Hudes, P. D. (2012). Team-based learning: A practical guide: AMEE guide no. 65. *Medical Teacher, 34*(5), e275–e287.

Vaughan, N. D., Garrison, D. R., & Cleveland-Innes, M. (2023). *Community of inquiry and shared metacognition*. AU Press.

2 Orientierung im TBL-Prozess: Eine Einführung in Ablauf und Struktur

2.1 Überblick über den TBL-Ablauf

Team-Based Learning (TBL) unterscheidet sich grundlegend von anderen Formen der Gruppen- oder Fallarbeit durch seinen klar definierten und standardisierten Prozessablauf. Diese Struktur ist kein starres Korsett, sondern ein sorgfältig konzipierter Rahmen, der aktives, kollaboratives und anwendungsorientiertes Lernen systematisch fördert (Michaelsen & Sweet, 2008). Das Verständnis dieses Ablaufs ist die Voraussetzung für die erfolgreiche Konzeption und Durchführung von TBL-Einheiten. Im Folgenden werden die wichtigsten Phasen, der typische zeitliche Rahmen sowie die grundlegenden Rollen der beteiligten Akteure in diesem Prozess überblicksartig dargestellt.

Die drei Kernphasen und ihr funktionales Zusammenspiel
Der TBL-Prozess gliedert sich in drei aufeinander aufbauende Kernphasen, die einen vollständigen Lernzyklus bilden: die Vorbereitungsphase („Pre-Class Preparation"), die Bereitschaftssicherungsphase („Readiness Assurance Process", RAP) und die Anwendungsphase („Team Application Phase", tAPP). Diese Phasen stehen in einem engen funktionalen Zusammenhang und bauen logisch aufeinander auf (Parmelee et al., 2012):

1. Die Vorbereitungsphase findet in der Regel vor der gemeinsamen Lehrveranstaltung statt. Ihre zentrale Funktion ist es, die Lernenden in die Lage zu versetzen, sich selbstständig das notwendige Grundlagenwissen anzueignen. Sie bildet das individuelle Fundament, auf dem die nachfolgenden kollaborativen Phasen aufbauen.
2. Die Bereitschaftssicherungsphase (RAP) findet zu Beginn der gemeinsamen Session statt (sei es im Lernraum vor Ort oder synchron online). Sie dient dazu, das in der Vorbereitung erworbene Verständnis individuell und im Team zu überprüfen, zu festigen und eventuelle Wissenslücken oder Missverständnisse

aufzudecken und zu klären. Sie stellt sicher, dass alle Lernenden über eine ausreichende gemeinsame Wissensbasis für die komplexeren Aufgaben der nächsten Phase verfügen.
3. Die Anwendungsphase (tAPP) bildet den Kern der gemeinsamen Session. Sie soll den Lernenden die Möglichkeit geben, das zuvor erworbene und gefestigte Wissen auf komplexe und bedeutsame Probleme anzuwenden. In dieser Phase werden höhere kognitive Fähigkeiten wie Analyse, Evaluation und Entscheidungsfindung gefördert. Der erfolgreiche Abschluss der RAP ist die Voraussetzung für die produktive Anwendungsphase.

Das strukturierte Zusammenspiel dieser drei Phasen – individuelle Vorbereitung, gemeinsame Wissenssicherung und teambasierte Anwendung – ist das charakteristische Merkmal des TBL und bedingt seine Wirksamkeit (Michaelsen & Sweet, 2008).

Typischer Ablauf und zeitlicher Rahmen
Eine typische TBL-Einheit folgt einem standardisierten Ablauf, der den Lernenden nach einer kurzen Einführung schnell vertraut ist. Die Vorbereitungsphase wird von den Lernenden im Selbststudium absolviert, wofür ihnen in der Regel einige Tage bis eine Woche zur Verfügung stehen; der erwartete Zeitaufwand für die Bearbeitung der Materialien liegt häufig bei ein bis zwei Stunden (Parmelee et al., 2012).

Die gemeinsame Sitzung beginnt unmittelbar mit der Bereitschaftssicherungsphase (RAP). Diese besteht aus mehreren klar definierten Schritten (Einzeltest, Teamtest, Einspruchsverfahren, Klärungsphase durch die Lehrperson) und dauert erfahrungsgemäß je nach Anzahl der Fragen und Gruppendynamik ca. 45-75 min.

Unmittelbar daran schließt sich die Anwendungsphase (tAPP) an. Hier bearbeiten die Teams eine oder mehrere komplexe Aufgabenstellungen, präsentieren simultan ihre Ergebnisse und diskutieren diese im Plenum. Diese Phase bildet den zeitlichen Schwerpunkt der gemeinsamen Sitzung und dauert in der Regel 60-120 min oder länger, je nach Anzahl und Komplexität der Aufgaben (Michaelsen & Sweet, 2008). Die Standardisierung des Ablaufs stellt sicher, dass alle Lernenden und alle Teams die gleichen Prozesse durchlaufen und die gleichen Chancen haben, sich aktiv einzubringen. Die angegebenen Zeitrahmen sind als Richtwerte zu verstehen und können je nach Kontext und spezifischem Design variieren.

Akteure und ihre grundlegenden Rollen im Prozess
Im TBL-Prozess agieren zwei Hauptgruppen von Akteuren: die Lernenden und die Lehrperson. Ihre Rollen sind im Vergleich zu traditionellen Lehrformaten klar definiert und auf aktive Beteiligung ausgerichtet.

Die Lernenden sind für ihre individuelle Vorbereitung verantwortlich. In der gemeinsamen Session beteiligen sie sich aktiv an den Tests (iRAT, tRAT) und Diskussionen der Bereitschaftssicherungsphase. In der Anwendungsphase arbeiten sie in Teams zusammen, um komplexe Probleme zu lösen, Entscheidungen zu treffen und diese in der Plenumsdiskussion zu vertreten. Die aktive Teilnahme und das Engagement jedes einzelnen Teammitglieds sind entscheidend für den Lernerfolg des Einzelnen und des Teams.

Die Lehrperson übernimmt in erster Linie die Rolle der Arrangeurin oder des Arrangeurs der Lernumgebung sowie der Moderatorin oder des Moderators des Prozesses. Ihre Aufgabe beginnt mit der Bereitstellung von geeignetem Lernmaterial und der Festlegung von klaren beabsichtigten Lernergebnissen für die Vorbereitungsphase. Während der gemeinsamen Session führt sie durch die Schritte der Bereitschaftssicherungsphase, administriert die Tests, moderiert das Einspruchsverfahren und führt die Schlussklärung durch. In der Anwendungsphase stellt sie die Aufgaben vor, beobachtet und begleitet die Arbeit der Teams und moderiert die zentrale Diskussion im Plenum, in der die unterschiedlichen Entscheidungen der Teams verglichen und analysiert werden. Sie interveniert unterstützend, hält sich aber in Diskussionsphasen bewusst zurück, um den Lernprozess nicht zu dominieren (Michaelsen & Sweet, 2011).

2.2 Die Vorbereitungsphase („Pre-class Preparation"): Funktion und Ablauf

Die Vorbereitungsphase bildet den ersten Schritt im TBL-Zyklus und findet üblicherweise vollständig außerhalb der gemeinsamen Lehrveranstaltungszeit statt. Ihre Hauptfunktion besteht darin, den Lernenden die eigenständige Aneignung des für das Modul relevanten Basiswissens zu ermöglichen. Sie schafft damit das notwendige individuelle Fundament und ist die unverzichtbare Voraussetzung für die aktive und sinnvolle Teilnahme an den anschließenden kollaborativen Phasen, der Bereitschaftssicherungsphase (RAP) und der Anwendungsphase (tAPP) (Michaelsen & Sweet 2008).

Typischerweise stellt die Lehrperson den Lernenden spezifische Lernmaterialien sowie klar definierte beabsichtigte Lernergebnisse („Intended Learning Outcomes", ILOs) mit ausreichendem zeitlichem Vorlauf zur Verfügung, damit sie die Inhalte im Selbststudium bearbeiten können. Die Lernenden erarbeiten sich anhand dieser Vorgaben die grundlegenden Konzepte und Fakten eigenständig und tragen die Verantwortung, vorbereitet zur nächsten gemeinsamen Session zu erscheinen. Eine erfolgreich durchlaufene Vorbereitungsphase legt damit die Basis für alle weiteren Schritte im TBL-Prozess.

2.3 Die Bereitschaftssicherungsphase („Readiness Assurance Process", RAP): Funktion und Ablauf der Schritte

Unmittelbar zu Beginn der gemeinsamen Session schließt sich an die individuelle Vorbereitungsphase die Bereitschaftssicherungsphase, kurz RAP, an. Diese zweite Kernphase des TBL-Prozesses ist wichtig, um sicherzustellen, dass die Lernenden tatsächlich über das notwendige Grundlagenwissen verfügen, bevor sie sich komplexeren Aufgaben widmen. Die übergeordnete Funktion des RAP ist es, das individuelle Verständnis zu überprüfen, das Wissen im Team durch Diskussion zu konsolidieren und zu vertiefen sowie verbleibende Verständnislücken oder Fehlkonzepte aufzudecken und zu klären. Der RAP läuft in vier klar strukturierten, aufeinanderfolgenden Schritten ab:

1. **Individueller Test (iRAT – „Individual Readiness Assurance Test"):** Zunächst absolvieren alle Lernenden einzeln und ohne Hilfsmittel einen kurzen Test, typischerweise in Form von Multiple-Choice-Fragen bzw. Single-Best-Choice-Fragen. Dieser iRAT deckt die zentralen Konzepte aus den Vorbereitungsmaterialien ab. Seine Funktion besteht darin, die individuelle Verantwortlichkeit für die Vorbereitung zu unterstreichen und den Lernenden eine erste Rückmeldung über ihren eigenen Wissensstand zu geben.
2. **Team-Test (tRAT – „Team Readiness Assurance Test"):** Direkt nach dem iRAT bearbeiten die Lernenden denselben Test noch einmal, diesmal jedoch gemeinsam in ihren festen Teams. Die Funktion des tRAT liegt im kollaborativen Lernen: Die Teammitglieder diskutieren die Fragen, argumentieren für ihre Antworten, erklären sich gegenseitig Konzepte und müssen sich auf eine gemeinsame Antwort einigen. Häufig kommen dabei spezielle Feedback-Methoden zum Einsatz, die dem Team unmittelbares Feedback geben und so den Lern- und Diskussionsprozess weiter anregen.
3. **Einspruchsverfahren („Appeals Process"):** Nach Abschluss des tRAT haben die Teams die Möglichkeit, schriftlich und mit Belegen aus den offiziellen Lernmaterialien Einspruch gegen Testfragen oder deren Bewertung einzulegen. Die Funktion dieses Schritts ist es, die Lernenden zu einer noch tieferen, kritischen Auseinandersetzung mit den Inhalten anzuregen und gleichzeitig der Lehrperson Feedback zur Qualität der Testfragen zu geben.
4. **Klärungsphase durch die Lehrperson („Instructor Clarification"):** Den Abschluss des RAP bildet eine kurze, fokussierte Klärungsrunde durch die Lehrperson. Basierend auf den Ergebnissen von iRAT und tRAT sowie den Einsprüchen adressiert die Lehrperson gezielt jene Konzepte, die sich als besonders schwierig erwiesen haben oder zu Missverständnissen führten. Die Funktion ist es, letzte Unklarheiten zu beseitigen und eine gemeinsame, korrekte Wissensbasis für die nachfolgende Anwendungsphase sicherzustellen. Es handelt sich hierbei ausdrücklich nicht um eine Wiederholung der gesamten Vorbereitungsinhalte.

Diese strukturierte Abfolge von individueller Prüfung, Team-Diskussion, kritischer Überprüfung und gezielter Klärung macht den RAP zu einem wirkungsvollen Instrument der Wissenssicherung und -konsolidierung. Die detaillierte Ausgestaltung der einzelnen Schritte, insbesondere die Konstruktion wirksamer Testfragen für iRAT und tRAT sowie die methodische Umsetzung des Einspruchsverfahrens und der Klärungsphase, bedarf sorgfältiger Planung und Durchführung.

2.4 Die Anwendungsphase („Team Application Phase", tAPP): Funktion und Ablauf

Nachdem in der Bereitschaftssicherungsphase (RAP) eine gemeinsame Wissensbasis geschaffen und gefestigt wurde, folgt als dritte und zentrale Kernphase die Anwendungsphase (Team Application Phase, tAPP). Sie bildet das Herzstück der gemeinsamen TBL-Session, denn hier findet der Transfer des Gelernten statt. Die übergeordnete Funktion dieser Phase ist es, den Lernenden zu ermöglichen, ihr Wissen und Verständnis kollaborativ auf komplexe, authentische Probleme oder Fälle anzuwenden und dabei höhere kognitive Fähigkeiten wie Analyse, Synthese, Evaluation und fundierte Entscheidungsfindung zu entwickeln und zu üben.

Der Ablauf der Anwendungsphase folgt einem charakteristischen Muster, das durch das sog. 4S-Prinzip strukturiert wird (Michaelsen & Sweet, 2008). Der Prozess lässt sich in vier Schritten beschreiben:

Problembearbeitung im Team
Alle Teams erhalten dieselbe (*Same problem*) anspruchsvolle Aufgabenstellung, die eine bedeutsame, praxisrelevante Herausforderung darstellt (*Significant problem*). Dies schafft die Basis für spätere Vergleiche.

Fokussierte Entscheidungsfindung
Die Problemstellung ist so konzipiert, dass die Teams intern beraten und sich auf eine spezifische Wahl (*Specific choice*) einigen müssen, was eine klare Positionierung erfordert.

Simultane Ergebnispräsentation
Nach der internen Entscheidungsfindung präsentieren alle Teams ihre Wahl zeitgleich (*Simultaneous report*), was die Eigenständigkeit der Teamleistung sichert.

Vergleichende Plenumsdiskussion
Diese simultane Veröffentlichung mündet unmittelbar in eine dynamische, von der Lehrperson moderierte Plenumsdiskussion, in der die Teams ihre Entscheidungen begründen, unterschiedliche Lösungsansätze vergleichen und von den vielfältigen Perspektiven der anderen Teams lernen.

Dieser strukturierte Ablauf stellt sicher, dass die Teams nicht nur Wissen anwenden, sondern auch lernen, ihre Entscheidungen zu artikulieren, zu verteidigen und kritisch zu reflektieren. Die konkrete Gestaltung wirksamer Anwendungsaufgaben nach dem 4S-Prinzip, die Auswahl geeigneter Aufgabenformate sowie die methodische Moderation der Team- und Plenumsdiskussionen sind entscheidend für den Lernerfolg.

2.5 Quintessenz

Team-Based Learning zeichnet sich durch einen klar strukturierten, dreiphasigen Prozess aus. Dessen stringente Abfolge unterscheidet die Methode von anderen kollaborativen Lernformen. Die individuelle Vorbereitungsphase schafft das notwendige Wissensfundament, die Bereitschaftssicherungsphase mit ihren vier aufeinander abgestimmten Schritten – iRAT, tRAT, Einspruchsverfahren und Klärungsphase – sichert und konsolidiert dieses Wissen sowohl individuell als auch im Team. In der Anwendungsphase schließlich wird der Transfer auf komplexe, praxisrelevante Probleme ermöglicht und durch das 4S-Prinzip höhere kognitive Prozesse sowie eine fundierte Entscheidungsfindung gefördert.

Die funktionale Verkettung dieser Phasen ist kein Selbstzweck, sondern bedingt die besondere Wirksamkeit von TBL. Jede Phase erfüllt eine spezifische Funktion im Gesamtprozess: Die Vorbereitung aktiviert die individuelle Verantwortung, der RAP transformiert individuelles Wissen in geteiltes Teamverständnis und die tAPP ermöglicht die kollaborative Anwendung auf authentische Herausforderungen. Diese Progression vom individuellen Lernen über die gemeinsame Wissenssicherung zur teambasierten Problemlösung spiegelt die Anforderungen professioneller Praxis wider.

Die standardisierte Struktur bietet dabei einen verlässlichen Rahmen, der den Lernenden nach kurzer Eingewöhnung vertraut wird und ihnen Sicherheit im Prozess gibt. Gleichzeitig verändert sich die Rolle der Lehrperson fundamental: von der wissensvermittelnden zur prozessbegleitenden Person, die Lernumgebungen gestaltet, moderiert und gezielt interveniert, ohne den Lernprozess zu dominieren. Diese strukturelle Klarheit bei gleichzeitiger inhaltlicher Offenheit macht TBL zu einer Methode, die sowohl Verbindlichkeit als auch Raum für eigenständiges Denken und Lernen schafft.

Literatur

Michaelsen, L. K., & Sweet, M. (2008). The essential elements of team-based learning. *New Directions for Teaching and Learning, 2008*(116), 7–27.

Michaelsen, L. K., & Sweet, M. (2011). Team-based learning. *New Directions for Teaching and Learning, 2011*(128), 41–51.

Parmelee, D. X., Michaelsen, L. K., Cook, S., & Hudes, P. D. (2012). Team-based learning: A practical guide: AMEE guide no. 65. *Medical Teacher, 34*(5), e275–e287.

Der TBL-Prozess aus der Sicht der gestaltenden Lehrenden

3.1 Prinzipien des TBL-Designs

Die Gestaltung von Lernumgebungen im Team-Based Learning (TBL) fokussiert die systematische Gestaltung eines Lernprozesses, in dem Lernende aktiv Wissen konstruieren und anwenden. Die besonderen Anforderungen an die Lehrenden ergeben sich dabei aus der genauen Struktur des TBL-Prozesses mit seinen drei Phasen – Vorbereitung, Bereitschaftssicherung und Anwendung – sowie aus der Notwendigkeit, alle Komponenten kohärent aufeinander abzustimmen. Im Folgenden werden die Rolle der Lehrenden, der damit verbundene didaktische Paradigmenwechsel und die sich daraus ergebenden Qualitätskriterien für die didaktische Gestaltung von TBL näher beleuchtet.

3.1.1 Die Rolle der lehrenden Person im TBL

Im Team-Based Learning agiert die lehrende Person primär gestaltend für den Lernprozess, indem sie die Rahmenbedingungen für das Lernen schafft und die erforderlichen Materialien entwickelt. Während des eigentlichen Unterrichts tritt sie dann weitgehend in den Hintergrund, um den Teams Raum für ihre Diskussionen und Problemlösungsprozesse zu geben (Michaelsen & Sweet, 2008). Diese Zurückhaltung bedeutet jedoch keineswegs Passivität, sondern erfordert eine aktive Beobachtung der Teammitglieder, um deren Überlegungen und Schwierigkeiten zu erfassen.

Diese anspruchsvolle Rolle wird vor allem in der Anwendungsphase deutlich. Die lehrende Person muss den Überblick über die verschiedenen Teamentscheidungen behalten, gezielt nachfragen, um Denkprozesse sichtbar zu machen, und den Austausch zwischen den Teams moderieren, ohne die eigene Fachmeinung zu früh in den Vordergrund zu stellen. Parmelee et al. (2012) beschreiben dies als „aktive Zurückhaltung", bei der die lehrende Person den Teams die Möglichkeit gibt, selbstständig zu diskutieren und zu argumentieren, gleichzeitig aber bereit ist, bei Bedarf unterstützend einzugreifen und fachliche Irrtümer zu korrigieren.

Eine weitere zentrale Aufgabe der lehrenden Person besteht in der sorgfältigen Gestaltung der Vorbereitungsmaterialien und Tests. Sie muss präzise einschätzen, welche Inhalte sich für das Selbststudium eignen und welche Konzepte besonders fehleranfällig sind und daher gezielter Überprüfung bedürfen. Trotz der veränderten Rolle bleibt die fachliche Expertise der lehrenden Person ein unverzichtbares Element im TBL-Prozess. Diese Expertise zeigt sich jedoch weniger in der direkten Wissensvermittlung als vielmehr in der Fähigkeit, anspruchsvolle Anwendungsaufgaben zu konzipieren, die ein vertieftes Verständnis der jeweiligen Fachinhalte erfordern.

In der Fähigkeit, Fachdiskussionen so zu lenken, dass wichtige Erkenntnisse und Verständnisfragen sichtbar werden, liegt das besondere Potenzial der Lehrperson im TBL. In der Abschlussphase ist sie dann in der Lage, gezielt auf diese Punkte einzugehen und Zusammenhänge zu verdeutlichen, die in der Diskussion im Team vielleicht noch nicht ganz deutlich geworden sind.

3.1.2 Von der Rolle der Wissensvermittlung zur Rolle der Lernprozessgestaltung

Der Übergang von der Wissensvermittlung zur Gestaltung von Lernprozessen markiert einen klaren Paradigmenwechsel in der Lehre, der für die erfolgreiche Umsetzung von TBL notwendig ist. Während traditionelle Lehrkonzepte davon ausgehen, dass Wissen vom Lehrenden auf die Lernenden übertragen wird, basiert TBL auf einer konstruktivistischen Sichtweise, in der Wissen und Kompetenzen durch die aktive Auseinandersetzung mit Inhalten und Problemen aufgebaut werden (Hrynchak & Batty, 2012).

Diese Neuorientierung bedeutet für Lehrende, dass ihr Fokus nicht primär auf der optimalen Präsentation von Inhalten liegt, sondern auf der systematischen Konzeption von Lernaktivitäten, die kognitive und metakognitive Prozesse bei den Lernenden stimulieren. In der Rolle der Lernprozessgestaltung besteht die Kernaufgabe darin, eine Lernumgebung zu schaffen, die zum aktiven Denken anregt, Kollaboration fördert und die kontinuierliche Anwendung von Wissen auf realistische Problemstellungen ermöglicht.

Besonders für erfahrene Lehrende in der Pflegebildung, die oft über umfangreiches Fachwissen und langjährige Unterrichtserfahrung verfügen, kann dieser Rollenwechsel herausfordernd sein. Die Versuchung, in vertraute Vermittlungsmuster zurückzufallen, ist besonders in Situationen groß, in denen Lernende Schwierigkeiten haben oder Fehlkonzepte entwickeln. Gerade hier zeigt sich jedoch das Potenzial des TBL: Indem die lehrende Person die Verantwortung für die Wissenskonstruktion bei den Lernenden belässt und durch gezielte Interventionen den Denkprozess unterstützt, fördert sie ein tieferes Verständnis und die Fähigkeit zur selbstständigen Problemlösung – Fähigkeiten, die in der komplexen Pflegepraxis unverzichtbar sind.

Der Wandel zur lernprozessgestaltenden Rolle erfordert spezifische Fähigkeiten. Besonders wichtig ist die Fähigkeit, authentische Anwendungssituationen zu konzipieren, die sowohl fachlich herausfordernd als auch praxisrelevant sind. Zudem benötigen Lehrende im TBL ein Gespür für die richtige Balance zwischen Strukturvorgaben und Freiräumen für selbstgesteuertes Lernen sowie die Fähigkeit, Gruppendiskussionen so zu moderieren, dass alle Teams zu Wort kommen und gleichzeitig zentrale fachliche Aspekte nicht aus dem Blick geraten. Wie Burgess et al. (2020) hervorheben, ist es dabei entscheidend, dass die lehrende Person ein Bewusstsein für ihre eigene Rolle entwickelt und kontinuierlich reflektiert, inwieweit ihre Interventionen den Lernprozess fördern oder behindern.

3.1.3 Qualitätskriterien für didaktisches Design im TBL

Für die erfolgreiche Gestaltung von TBL-Einheiten sind spezifische Qualitätskriterien zu beachten, die den besonderen Anforderungen dieser Lernform gerecht werden. Ein zentrales Qualitätsmerkmal ist die konsequente Ausrichtung auf die beabsichtigten Lernergebnisse bei der Konzeption aller TBL-Komponenten. Sämtliche Elemente – von der Auswahl der Vorbereitungsmaterialien über die Gestaltung der Tests bis hin zur Entwicklung der Anwendungsaufgaben – müssen darauf ausgerichtet sein, das Erreichen der beabsichtigten Lernergebnisse systematisch zu fördern (Biggs, 2014).

Ein weiteres entscheidendes Qualitätskriterium ist die Authentizität der Anwendungsaufgaben. Michaelsen und Sweet (2008) betonen, dass die Qualität des TBL maßgeblich davon abhängt, inwieweit es gelingt, Problemstellungen zu entwickeln, die von den Lernenden als bedeutsam und praxisrelevant wahrgenommen werden. In der Pflegebildung kommt diesem Aspekt eine herausragende Bedeutung zu, da die Fähigkeit zum Transfer theoretischer Konzepte in die pflegerische Praxis ein zentrales Bildungsziel darstellt.

Die Kohärenz zwischen den verschiedenen TBL-Phasen bildet ein drittes wesentliches Qualitätsmerkmal. Die Vorbereitungsmaterialien müssen gezielt jene Konzepte und Theorien vermitteln, die in der Bereitschaftssicherungsphase überprüft und in der Anwendungsphase angewendet werden. Fehlt diese Abstimmung, erleben Lernende die verschiedenen Aktivitäten als unverbunden, was sowohl die Motivation als auch den Lernerfolg beeinträchtigt.

Ein viertes Qualitätskriterium betrifft die progressive Herausforderung. Die TBL-Einheiten sollten so gestaltet sein, dass sie nach und nach immer komplexere kognitive und metakognitive Leistungen des Einzelnen und der Gruppe erfordern und auf diese Weise zu einer zunehmenden Vertiefung des Verständnisses führen. In der Vorbereitungsphase sollten grundlegende Konzepte und deren Verständnis überprüft werden, während die Anwendungsphase die kreative und kritische Anwendung dieser Konzepte in komplexen Entscheidungssituationen erfordert.

Schließlich ist die Qualität der Reflexionsprozesse ein wichtiges Merkmal gelungener TBL-Gestaltung. Die lehrende Person sollte systematisch Gelegenheiten schaffen, in denen die Lernenden ihre Entscheidungen begründen, verschiedene Lösungsansätze vergleichen und ihren eigenen Lernprozess reflektieren können. Diese Reflexionsebene ist ein wesentlicher Faktor dafür, dass TBL nicht nur zur Vermittlung von Fachwissen, sondern auch zur Förderung metakognitiver Fähigkeiten beiträgt, die für das lebenslange Lernen unerlässlich sind (Hattie & Zierer, 2025).

Nachdem die Grundlagen der TBL-Gestaltung, die veränderte Rolle der Lehrperson und zentrale Qualitätskriterien erläutert wurden, wenden wir uns nun spezifischen Planungsmodellen zu, die eine systematische Umsetzung dieser Prinzipien ermöglichen und den Rahmen für die Entwicklung kohärenter TBL-Einheiten bilden.

3.2 Planungsmodelle für TBL-Einheiten

Für die systematische und zielgerichtete Gestaltung von wirkungsvollen TBL-Einheiten sind fundierte didaktische Planungsmodelle unverzichtbar. Dazu werden hier zwei Ansätze vorgestellt: Das Backward Design nach Wiggins & McTighe (2006) als traditioneller Ansatz und das Constructive Alignment nach Biggs als fortgeschrittenes Konzept. Beide Ansätze bieten einen strukturierten Rahmen für das Design von TBL-Einheiten, unterscheiden sich jedoch in ihrer theoretischen Fundierung und ihrem Komplexitätsgrad.

3.2.1 Backward Design: Planung vom Ende her

Backward Design (auch bekannt als „Understanding by Design", UbD) wurde von Grant Wiggins und Jay McTighe (2006) entwickelt. Es ist ein strukturierter Ansatz zur Planung von Lernprozessen mit dem Ziel, das Lernen der Studierenden zu stärken. Der Prozess beginnt „vom Ende her", also von den beabsichtigten Lernergebnissen her. Dieser Ansatz repräsentiert eine durchdachte Kursplanung, die in Struktur und Philosophie deutliche Synergien mit Team-Based Learning (TBL) aufweist. Die drei zentralen Schritte des Backward Design lassen sich nahtlos in die Methodik des Team-Based Learning (TBL) integrieren und verstärken dessen Wirksamkeit.

Der erste Schritt beim Backward Design ist eine klare Zielorientierung. Hier beginnt der Planungsprozess mit der genauen Definition der beabsichtigten Lernergebnisse – was die Lernenden am Ende einer Lerneinheit wissen, verstehen und anwenden können sollen (Wiggins & McTighe, 2006). Dies geht über reine Fakten hinaus und umfasst auch „nachhaltige Verständnisse" – also zentrale und übertragbare Ideen, die die Lernenden langfristig behalten sollen – sowie „wesentliche Fragen", die zu einer vertieften Auseinandersetzung anregen. Diese Zielorientierung entspricht dem Grundansatz des TBL, bei dem ebenfalls die Anwendung von Wissen zur Lösung bedeutsamer, praxisrelevanter Probleme im Vordergrund steht. Im Kontext der Pflegebildung bedeutet dies beispielsweise, dass zunächst definiert werden muss, welche komplexen klinischen Entscheidungsfähigkeiten die Lernenden entwickeln sollen, bevor Lernmaterialien oder Lernaktivitäten ausgewählt werden.

Der zweite Schritt betrifft die Festlegung akzeptabler Nachweise für erfolgreiches Lernen. Die Lehrperson legt frühzeitig fest, welche Nachweise akzeptabel sind, um zu zeigen, dass die Lernenden die beabsichtigten Ziele erreicht haben (Wiggins & McTighe, 2006). Dies erfordert den Einsatz einer Reihe von Bewertungsmethoden. Dazu gehören Leistungsaufgaben (Performance Tasks), die Verstehen und Transfer in authentischen Kontexten messen, sowie andere Nachweise wie Quizzes oder Tests zur Überprüfung von Wissen und Fertigkeiten. Diese Orientierung an messbaren Lernnachweisen findet im TBL ihre direkte Entsprechung in der systematischen Überprüfung während der Bereitschaftssicherungsphase (durch Einzel- und Teamtests) sowie in der Anwendungsphase durch die Bearbeitung authentischer Fälle und Probleme (Parmelee et al., 2012). Die Bereitschaftssicherungstests überprüfen nicht nur Faktenwissen, sondern bereiten gezielt auf die spätere Anwendung vor, während die Gruppenaufgaben komplexe Transferleistungen erfordern und somit ein vertieftes Verstehen nachweisen.

Die dritte Stufe des Backward Design umfasst die durchdachte Planung von Lernaktivitäten und Instruktionen, um systematisch auf die definierten Lernergebnisse (Stufe 1) und deren Nachweis (Stufe 2) hinzuarbeiten (Wiggins & McTighe, 2006). Es ist wichtig, dass dieser Schritt zuletzt erfolgt und dass alle Aktivitäten und Lehrmethoden darauf ausgerichtet sind, die Studierenden auf die Prüfungen vorzubereiten und die Lernziele zu erreichen. Diese Sequenzierung spiegelt sich direkt in der dreiphasigen Struktur des TBL wider: Vorbereitung, Bereitschaftssicherung und Anwendung (Hrynchak & Batty, 2012). Die Vorbereitungsphase stellt sicher, dass die Lernenden die notwendigen Grundlagen erwerben; die Bereitschaftssicherungsphase festigt dieses Wissen und identifiziert Verständnislücken; die Anwendungsphase ermöglicht schließlich den Transfer auf authentische, praxisnahe Situationen. Diese sorgfältig aufeinander abgestimmte Progression ermöglicht es den Studierenden, schrittweise vom Grundlagenwissen zu komplexen Anwendungen zu gelangen.

Die Integration von Backward Design in die TBL-Methodik führt zu einem kohärenten Lernkonzept, bei dem jede Aktivität und jede Bewertung einen klaren Bezug zu den übergeordneten Lernzielen hat und eine starke Ausrichtung zwischen Zielen, Bewertungen und Lernaktivitäten gewährleistet ist. Sibley und Ostafichuk (2014) weisen darauf hin, dass TBL-Kurse am effektivsten sind, wenn sie konsequent nach dem Prinzip des Backward Design entwickelt werden: Zuerst werden die wichtigen zu lösenden Probleme konzipiert, dann werden die erforderlichen Leistungsnachweise geplant und zum Schluss werden die entsprechenden Vorbereitungsmaterialien ausgewählt. Für Lehrende bietet die Kombination von Backward Design und TBL einen strukturierten Rahmen für die Entwicklung von Unterrichtseinheiten, die auf den Erwerb klinischer Entscheidungsfähigkeiten ausgerichtet sind und gleichzeitig Teamfähigkeit und kritisches Denken fördern.

3.2.2 Constructive Alignment: Ein theoretisch fundierter Ansatz zur kohärenten Kursentwicklung

Das von John Biggs entwickelte Constructive Alignment (CA) basiert auf der konstruktivistischen Annahme, dass Lernende Bedeutung aktiv („konstruktiv") konstruieren, und auf der notwendigen Passung („Alignment") von beabsichtigten Lernergebnissen („Intended Learning Outcomes", ILOs), Lehr-Lernaktivitäten und Prüfungsformaten (Biggs, 2014). Nur durch diese kohärente Abstimmung können die Lernenden die beabsichtigten Lernergebnisse optimal erreichen und nachweisen.

Die beabsichtigten Lernergebnisse bilden den Ausgangspunkt und beschreiben mit aktiven Verben (z. B. analysieren, entwickeln, erklären, anwenden) genau, was die Lernenden am Ende können sollen. Diese Verben sind entscheidend, da sie die Art und das Niveau der kognitiven Aktivität definieren, die gefördert und bewertet werden soll. Lernaktivitäten müssen so gestaltet sein, dass sie die Lernenden dazu anregen, genau die Denkprozesse und Handlungen auszuführen, die durch die Verben der erwarteten Lernergebnisse beschrieben werden. Wirksame Aktivitäten beziehen die Lernenden aktiv ein; die bloße Aufnahme von Informationen reicht nicht aus, da Lernen als aktive Konstruktion von Bedeutung verstanden wird. Prüfungsformate müssen die angestrebten Kompetenzen und das entsprechende kognitive Niveau valide erfassen und steuern durch ihre Anforderungen maßgeblich das Lernverhalten der Studierenden. Die Stärke des Constructive Alignment liegt somit in der Kohärenz und Konsistenz des Gesamtsystems aus Zielen, Aktivitäten und Prüfungen, das den Lernenden Klarheit verschafft und optimale Bedingungen für tiefes Lernen („Deep Learning") schafft.

Die Integration des Constructive Alignment in den TBL-Prozess ermöglicht eine Weiterentwicklung und präzisere Ausrichtung des Ansatzes. Für die Lernziele bedeutet dies, dass für jede der drei TBL-Phasen spezifische Teilziele formuliert werden, die das jeweils angestrebte kognitive Niveau widerspiegeln (z. B. Wissenserwerb/Verständnis für die Vorbereitung; Überprüfung/Konsolidierung für den Bereitschaftssicherungsprozess (RAP); Analyse/Evaluation/Problemlösung für die Anwendung). Die Lernaktivitäten müssen auf diese Ziele ausgerichtet sein: Vorbereitungsmaterialien sollten aktives Denken anregen (z. B. durch Leitfragen, die auf die Verben in den beabsichtigten Lernergebnissen abzielen), Tests im RAP sollten Verständnis und erste Anwendungen überprüfen, und Anwendungsaufgaben sollten authentische Probleme der komplexen Wissensanwendung beinhalten, die die in den beabsichtigten Lernergebnissen definierten höheren kognitiven Prozesse erfordern (Biggs, 2014). Auch die verschiedenen Evaluationselemente im TBL (z. B. iRAT/tRAT, Anwendungsaufgaben, Peer Assessment) können im Sinne des Constructive Alignment kohärent und zielgerichtet gestaltet werden, um verschiedene Aspekte der beabsichtigten Lernergebnisse zu erfassen und den Lernprozess formativ zu unterstützen (Hrynchak & Batty, 2012). Ein weiteres Merkmal ist die Transparenz: Die Offenlegung von Lernzielen und Bewertungskriterien fördert die Verbindlichkeit und Selbststeuerung der Lernenden (Burgess et al., 2020).

Für die Pflegebildung bietet die Verbindung von Constructive Alignment und TBL besondere Vorteile. Sie unterstützt die Entwicklung komplexer professioneller Handlungskompetenzen (klinisch-praktisch, evidenzbasiert, ethisch, kommunikativ, kollegial), indem sie einen Rahmen für die Verankerung dieser Kompetenzfacetten in Zielen, Aktivitäten und Prüfungen bietet. Die geförderte Praxisorientierung verringert die Theorie-Praxis-Kluft, indem theoretisches Wissen zur Lösung praxisrelevanter Probleme eingesetzt wird. Die Fokussierung auf höhere kognitive Prozesse (klinisches Urteilsvermögen, kritische Reflexion), wie sie durch die präzise Formulierung der Zielverben im Constructive Alignment gefördert wird, entspricht den Anforderungen der modernen Pflegepraxis (Sisk, 2011). Schließlich hilft die klare Struktur und Transparenz, die durch Constructive Alignment erreicht wird, mit der Heterogenität der Lernenden umzugehen und selbstgesteuertes Lernen zu fördern (Ehlers, 2020). Constructive Alignment ermöglicht somit eine kohärente und pädagogisch fundierte Gestaltung des TBL-Prozesses mit dem Ziel der Entwicklung beruflicher Handlungskompetenz.

3.2.3 Vergleich der Planungsmodelle und Begründung der Präferenz für Constructive Alignment

Die beiden vorgestellten Modelle, Backward Design und Constructive Alignment, bieten wertvolle Ansätze für die Gestaltung von Team-Based Learning-Einheiten. Sie teilen das grundlegende Prinzip der Passung (Alignment) von Zielen, Lernaktivitäten und Prüfungen.

Das Backward Design ist pragmatisch und intuitiv verständlich. Sein klarer dreistufiger Prozess (Ziele → Bewertung → Aktivitäten) macht es besonders geeignet für Lehrende, die neu in der ergebnisorientierten Planung sind. Es konzentriert sich auf übergeordnete Ziele und die Verbindung von Zielen und Leistungsnachweisen, was aussagekräftige Prüfungsformate fördert. Seine Stärke liegt in seiner klaren Struktur und Anwendbarkeit als Planungsrahmen. Empirische Studien zeigen, dass Backward Design traditionellen Ansätzen überlegen ist und sich positiv auf Lernergebnisse und Verständnis auswirkt.

Das Constructive Alignment bietet durch seine explizite Verankerung im Konstruktivismus eine tiefere theoretische Fundierung. Es betont die Kohärenz aller Elemente (Lernziele ↔ Lernaktivitäten ↔ Prüfungen) und hebt die zentrale Rolle der aktiven Wissenskonstruktion durch die Lernenden hervor („Lernen ist, was Lernende tun"). Ein Schlüsselelement ist das aktive Verb im Lernziel, das genau angibt, welche kognitive Aktivität in den Lernaktivitäten geübt und in den Prüfungen nachgewiesen werden muss. Dies ermöglicht ein sehr genaues Alignment auf kognitiver Ebene und fördert gezielt tiefes Lernen („Deep Learning"). Constructive Alignment eignet sich daher besonders für Lehrende, die eine differenziertere, pädagogisch fundierte Sichtweise anstreben und komplexe Kompetenzen entwickeln wollen. Auch für Constructive Alignment gibt es empirische Belege für positive Effekte auf die Zufriedenheit, das Engagement und die Lernqualität der Lernenden.

Vergleich der empirischen Evidenz
Es ist wichtig festzuhalten, dass der aktuelle Forschungsstand keine eindeutige empirische Überlegenheit eines Modells gegenüber dem anderen belegt. Beide Ansätze erweisen sich als effektiver als traditionelle Methoden. Beide Modelle stehen jedoch auch vor Herausforderungen bei der Umsetzung in der Praxis, wie z. B. mangelnde Erfahrung der Lehrenden oder die Gefahr einer rein formalen Anwendung.

Begründung der Präferenz für Constructive Alignment in diesem Buch
Obwohl beide Modelle wertvoll sind und sich ergänzen können, wird in diesem Buch eine nuancierte Präferenz für Constructive Alignment vertreten. Diese Präferenz basiert nicht auf einer überlegenen empirischen Evidenz, sondern auf den folgenden Argumenten, die insbesondere im Kontext der kompetenzorientierten Pflegebildung und der Anwendung von Team-Based Learning relevant sind:

1. Stärkere theoretische Fundierung: Die explizite konstruktivistische Fundierung von Constructive Alignment liefert eine kohärente pädagogische Begründung für die Ausrichtung und Fokussierung auf aktive Lernprozesse. Dies entspricht den Prinzipien des Team-Based Learning.
2. Erhöhte Präzision des Alignments: Der Fokus auf das aktive Verb im Lernziel ermöglicht eine präzisere Abstimmung von Aktivitäten und Prüfungen auf das angestrebte kognitive Niveau. Dies ist entscheidend für die Entwicklung komplexer pflegerischer Handlungskompetenzen, die spezifische Denk- und Handlungsweisen erfordern (z. B. klinisches Urteilsvermögen, ethische Reflexion).
3. Fokus auf „Deep Learning" und Kompetenzentwicklung: Constructive Alignment zielt explizit auf tiefes Verstehen und Anwenden ab. Dieser Fokus ist für die anspruchsvollen Anforderungen der Pflegepraxis unabdingbar und unterstützt deutlich die Entwicklung ganzheitlicher professioneller Handlungskompetenzen.

Komplementäre Nutzung
In der Praxis können die Modelle als ergänzend betrachtet werden. Backward Design bietet einen hervorragenden Rahmen für die übergeordnete Planung und Strukturierung (Makroebene). Constructive Alignment dient als vertiefendes pädagogisches Prinzip, um die Qualität und kognitive Tiefe des Alignments auf der Mikroebene (konkrete Aufgaben und Verben) sicherzustellen. Für die kompetenzorientierte Pflegebildung sind beide Perspektiven wertvoll: Backward Design sichert den Bezug zu den übergeordneten beruflichen Anforderungen und Zielen, Constructive Alignment unterstützt die detaillierte Gestaltung von Lernprozessen zur Förderung der dafür notwendigen Kompetenzen. Entscheidend ist letztlich eine systematische, reflektierte Planung, die alle Komponenten des Team-Based Learning konsequent auf die beabsichtigten Lernergebnisse und in der Quintessenz auf die zu erreichenden Kompetenzen ausrichtet.

Nach der Betrachtung übergeordneter Planungsmodelle fokussiert der nächste Abschnitt auf die konkrete Formulierung von Lernzielen als entscheidenden ersten Schritt im Gestaltungsprozess, wobei verschiedene Taxonomien zur präzisen Beschreibung der angestrebten Lernergebnisse vorgestellt werden.

3.3 Beabsichtigte Lernergebnisse formulieren

Die sorgfältige Formulierung der beabsichtigten Lernergebnisse bildet die Grundlage jeder wirkungsvollen Lehreinheit nach der Methode des Team-Based Learning. In Übereinstimmung mit dem Konzept des Constructive Alignment stellen präzise formulierte beabsichtigte Lernergebnisse sicher, dass Lernaktivitäten und Prüfungsformate kohärent auf die Kompetenzen ausgerichtet sind, welche die Lernenden am Ende tatsächlich demonstrieren sollen. Um die angestrebte Tiefe und Art des Lernens eindeutig zu definieren, bieten Taxonomien wertvolle Unterstützung, insbesondere bei der Auswahl geeigneter Verben zur Beschreibung der erwarteten Leistung. Die zentrale Leitfrage bei der Formulierung lautet stets: „Was sollen die Lernenden nach dieser Lerneinheit konkret tun können?"

Um diese Frage präzise zu beantworten, umfasst ein gut formuliertes beabsichtigtes Lernergebnis idealerweise drei Komponenten: Erstens, ein aktives Verb, das die beobachtbare, erwartete Handlung sowie deren kognitives Niveau klar benennt. Zweitens, das Objekt oder den Inhalt, auf das oder den sich diese Handlung bezieht. Drittens – und dies ist für eine eindeutige Operationalisierung und Überprüfung essenziell – einen Kontext oder Standard, der die Qualitätsanforderungen oder die Bedingungen der erwarteten Handlung näher bestimmt. Die Wahl des passenden Verbs mithilfe einer geeigneten Taxonomie ist somit entscheidend, um das angestrebte Lernniveau adäquat abzubilden.

3.3.1 Die revidierte Bloom'sche Taxonomie als Basis

Die Taxonomie kognitiver Lernziele nach Anderson und Krathwohl (2001), welche eine Revision der ursprünglichen Bloom'schen Taxonomie darstellt, ist nach wie vor ein häufig genutztes Werkzeug in der Hochschuldidaktik. Sie unterstützt Lehrende bei der Auswahl geeigneter Verben für unterschiedliche kognitive Niveaus. Die Taxonomie gliedert kognitive Prozesse hierarchisch in sechs Ebenen: Erinnern, Verstehen, Anwenden, Analysieren, Evaluieren und Erschaffen (Anderson & Krathwohl, 2001). Ihre Stärke liegt in der eingängigen Struktur und der Nützlichkeit für die Formulierung grundlegender kognitiver Ziele. Dies bewährt sich zum Beispiel in der Vorbereitungsphase des Team-Based Learning, in der es häufig primär um das Erinnern und Verstehen von Fakten und Konzepten als Wissensbasis geht.

Für die komplexen Anforderungen des Team-Based Learning, insbesondere im anspruchsvollen Kontext der Pflegebildung, weist die revidierte Taxonomie nach Anderson und Krathwohl (2001) jedoch Limitationen auf. Sie bildet entscheidende metakognitive Prozesse – also die Fähigkeit, das eigene Denken und Lernen zu planen, zu überwachen und zu regulieren – nur unzureichend ab. Gleiches gilt für motivationale und affektive Aspekte, welche die Einstellungen, die Selbstwirksamkeitserwartung und die Lernbereitschaft der Studierenden prägen und oft unter dem Begriff des Selbstsystems zusammengefasst werden (vergleiche Marzano & Kendall, 2007). Gerade diese übergeordneten Prozesse sind jedoch für das erforderliche selbstgesteuerte Lernen in der Vorbereitungsphase, die kritische Reflexion im Team während der Anwendungsorientierung und letztlich für die Bewältigung komplexer, dynamischer Situationen in der späteren Berufspraxis essenziell.

3.3.2 Die „New Taxonomy" nach Marzano und Kendall

Einen differenzierteren und für die Anforderungen des Team-Based Learning besonders geeigneten Rahmen bietet die als „New Taxonomy" bekannte Taxonomie von Marzano und Kendall (2007). Sie basiert auf aktuelleren kognitionspsychologischen Erkenntnissen und überwindet die primär kognitive Ausrichtung der revidierten Bloom'schen Taxonomie durch eine mehrdimensionale Betrachtung des Lernens.

Die „New Taxonomy" unterscheidet zwei Hauptdimensionen: die Wissensdomänen und die Ebenen der geistigen Verarbeitung. Zu den Wissensdomänen zählen Informationen (deklaratives Wissen), mentale Prozeduren (prozedurales Wissen) und psychomotorische Prozeduren. Der entscheidende Vorteil dieser Taxonomie liegt jedoch in der Strukturierung der Verarbeitungsebenen, die als vier interagierende Systeme konzeptualisiert werden: An oberster Stelle steht das Selbstsystem, das motivationale Aspekte wie Relevanz, Selbstwirksamkeit und Engagement umfasst. Darunter folgt das metakognitive System, das für die Planung, Überwachung und Regulation des Lernprozesses zuständig ist (zum Beispiel Zielsetzung, Strategiewahl, Reflexion). Das kognitive System beinhaltet die hierarchisch geordneten Prozesse des Abrufens, Verstehens, Analysierens und der Wissensnutzung (Anwendung). Diese drei Systeme operieren auf den Inhalten der Wissensdomänen.

Die explizite Berücksichtigung von Metakognition und insbesondere des Selbstsystems ist für das Team-Based Learning und die Pflegebildung von hoher Relevanz. Selbstreguliertes Lernen in der Vorbereitung, kritische Reflexion im Team, die Entwicklung von Motivation und professionellen Haltungen sind zentrale Aspekte kompetenzorientierter Bildung, die rein kognitiv fokussierte Taxonomien nur unzureichend abbilden können.

3.3.3 Vergleich der Taxonomien und ihre Eignung für Phasen des Team-Based Learning

Die Gegenüberstellung der revidierten Bloom'schen Taxonomie und der „New Taxonomy" verdeutlicht deren unterschiedliche Schwerpunkte und Eignung für die spezifischen Anforderungen der einzelnen Phasen des Team-Based Learning (siehe Tab. 3.1).

3.3.4 Die Taxonomien als Brücke zwischen Phasen des Team-Based Learning, Lernergebnissen und Geteilter Metakognition

Die vorgestellten Lerntaxonomien, insbesondere die revidierte Bloom'sche Taxonomie und die „New Taxonomy", fungieren als entscheidende Brücke zwischen den didaktischen Anforderungen der einzelnen Phasen des Team-Based Learning (TBL)

3.3 Beabsichtigte Lernergebnisse formulieren

Tab. 3.1 Gegenüberstellung der revidierten Bloom'schen Taxonomie und der „New Taxonomy" nach Marzano und Kendall im Hinblick auf ihre Eignung für Team-Based Learning:

Aspekt	Revidierte Bloom'sche Taxonomie (Anderson & Krathwohl, 2001)	„New Taxonomy" (Marzano & Kendall, 2007)
Strukturprinzip	Hierarchisch, eindimensional (kognitive Prozesse)	Mehrdimensional, systembasiert (Verarbeitungssysteme & Wissen)
Hauptkomponenten	6 kognitive Ebenen: Erinnern, Verstehen, Anwenden, Analysieren, Evaluieren, Erschaffen	4 Systeme: Selbstsystem, Metakognitives System, Kognitives System, interagierend mit Wissensdomänen
Berücksichtigung nicht-kognitiver Aspekte	Kaum explizit vorhanden	Explizit durch Selbstsystem (Motivation, Engagement, Emotionen)
Erfassung metakognitiver Prozesse	Nur implizit, nicht als eigene Ebene	Eigenständiges metakognitives System (Planung, Überwachung, Regulation)
Komplexität der Anwendung	Relativ einfach, intuitiv verständlich	Anspruchsvoller, erfordert differenziertere Analyse des Lernziels
Eignung für Vorbereitungsphase	Gut (fokussiert auf Erinnern, Verstehen)	Sehr gut (erfasst kognitive Basis + metakognitive Lernsteuerung)
Eignung für Bereitschaftssicherungsphase	Gut (fokussiert auf Verstehen, Anwenden)	Sehr gut (erfasst kognitive Anwendung + Metakognition/Selbstsystem bei Teamreflexion)
Eignung für Anwendungsphase (Fallarbeit)	Begrenzt (höhere kognitive Ebenen, aber ohne Metakognition/Selbstsystem)	Hervorragend (integriert alle Systemebenen für komplexe Problemlösung und Haltungsentwicklung)

und der präzisen Formulierung der beabsichtigten Lernergebnisse. Jede Phase des TBL aktiviert charakteristische kognitive, metakognitive und affektive Prozesse. Ein umfassendes Verständnis der Dynamik von TBL erfordert jedoch die Berücksichtigung von geteilter Metakognition („Shared Metacognition", SMC) – das Bewusstsein und die Regulation von Lernprozessen auf Gruppenebene (Panadero & Järvelä, 2015). Geteilte Metakognition umfasst die gemeinsame Überwachung, Planung und Steuerung des Gruppenlernens (Garrison & Akyol, 2015; Volet et al., 2009) und wird durch die spezifische TBL-Struktur (strategisch gebildete Teams, individuelle und Gruppenverantwortung, unmittelbares Feedback) systematisch gefördert.

3.3.4.1 Vorbereitungsphase und taxonomische Ebenen

Die Vorbereitungsphase des TBL zielt auf den selbstregulierten Wissenserwerb und das grundlegende Verständnis der Lerninhalte vor der Präsenzveranstaltung ab. In der revidierten Bloom'schen Taxonomie entspricht dies den Stufen Erinnern und Verstehen. Die „New Taxonomy" erfasst dies im kognitiven System mit Erinnern und Verstehen und betont zusätzlich individuelle metakognitive Aspekte der

Planung und Überwachung des Lernprozesses sowie Aspekte des Selbstsystems wie Motivation und Relevanzeinschätzung (Marzano & Kendall, 2007). Die Qualität dieser Vorbereitung ist zwar individuell, legt aber den Grundstein für spätere SMC-Prozesse, da eine gemeinsame Wissensbasis für eine effektive Ko-Regulierung im Team unerlässlich ist.

Beispiele für Lernergebnisse (Fokus: Individuelles Lernen)
Revidierte Bloom'sche Taxonomie: „Die Lernenden identifizieren die wichtigsten Risikofaktoren für Dekubitus". (Erinnern).
„New Taxonomy": „Die Lernenden entwickeln eine wirksame persönliche Lernstrategie zur Aneignung der Dekubitusrisikoklassifikation." (Metakognitives System).

3.3.4.2 Bereitschaftssicherungsphase (RAP) und taxonomische Ebenen

In der Bereitschaftssicherungsphase (RAP) finden die individuelle Wissensüberprüfung (iRAT) und die Festigung des Verständnisses durch Teamdiskussionen (tRAT), Einspruchsverfahren (Appeals) und Klärung durch die Lehrperson statt. Entsprechend der überarbeiteten Bloom'schen Taxonomie werden hier vor allem Verstehen, Anwenden und Analysieren angesprochen. Die „New Taxonomy" bildet die Prozesse umfassender ab: Das kognitive System wird auf den Ebenen Verstehen und Analysieren vertieft. Entscheidend ist dabei die Aktivierung der geteilten Metakognition (SMC) im tRAT: Teams praktizieren geteiltes Monitoring (Verständnisabgleich), Ko-Regulation (Diskussionssteuerung, Konsensfindung) und geteilte Fehleranalyse/Argumentation (Appelle). Unmittelbares Feedback katalysiert diese Prozesse. Das Selbstsystem wird durch Teamarbeit, Feedback und gemeinsame Klärung angesprochen.

Beispiel für Lernergebnis (Fokus: Geteilte Prozesse)
„Neue Taxonomie" & SMC: „Die Lernenden sind in der Lage, im Team (tRAT) unterschiedliche Begründungen für Antwortoptionen zur Dekubitusprophylaxe zu bewerten, ihren Diskussionsprozess zur Konsensfindung zu koordinieren (SMC: Ko-Regulation) und ggf. eine evidenzbasierte Argumentation zur Infragestellung einer Testfrage zu formulieren (SMC: Gemeinsame Fehleranalyse & Argumentation)." (Kognitives System: Analysieren; Metakognitives System: Geteiltes Monitoring & Ko-Regulation).

3.3.4.3 Anwendungsphase und taxonomische Ebenen

In der Anwendungsphase werden die Lernteams mit komplexen Problemlösungen in authentischen Situationen konfrontiert, die typischerweise durch das 4S-Framework („Significant Problem", „Same Problem", „Specific Choice", „Simultaneous Report") strukturiert sind (Michaelsen & Sweet, 2008). Im Sinne der revidierten Bloom'schen Taxonomie werden hier die obersten Ebenen Analysieren, Evaluieren und Gestalten relevant. Die „New Taxonomy" beansprucht das kognitive System auf der Ebene der Wissensnutzung (Problemlösen, Entscheiden).

Der komplexe kollaborative Problemlösungsprozess wird intensiv durch geteilte Metakognition gesteuert: kollaborative Planung, geteiltes Fortschrittsmonitoring und Ko-Regulation zur Strategieanpassung und Konsensfindung. Die Begründung der Entscheidung erzwingt eine tiefgreifende metakognitive Reflexion. Das Selbstsystem wird durch die Integration von Werten, Ethik und Verantwortung einbezogen.

Beispiel für Lernergebnis (Fokus: Komplexe Anwendung & SMC)
„New Taxonomy" & *SMC:* „Die Lernenden übernehmen bei der Bearbeitung eines komplexen Fallbeispiels gemeinsam Verantwortung für die Planung, Überwachung und Regulation ihres Problemlöseprozesses (geteilte Metakognition), integrieren dabei unterschiedliche Perspektiven sowie ethische Aspekte und verteidigen ihre kollaborativ getroffene Entscheidung argumentativ gegenüber anderen Teams." (Kognitives System: Wissensnutzung; Metakognitives System: gemeinsame Planung, Überwachung, Regelung; Selbstsystem: Verantwortung, Ethik).

3.3.4.4 Schlussfolgerung: Kohärente Progression durch Taxonomien und geteilte Metakognition

Die systematische Verknüpfung der TBL-Phasen mit den Ebenen oder Systemen der Taxonomien ermöglicht die Gestaltung einer kohärenten Progression der beabsichtigten Lernergebnisse. Während die revidierte Bloom'sche Taxonomie eine solide Grundlage für kognitive Ziele bietet, erlaubt die „Neue Taxonomie" eine differenziertere Abbildung auch metakognitiver und affektiver Aspekte. Die explizite Berücksichtigung von geteilter Metakognition ist jedoch entscheidend, um zu verstehen, wie TBL über das individuelle Lernen hinaus spezifische kollaborative Kompetenzen fördert. TBL schafft durch seine Struktur systematisch Gelegenheiten für gemeinsame Wissenskonstruktion, kollektive Prozessregulierung und Problemlösung. Future Skills: Die Methode fördert inhärent die Entwicklung geteilter Metakognition – die Fähigkeit, im Team zu „lernen, wie man lernt" (Garrison, 2022; Garrison & Akyol, 2015) –, eine überfachliche Schlüsselkompetenz sowie unbestreitbar ein Future Skill, deren Entwicklung bei der Gestaltung beabsichtigter Lernergebnisse explizit berücksichtigt werden muss.

3.4 Quintessenz

Für eine erfolgreiche Gestaltung von Team-Based Learning sind eine grundlegende Neuausrichtung der Lehrendenrolle sowie eine systematische Herangehensweise an die didaktische Planung erforderlich. Der Paradigmenwechsel von der Wissensvermittlung zur Lernprozessgestaltung bedeutet dabei nicht nur eine methodische, sondern auch eine grundlegende konzeptionelle Veränderung. Lehrende werden zu Architektinnen und Architekten von Lernumgebungen, die durch die sorgfältige Orchestrierung individueller und kollaborativer Lernprozesse geprägt sind.

Für die systematische Umsetzung dieser komplexen Gestaltungsaufgabe erweist sich das Constructive Alignment als besonders geeigneter konzeptioneller Rahmen. Seine konstruktivistische Grundlegung und die konsequente Fokussierung auf die

Kohärenz zwischen beabsichtigten Lernergebnissen, Lernaktivitäten und Prüfungsformaten entsprechen der Logik des Team-Based Learning. Die präzise Verwendung aktiver Verben zur Beschreibung der angestrebten Kompetenzen wird dabei zum zentralen Instrument der Qualitätssicherung. Diese Präzision unterscheidet das Constructive Alignment vom pragmatischeren Backward Design und macht es für die vielschichtigen Anforderungen der Gesundheitsbildung besonders wertvoll.

Die Wahl geeigneter Taxonomien zur Formulierung der beabsichtigten Lernergebnisse bestimmt maßgeblich die Qualität der TBL-Gestaltung. Während die revidierte Bloom'sche Taxonomie eine solide Grundlage für kognitive Lernziele bietet, ermöglicht die „New Taxonomy" nach Marzano und Kendall eine umfassendere Abbildung der komplexen Lernprozesse im TBL. Durch die explizite Integration metakognitiver und motivationaler Dimensionen mittels des Selbstsystems und des metakognitiven Systems werden die Anforderungen selbstgesteuerten und kollaborativen Lernens erfüllt. Von besonderer Bedeutung ist die Berücksichtigung geteilter Metakognition als neu entstandene Eigenschaft der Teamarbeit, die über individuelle Lernprozesse hinausgeht und für die Entwicklung professioneller Handlungskompetenz unerlässlich ist.

Die Qualität von TBL-Einheiten manifestiert sich letztlich in der gelungenen Integration aller Gestaltungselemente: der konsequenten Ausrichtung auf die beabsichtigten Lernergebnisse, der Authentizität der Anwendungsaufgaben, der Kohärenz zwischen den Phasen, der progressiven kognitiven Herausforderung und der systematischen Förderung von Reflexionsprozessen. Diese Qualitätskriterien bilden zusammen mit den vorgestellten Planungsmodellen und Taxonomien das konzeptionelle Fundament für die Transformation traditioneller Lehre in wirkungsvolle, kompetenzorientierte Lernprozesse. Die Komplexität dieser Aufgabe mag auf den ersten Blick herausfordernd erscheinen, doch die strukturierte Herangehensweise und die theoretische Fundierung bieten Lehrenden eine verlässliche Orientierung für die schrittweise Entwicklung ihrer TBL-Expertise.

Literatur

Anderson, L. W., & Krathwohl, D. R. (Hrsg.). (2001). *A taxonomy for learning, teaching, and assessing: A revision of Bloom's taxonomy of educational objectives*. Longman.
Biggs, J. (2014). Constructive alignment in university teaching. *HERDSA Review of Higher Education, 1*, 5–22.
Burgess, A., Roberts, C., van Diggele, C., & Mellis, C. (2020). Team-based learning: Design, facilitation and participation. *BMC Medical Education, 20*(Suppl 2), 461–468.
Ehlers, U.-D. (2020). *Future Skills: Lernen der Zukunft – Hochschule der Zukunft*. Springer VS.
Garrison, D. R. (2022). Shared metacognition in a community of inquiry. *Online Learning, 26*(1), 6–18.
Garrison, D. R., & Akyol, Z. (2015). Toward the development of a metacognition construct for the community of inquiry framework. *The Internet and Higher Education, 24*, 66–71.
Hattie, J., & Zierer, K. (2025). *10 mindframes for Visible Learning: Teaching for success* (2. Aufl.). Routledge.
Hrynchak, P., & Batty, H. (2012). The educational theory basis of team-based learning. *Medical Teacher, 34*(10), 796–801.

Marzano, R. J., & Kendall, J. S. (2007). *The new taxonomy of educational objectives* (2. Aufl.). Corwin Press.

Michaelsen, L. K., & Sweet, M. (2008). The essential elements of team-based learning. *New Directions for Teaching and Learning, 2008*(116), 7–27.

Panadero, E., & Järvelä, S. (2015). Socially shared regulation of learning: A review. *European Psychologist, 20*(3), 190–203.

Parmelee, D. X., Michaelsen, L. K., Cook, S., & Hudes, P. D. (2012). Team-based learning: A practical guide: AMEE guide no. 65. *Medical Teacher, 34*(5), e275–e287.

Sibley, J., & Ostafichuk, P. (2014). *Getting started with team-based learning*. Stylus Publishing.

Sisk, R. J. (2011). Team-Based Learning: Systematic research review. *Journal of Nursing Education, 50*(12), 665–669.

Volet, S., Vauras, M., & Salonen, P. (2009). Self- and social regulation in learning contexts: An integrative perspective. *Educational Psychologist, 44*(4), 215–226.

Wiggins, G. P., & McTighe, J. (2006). *Understanding by design* (2. Aufl.). Pearson Education.

4 Teambildung im Team-Based Learning

4.1 Einleitung: Teambildung als Eckpfeiler des Team-Based Learning

Die Gestaltung der Lernteams im Team-Based Learning (TBL) ist eine zentrale didaktische Weichenstellung durch die Lehrperson. Drei Dimensionen sind dabei für die späteren Lernprozesse von besonderer Bedeutung: die Größe der Teams, ihre Zusammensetzung hinsichtlich Diversität und ihre Dauerhaftigkeit (Permanenz). Diese Faktoren beeinflussen maßgeblich die Qualität der Interaktion, die Tiefe der Auseinandersetzung mit den Lerninhalten und letztlich die Lernergebnisse der Lernenden.

Eine durchdachte Teambildung darf nicht isoliert betrachtet werden, sondern bildet die Grundlage für den Erfolg der zentralen Phasen des TBL. Die Bereitschaftssicherungsphase (RAP), insbesondere der Teamtest (tRAT), erfordert Gruppen, die in der Lage sind, Wissen effektiv zu konsolidieren und durch Diskussion und gegenseitige Klärung zu einem Konsens zu gelangen. Ebenso hängt der Erfolg bei der Bearbeitung komplexer Anwendungsaufgaben von der Fähigkeit des Teams ab, unterschiedliche Perspektiven und Fähigkeiten synergetisch zu nutzen. Mechanismen individueller und wechselseitiger Rechenschaftspflicht, wie z. B. formative Peer Reviews, setzen stabile Teams voraus, in denen sich die Mitglieder über die Zeit kennen und die Beiträge der anderen gut einschätzen können.

Mit der Festlegung der Teamgröße, der Diversitätskriterien und der Dauerhaftigkeit treffen die Lehrenden somit eine Vorentscheidung, die die Wirksamkeit des gesamten TBL-Zyklus maßgeblich beeinflusst. In den folgenden Abschnitten werden diese drei Designvariablen näher beleuchtet und Empfehlungen für ihre Gestaltung in der Pflegeausbildung abgeleitet.

4.2 Warum es wichtig ist, wie Teams gebildet werden?

Die Rolle der Lehrperson

In der Literatur zum Team-Based Learning (TBL) herrscht Konsens darüber, dass die Teambildung von der Lehrperson gesteuert werden muss (Burgess et al., 2020; Michaelsen & Sweet, 2008; Michaelsen et al., 2014; Parmelee et al., 2012; Sweet & Michaelsen, 2012). Dies steht im Gegensatz zur gängigen Praxis, Lernende ihre Gruppenmitglieder selbst auswählen zu lassen. Der Grund dafür ist, dass Lehrpersonen am besten in der Lage sind, strategische Variablen zu kontrollieren, welche die Effektivität von Teams beeinflussen. Dazu gehören insbesondere die Sicherstellung einer ausgewogenen Verteilung von Ressourcen (Wissen, Fähigkeiten, Erfahrungen) innerhalb der Teams und die Vermeidung von Koalitionen, die den Zusammenhalt der Gruppe untergraben könnten. Gleichzeitig wird betont, wie wichtig Transparenz in diesem von der Lehrperson geleiteten Prozess ist, um Akzeptanz und Vertrauen bei den Lernenden zu fördern.

Die Rolle der Lehrperson bei der Bildung von TBL-Teams geht über eine blosse Gruppeneinteilung hinaus. Sie entspricht vielmehr der einer strategischen Architektin bzw. eines strategischen Architekten. Es müssen mehrere Faktoren gleichzeitig berücksichtigt und ausbalanciert werden – Maximierung der Vielfalt, Vermeidung von Koalitionen, gerechte Verteilung der Ressourcen und Auswahl der optimalen Teamgröße -, um die bestmöglichen Bedingungen für wirksames Teamlernen während des gesamten Kurses zu schaffen. Dies erfordert Voraussicht, Planung und das Sammeln relevanter Informationen über die Lernenden im Vorfeld. TBL zielt auf anspruchsvolles Lernen durch Problemlösung im Team ab. Die Effektivität dieser Problemlösung hängt entscheidend von der Teamzusammensetzung (Ressourcen, Diversität) und der Teamdynamik (Kohäsion, Abwesenheit störender Koalitionen) ab. Lässt man die Lernenden selbst wählen, neigen sie dazu, sich nach Ähnlichkeit und Sympathie zusammenzufinden, was oft zu homogenen Gruppen führt und die strategische Zusammensetzung vernachlässigt (Burgess et al., 2020). Daher muss die Lehrperson proaktiv Daten sammeln und klare Kriterien anwenden, um Teams zusammenzustellen, die die Voraussetzungen für den Erfolg mitbringen (Burgess et al., 2020). Diese Aufgabe ähnelt der eines Architekten, der ein Gebäude nach statischen Prinzipien und funktionalen Anforderungen entwirft.

Vermeidung der Fallstricke der Selbstwahl

Wenn Lernende ihre Teams selbst zusammenstellen, birgt dies erhebliche Risiken. Das Hauptproblem ist die Tendenz, homogene Gruppen und potenziell störende Koalitionen zu bilden, die auf bestehenden Freundschaften oder gemeinsamen Hintergründen (z. B. Nationalität, Muttersprache, Studiengang) basieren (Burgess et al., 2020). Solche Konstellationen untergraben das für TBL zentrale Prinzip der Diversität und können die Entwicklung eines gesunden Gruppenzusammenhalts und einer produktiven Arbeitsatmosphäre erheblich behindern. Die Erfahrung zeigt, dass selbst zusammengestellte Teams tendenziell weniger vielfältig und anfälliger für „Groupthink" sind. Die menschliche Neigung, Ähnlichkeiten zu suchen, führt bei freier Wahl fast zwangsläufig zur Bildung solcher potenziell störender Untergruppen (Burgess et al., 2020; Michaelsen et al., 2014).

Schaffung der Grundlagen für leistungsfähige Teams
Intentionales Teamdesign zielt darauf ab, Teams zusammenzustellen, die von Anfang an die notwendigen Ressourcen mitbringen, um die anspruchsvollen Aufgaben im TBL bewältigen zu können. Gleichzeitig sollen Barrieren für den Zusammenhalt der Gruppe minimiert werden, indem Koalitionen vermieden werden. Auf diese Weise wird das Potenzial der Gruppen maximiert, sich im Laufe der Zeit zu effektiven, selbstgesteuerten Lernteams zu entwickeln.

Die wiederholte Betonung von Transparenz während der von der Lehrperson gesteuerten Teambildung ist nicht nur eine prozedurale Formalität, sondern ein entscheidender Mechanismus, um Vertrauen und Akzeptanz bei den Lernenden aufzubauen. Da die Lernenden möglicherweise die Selbstauswahl bevorzugen, könnte die Steuerung durch die Lehrperson negativ wahrgenommen werden, etwa als willkürlich oder unfair. Indem die Lehrperson die angewandten Kriterien (z. B. Diversität, Ressourcenausgleich, Vermeidung von Koalitionen) und den Prozess offen legt, demonstriert sie Fairness und unterstreicht die pädagogische Absicht hinter der Maßnahme. Diese Transparenz hilft den Lernenden zu verstehen, warum die Teams auf diese Weise zusammengestellt werden, reduziert möglichen Widerstand und fördert das Vertrauen in die Lehrperson und die TBL-Methode selbst (Thompson et al., 2007).

4.3 Bestimmung der optimalen Teamgröße

Die Konsensempfehlung (5–7 Mitglieder)
In der TBL-Literatur findet sich eine breite Übereinstimmung bezüglich der empfohlenen Teamgröße. Die überwiegende Mehrheit der Quellen empfiehlt Teams mit 5 bis 7 Mitgliedern (Haidet et al., 2014; Michaelsen & Sweet, 2008; Parmelee et al., 2012; Thompson et al., 2007). Diese Größe wird als optimal angesehen, um die spezifischen Anforderungen und Ziele von TBL zu erfüllen.

Begründung 1: Ressourcenreichtum und Vielfalt
Eine Teamgröße von 5–7 Mitgliedern gewährleistet in der Regel, dass jedes Team über ausreichende intellektuelle Ressourcen, vielfältige Perspektiven, Fähigkeiten und Erfahrungen verfügt. Diese Vielfalt ist notwendig, um die für TBL charakteristischen komplexen Anwendungsaufgaben zu bewältigen. Teams dieser Größe reduzieren das Risiko, dass für bestimmte Aufgaben die notwendige Expertise oder spezifische Perspektiven fehlen (Michaelsen et al., 2014). Die höhere Anzahl an Mitgliedern erhöht die Wahrscheinlichkeit, dass unterschiedliche Denkweisen und Lösungsansätze in die Teamarbeit einfließen.

Begründung 2: Überschaubare Gruppendynamik und Verantwortlichkeit
Die Teamgröße von 5–7 Mitgliedern stellt einen Kompromiss zwischen Ressourcenbedarf und einer noch überschaubaren Gruppendynamik dar. Obwohl die TBL-Teams damit größer sind als typische Gruppen für kollaboratives Lernen (oft 2 bis 4 Mitglieder (Michaelsen et al., 2014)), ist die Gruppengröße immer noch klein

genug, um Interaktion zu ermöglichen, Gruppenkohäsion aufzubauen und gegenseitige Verantwortlichkeit zu fördern. Die in TBL implementierten Strukturen, wie der RAP und insbesondere die Peer Reviews, tragen dazu bei, das „social loafing" zu minimieren – ein Problem, das in größeren Gruppen mit weniger strukturierten Aufgaben auftreten kann. Eine ungerade Anzahl von Mitgliedern (5 oder 7) könnte auch bei Abstimmungen helfen, wenn kein Konsens erreicht werden kann, auch wenn die Konsensfindung das bevorzugte Ziel ist.

Die Empfehlung einer Teamgröße von 5–7 Mitgliedern ist nicht willkürlich, sondern funktional mit den Kernmechanismen von TBL verknüpft. Diese Größe liefert die notwendige „intellektuelle Pferdestärke" („intellectual horsepower" (Sibley & Ostafichuk, 2014)), um die komplexen und oft mehrdeutigen 4S-Anwendungsaufgaben zu bearbeiten. Sie stellt auch sicher, dass genügend unterschiedliche Sichtweisen vorhanden sind, um robuste Diskussionen während des Teamtests (tRAT) zu ermöglichen, in denen individuelle Missverständnisse aufgedeckt und korrigiert werden können. Kleinere Teams laufen Gefahr, nicht über das notwendige kollektive Wissen oder die erforderliche Perspektivenvielfalt zu verfügen (Haidet et al., 2014; Michaelsen et al., 2014). Deutlich größere Teams hingegen könnten trotz der TBL-Strukturen unübersichtlich werden und die individuelle Rechenschaftspflicht sowie effektive Diskussionen erschweren. Somit stellt der Bereich von 5 bis 7 Mitgliedern den optimalen Größenbereich („Sweet Spot") dar, der auf die spezifischen Anforderungen der TBL-Aktivitäten ausgelegt ist.

4.4 Vielfalt nutzen: Motor für bessere Teamleistung

Verständnis von Diversität im TBL
Im TBL wird Wert auf ein breites Verständnis von Diversität gelegt. Dieses umfasst nicht nur demografische Merkmale wie Geschlecht, ethnische Zugehörigkeit, kulturellen Hintergrund oder Sprache, sondern insbesondere auch kognitive und erfahrungsbasierte Diversität. Dazu gehören Ressourcen und potenzielle Benachteiligungen wie relevantes Vorwissen, Berufs- oder Lebenserfahrung, spezifische Fähigkeiten, Problemlösungsstile, Persönlichkeitsmerkmale und allgemeine Perspektiven. Ziel ist es, die Bandbreite der verfügbaren Ressourcen und Perspektiven in jedem Team zu maximieren (Burgess et al., 2020; Michaelsen & Sweet, 2008).

Umgang mit Diversität: Bedeutung von Struktur und Zeit
Diversität ist langfristig ein Vorteil, kann aber anfänglich Gruppenprozesse hemmen (Burgess et al., 2020). Dies unterstreicht die Bedeutung von zwei weiteren TBL-Prinzipien. Erstens gibt die Dauerhaftigkeit der Teams den Mitgliedern die nötige Zeit, um anfängliche Schwierigkeiten im Umgang mit Unterschieden zu überwinden und zu lernen, effektiv zusammenzuarbeiten. Zweitens bietet der strukturierte TBL-Prozess mit seinen klaren Abläufen und Aufgabenformaten einen Rahmen für produktive Interaktion und hilft, potenzielle Konflikte zu kanalisieren, die durch Diversität entstehen könnten.

Die potenziellen Vorteile von Diversität im TBL werden am besten in Verbindung mit der Dauerhaftigkeit der Teams realisiert. Die anfänglichen „Kosten" der Vielfalt – möglicherweise ein langsamerer Start oder ein erhöhter Klärungsbedarf – treten früh auf. Die „Dividende" – bessere Problemlösung, breitere Perspektiven – stellt sich jedoch erst im Laufe der Zeit ein, wenn das dauerhafte Team gelernt hat, mit Unterschieden umzugehen und seine vielfältigen Ressourcen zu nutzen. Temporär vielfältige Teams können daher nur die anfängliche Reibungsphase durchlaufen, ohne die Phase hoher Leistungsfähigkeit zu erreichen. Dauerhaftigkeit schafft somit die notwendige Bedingung, damit sich die positiven Effekte der von der Lehrperson gestalteten Diversität über die Zeit entfalten können.

Koalitionen aktiv vermeiden
Um den Nutzen von Vielfalt zu maximieren, ist es wichtig, potenzielle Barrieren für den Zusammenhalt der Gruppe zu minimieren. Dazu gehört insbesondere die aktive Vermeidung von Koalitionen, die auf bestehenden Beziehungen (z. B. Freundschaften, Paarbeziehungen) oder gemeinsamen Hintergründen (z. B. Nationalität, Kultur, Muttersprache) basieren (Burgess et al., 2020; Michaelsen & Sweet, 2008). Solche Untergruppen können eine negative Dynamik erzeugen und verhindern, dass das Team als Ganzes zusammenwächst und seine vielfältigen Perspektiven effektiv integriert. Die Steuerung durch die Lehrperson bei der Teambildung ist hier unerlässlich.

Die starke Betonung der Vermeidung von Koalitionen in TBL kann als Strategie zum Schutz der funktionalen Vorteile von Diversität verstanden werden. Koalitionen stellen „Inseln" der Homogenität in einem ansonsten vielfältigen Team dar. Sie können Bruchlinien erzeugen, die den offenen Austausch und die Integration unterschiedlicher Perspektiven behindern – genau die Prozesse, die Diversität eigentlich fördern soll. Wenn sich die Mitglieder einer Koalition primär untereinander austauschen oder sich von den anderen Teammitgliedern abgrenzen, schöpft das Team das Potenzial seiner Vielfalt nicht aus. Die Vermeidung von Koalitionen ist daher von zentraler Bedeutung, um sicherzustellen, dass die unterschiedlichen Perspektiven aller Mitglieder zur Geltung kommen können.

Obwohl TBL aufgrund ihrer Ressourcenvorteile die Vielfalt fördert, weist die Forschung auch auf potenzielle Herausforderungen hin. Forschungsergebnisse deuten darauf hin, dass intensive Interaktionen in verschiedenen TBL-Gruppen bei Lernenden aus marginalisierten Gruppen psychologische Bedrohungen auslösen können (z. B. die Bedrohung durch Stereotype oder das Gefühl, ausgeschlossen zu sein), was sich potenziell auf ihre Leistungen auswirken könnte. Dies deutet auf ein Spannungsfeld hin und unterstreicht die Notwendigkeit einer sorgfältigen Moderation und inklusiver Praktiken, die über die rein strukturelle Herstellung von Vielfalt hinausgehen. Es reicht möglicherweise nicht aus, einfach nur vielfältige Teams zusammenzustellen, sondern es ist ebenso wichtig, innerhalb dieser Teams ein Klima zu schaffen, das alle einbezieht.

4.5 Die Rolle der Teamdauerhaftigkeit

Die Standardpraxis: Feste Teams für die Kursdauer
Ein weiteres Kernprinzip von TBL ist die Dauerhaftigkeit oder Permanenz der Teams. Die Standardempfehlung lautet, dass Teams, sobald sie gebildet wurden, für die gesamte Dauer des Kurses (z. B. ein Semester oder eine Lerneinheit) unverändert bleiben sollten. Diese Stabilität wird als entscheidend für die Entwicklung effektiver Lernteams angesehen.

Begründung 1: Teamentwicklung und Kohäsion
Die primäre Begründung für die Permanenz ist, dass sie den Gruppen die notwendige Zeit gibt, um Entwicklungsphasen zu durchlaufen (wie z. B. „Tuckmans Phasen Forming", „Storming", „Norming", „Performing"), um sich zu kohäsiven, hochfunktionalen Einheiten zu entwickeln. Kohäsion fördert Vertrauen, psychologische Sicherheit, bessere Kommunikation und die Bereitschaft, sich auf konstruktive Konflikte einzulassen, was für tiefgehendes Lernen unerlässlich ist. Erst über die Zeit lernen sich die Mitglieder kennen und können effektive Arbeitsweisen etablieren.

Begründung 2: Verbessertes Lernen und Leistung
Die Teamentwicklung steht in direktem Zusammenhang mit den Lernergebnissen. Kohäsive Teams, die über einen längeren Zeitraum zusammengearbeitet haben, sind besser gerüstet, um komplexe Probleme anzugehen, tiefere Diskussionen zu führen und höhere Leistungs- und Lernniveaus zu erreichen. Die Dauerhaftigkeit ermöglicht es den Teams, die Stärken und Schwächen ihrer Mitglieder zu erkennen und zu nutzen (Parmelee et al., 2012) und effektive kollaborative Prozesse zu entwickeln. Die wiederholte gemeinsame Bewältigung von Herausforderungen stärkt das Teamgefühl und die Problemlösefähigkeit.

4.6 Praktische Strategien für effektive Teambildung

4.6.1 Vergleich der Methoden zur Teambildung

Lehrpersongesteuert (Strategisch): Dies ist die Standardpraxis im TBL.
Vorteile: Ermöglicht die Maximierung von Diversität und Ressourcenausgleich gemäß den TBL-Prinzipien.
Nachteile: Erfordert Aufwand seitens der Lehrperson und kann bei mangelnder Transparenz zu Unzufriedenheit bei Lernenden führen. Die Evidenz bezüglich der Auswirkungen auf die Leistung ist gemischt.
Selbstgewählt: Wird im TBL generell nicht empfohlen.
Vorteile: Kann zu höherer anfänglicher Zufriedenheit und mehr Interaktion außerhalb des Unterrichts führen, geringerer Aufwand für die Lehrperson.
Nachteile: Führt oft zu homogenen Gruppen, birgt das Risiko von Koalitionen und Groupthink, kann in der Leistung hinter lehrpersongesteuerten Teams zurückbleiben.

4.6 Praktische Strategien für effektive Teambildung

Tab. 4.1 Vergleich der Teambildungsmethoden im TBL

Kriterium	Lehrpersongesteuert (Strategisch)	Selbstgewählt	Zufällig
Passung mit TBL-Prinzipien	Hoch (Standardmethode)	Niedrig (Widerspricht Kernprinzipien)	Mittel (Kompromiss, nicht ideal für Diversität)
Diversität/ Ressourcenausgleich	Hoch (Ziel der Methode)	Niedrig (Tendenz zur Homogenität)	Mittel (Zufallsabhängig, meist geringer als strategisch)
Leistungsauswirkung (Evidenz)	Gemischt/ Kontextabhängig; teils besser als selbstgewählt	Gemischt; teils keine signifikanten Unterschiede zu anderen	Gemischt; teils keine signifikanten Unterschiede zu anderen
Studierendenzufriedenheit/-einstellung (Evidenz)	Kann geringer sein, wenn intransparent	Oft anfänglich hoch; Präferenz für diese Methode	Akzeptanz variabel; teils bevorzugt
Risiko von Koalitionen/ Groupthink	Gering (Ziel ist Vermeidung)	Hoch	Mittel (Zufallsabhängig)
Aufwand/Komplexität für Lehrende	Hoch	Niedrig	Niedrig

Zufällige Zuweisung: Eine Alternative zur vollständig strategischen Zuweisung. *Vorteile:* Einfach umzusetzen, wird von einigen Lernenden als fair empfunden. *Nachteile:* Erreicht mit geringerer Wahrscheinlichkeit eine optimale Diversität und Balance im Vergleich zur strategischen Zuweisung, problematische Verteilungen können zufällig entstehen.

Die folgende Tabelle fasst die wichtigsten Merkmale der verschiedenen Methoden zusammen (Tab. 4.1):

Diese Tabelle veranschaulicht die Abwägungen: Während die strategische, lehrpersongesteuerte Methode am besten mit den TBL-Prinzipien der Maximierung der Vielfalt und des Ressourcenausgleichs übereinstimmt, erfordert sie mehr Aufwand und sorgfältige Kommunikation. Die Selbstwahl ist einfacher und bei den Lernenden oft beliebter, birgt aber erhebliche Risiken für die Qualität der Teams. Die Zufallszuteilung ist ein einfacher Kompromiss, der jedoch auf Kosten der strategischen Optimierung geht.

4.6.2 Datenerhebung für die strategische Zuweisung

Identifizierung relevanter Kriterien: Der erste Schritt ist die Identifizierung kursspezifischer Merkmale, die den Erfolg oder Schwierigkeiten vorhersagen oder wertvolle Perspektiven einbringen. Beispiele umfassen Vorwissen, Berufs-/Lebenserfahrung, Problemlösungsstile, Persönlichkeit, demografische Merkmale (Geschlecht, Ethnie, Sprache, Kultur), Vertrautheit mit bestimmten Themen.

Nutzung von Umfragen: Um diese Informationen zu sammeln, können Umfragen vor Kursbeginn oder am ersten Kurstag eingesetzt werden. Diese können verschiedene Fragetypen wie Bewertungsskalen, Multiple-Choice-Fragen oder kurze offene Fragen enthalten, die auf die identifizierten Kriterien abzielen. Die Kriterien für die Peer Evaluation können ebenfalls Hinweise auf relevante Merkmale für die Teambildung geben.

Eine praktische Herausforderung, insbesondere in großen Kursen oder zu Beginn eines Studienprogramms, ist die Gewinnung aussagekräftiger Daten für die strategische Teambildung. Dies unterstreicht die Bedeutung gut konzipierter, prägnanter Umfragen oder effizienter Sortiermethoden im Unterricht, die die kritischsten Unterscheidungsmerkmale für den spezifischen Kurskontext erfassen. Eine übermäßig komplexe Datenerhebung kann schnell unpraktikabel werden. Der Schlüssel liegt darin, die wirkungsvollsten Kriterien zu priorisieren, anstatt zu versuchen, jede erdenkliche Variable zu erfassen.

4.6.3 Techniken zur Verteilung der Lernenden

Manuelles Sortieren (kleine Klassen): Methoden wie das Aufstellen der Lernenden nach priorisierten Kriterien und anschließendes Abzählen können effektiv sein. Dabei sollte mit dem wichtigsten Kriterium begonnen werden (Sibley & Ostafichuk, 2014).

Tabellenkalkulation/Algorithmische Sortierung (große Klassen): Bei größeren Klassen können Tabellenkalkulationen oder spezielle Software-Tools helfen, mehrere Kriterien gleichzeitig über die Teams hinweg auszubalancieren.

Transparenz: Unabhängig von der Methode ist es entscheidend, den Prozess offen durchzuführen oder die Methodik den Studierenden klar zu erläutern (Burgess et al., 2020; Michaelsen & Sweet, 2008; Parmelee et al., 2012; Sweet & Michaelsen, 2012; Thompson et al., 2007).

Eine effektive, von der Lehrperson gesteuerte Teambildung zielt nicht darauf ab, identische Teams zu schaffen, sondern gleichwertig ausgewogene Teams. Das Ziel ist es, sowohl Stärken (z. B. Vorerfahrung) als auch potenzielle Schwächen (z. B. geringeres Vorwissen in einem Bereich) gerecht auf alle Teams zu verteilen, sodass kein Team signifikant bevorzugt oder benachteiligt wird. Wenn Teams ohne Berücksichtigung dieser Faktoren gebildet werden, könnten sich Stärken in einigen Teams konzentrieren, während sich Schwächen in anderen anhäufen. Dies schafft ungleiche Startbedingungen (Michaelsen & Sweet, 2008). Die strategische Verteilung zielt darauf ab, allen Teams eine vergleichbare Mischung an Ressourcen für den Erfolg zu geben, was die Identifizierung relevanter Merkmale und eine Methode zu deren Verteilung erfordert.

4.7 Team-Based Learning im interprofessionellen Kontext

Der interprofessionelle Kontext stellt besondere Anforderungen an Lehr- und Lernmethoden, da unterschiedliche Berufsgruppen mit spezifischen Perspektiven, Fachsprachen und Kompetenzen zusammenkommen. Das Team-Based Learning (TBL)

4.7 Team-Based Learning im interprofessionellen Kontext

bietet hier einen strukturierten Ansatz, um durch kollaboratives Lernen sowohl fachspezifisches Wissen als auch interprofessionelle Zusammenarbeit zu fördern. Dieses Kapitel beschreibt die Schritte des TBL im interprofessionellen Kontext und gibt Hinweise zu ihrer Umsetzung.

Eine zentrale Leitlinie für die Planung und Umsetzung ist das von John Biggs entwickelte Konzept des Constructive Alignment (CA) (Biggs & Tang, 2003). CA ist ein aus der Pädagogik und Didaktik stammendes Konzept, das von John Biggs entwickelt wurde. Es beschreibt, wie Lernziele, Lehrmethoden und Prüfungsformen so aufeinander abgestimmt werden, dass die Lernenden die gewünschten Kompetenzen effektiv entwickeln können. Der Fokus liegt darauf, die Lernenden aktiv in den Lernprozess einzubinden und ihnen die Möglichkeit zu geben, das Gelernte anzuwenden, anstatt Wissen passiv aufzunehmen.

4.7.1 Curriculare Rahmenkonzepte

Um interprofessionelle Kompetenzen nachhaltig zu verankern, benötigt es curriculare Rahmenkonzepte (Curricular Frameworks). Diese Rahmenkonzepte bieten eine systematische Orientierung, um sicherzustellen, dass Curricula kohärent, zielgerichtet und an den aktuellen sowie zukünftigen Anforderungen der Gesellschaft ausgerichtet sind. Sie unterstützen Lehrende und Curriculums entwickelnde dabei, Inhalte und Methoden sinnvoll zu verknüpfen, um eine effektive Ausbildung zu gewährleisten. Curriculare Rahmenkonzepte sind von zentraler Bedeutung, da sie als strukturierte Leitlinien für die Entwicklung, Implementierung und Bewertung von Bildungsprogrammen dienen. Sie verbinden Future Skills sowohl mit spezifischen Anforderungen der Pflege als auch der interprofessionellen Zusammenarbeit. Sie bereiten Pflegekräfte und andere Gesundheitsberufe darauf vor, flexibel, technologieaffin und lösungsorientiert zu agieren. Dies stärkt nicht nur die individuelle Kompetenz, sondern auch die Fähigkeit von mono- und interprofessionellen Teams, eine qualitativ hochwertige und nachhaltige Patientenversorgung zu gewährleisten. Besonders in komplexen Bereichen wie dem Gesundheitswesen, mit verschiedenen Professionen und Disziplinen schaffen solche Rahmen eine gemeinsame Sprache und erleichtern die Verständigung zwischen den Beteiligten.

4.7.2 Curriculare interprofessionelle Rahmenmodelle

Das IPEC-Modell (Interprofessional Education Collaborative 2023) ist ein Konzept zur Förderung der interprofessionellen Ausbildung im Gesundheitswesen. Es zielt darauf ab, die Zusammenarbeit und Kommunikation zwischen verschiedenen Gesundheitsberufen zu verbessern, um eine qualitative, effiziente und sichere Patientenversorgung zu gewährleisten. Das Modell umfasst vier Kernkompetenzen:

1. Werte und Ethik („Values and Ethics")
2. Rollen und Verantwortlichkeiten („Roles and Responsibilities")

3. Kommunikation („Communication")
4. Teams und Teamarbeit („Teams and Teamwork")

Auch das Modell, Canadian Interprofessional Health Collaborative (2024) (CIHC), fördert die interprofessionelle Zusammenarbeit, betont jedoch vermehrt die Kultur, Inklusion und Diversität. Diese Prinzipien stärken die Zusammenarbeit und verbessern die Patientenversorgung. Beide Modelle betonen jedoch die zentrale Bedeutung von Kommunikation und Teamarbeit für eine effektive Patientenversorgung.

Praxistipp: In einer zunehmend komplexen Arbeitswelt gewinnen interprofessionelle Zusammenarbeit und Future Skills an Bedeutung. Besonders im Gesundheitswesen sind effektive Kommunikation, Teamarbeit und adaptive Problemlösungsfähigkeiten essenziell. Die oben genannten Modelle definieren zentrale Kernkompetenzen für die interprofessionelle Zusammenarbeit, darunter Kommunikation, Rollenverständnis, Teamdynamik, ethische Praxis und Konfliktmanagement

4.7.3 TBL im interprofessionellen Kontext

Future Skills, wie kritisches Denken, digitale Kompetenz, interprofessionelle Kollaboration und Anpassungsfähigkeit, sind essenzielle Fähigkeiten für die Arbeitswelt der Zukunft. Ein effektiver didaktischer Ansatz zur Vermittlung dieser Kompetenzen ist das Team-Based Learning (TBL). TBL ermöglicht Fachkräften, in dynamischen, sich verändernden Umgebungen effektiv zusammenzuarbeiten und gemeinsam nachhaltige Lösungen zu entwickeln. Durch strukturierte Gruppenarbeit und praxisnahe Fallstudien fördert TBL kritisches Denken, Entscheidungsfindung und rollenübergreifende Zusammenarbeit. Zudem ermöglicht TBL eine praxisnahe Entwicklung von Future Skills, indem es Lernende befähigt, reale Probleme zu analysieren, lösungsorientiert zu arbeiten und in einem dynamischen Umfeld zu agieren. Somit spielt TBL eine zentrale Rolle in der Vorbereitung auf zukünftige berufliche Herausforderungen.

Fazit: Mit der Kombination aus interprofessionellen Kompetenzmodellen, modernen Schlüsselqualifikationen und innovativen Lehrmethoden wie dem des TBL können sich Lernende optimal auf die Anforderungen einer sich wandelnden Berufswelt vorbereiten.

4.7.4 Planung von interprofessionellen TBL-Lehrveranstaltungen

Obwohl Universitäten und Bildungseinrichtungen im Bereich der Gesundheitsberufe interprofessionelle Ausbildung (IPA) in ihren Curricula verankert haben, gestaltet sich die konkrete Umsetzung dieser Konzepte aufgrund verschiedener Faktoren – wie der Divergenz zwischen den Curricula und Curricularen Rahmenkonzepten, logistischen Herausforderungen und institutionellen

Rahmenbedingungen – als schwierig. Allerdings werden zunehmend Best Practice Beispiele veröffentlicht, welche Lehrplan-Entwicklerinnen als Anregung dienen können. Diese Beispiele zeigen wertvolle Ansätze, um bestehende Curricula weiterzuentwickeln und neue, innovative Lehr- und Lernkonzepte zu realisieren.

Der TBL Ansatz fördert durch die strukturierte Methodik eine gezielte interprofessionelle Zusammenarbeit. Durch die klare Sequenz von Vorbereitung, Testphasen und anwendungsbezogenen Gruppenaktivitäten ermöglicht TBL eine kohärente und praxisnahe Umsetzung interprofessioneller Lernziele. Besonders in heterogenen Lerngruppen mit unterschiedlichen Fachhintergründen schafft TBL eine gemeinsame Basis für Wissenserwerb und kollaboratives Problemlösen. Zudem lässt sich das TBL-Format flexibel an verschiedene curriculare Rahmenbedingungen anpassen – sei es durch digitale Formate, hybride Modelle oder praxisorientierte Fallstudien.

Praxistipp: Die Integration von TBL in interprofessionelle Ausbildungsprogramme bietet eine Möglichkeit, die bestehenden Schwierigkeiten in der Umsetzung interprofessioneller Lehrkonzepte zu überwinden. Durch den gezielten Einsatz von Constructive Alignment können Lernziele, Lehrmethoden und Prüfungsformate so aufeinander abgestimmt werden, dass Studierende nicht nur fachspezifische Kompetenzen erwerben, sondern auch interprofessionelle Handlungskompetenzen in realitätsnahen Szenarien erproben.

Ein erster Schritt für die Entwicklung einer interprofessionellen TBL-Lehrveranstaltung besteht darin, dass das interprofessionelle Entwicklungsteam die Lehrpläne analysiert und passende Schwerpunkte auswählt. Aus logistischer Sicht muss zudem festgelegt werden, ob das Setting vor Ort oder Online stattfindet. Bei einer Präsenzveranstaltung ist zu prüfen, ob die räumlichen Kapazitäten ausreichen. Bei einer Online-Durchführung hingegen, müssen die technischen Voraussetzungen sichergestellt werden.

Definieren von gemeinsamen Lernzielen: Das interprofessionelle Entwicklungsteam spielt eine zentrale Rolle bei der Definition klarer und praxisrelevanter interprofessioneller Lernziele für Studierende aus verschiedenen Gesundheitsberufen. Diese Lernziele sollten gezielt auf zentrale Kompetenzen wie Kommunikation, Rollenverständnis und Teamarbeit ausgerichtet sein, da diese essenziell für eine effektive interprofessionelle Zusammenarbeit sind.

Ein strukturierter Ansatz zur Festlegung der Lernziele erfordert eine enge Anbindung an die im Curriculum beschriebenen Kompetenzen, um sicherzustellen, dass die Ausbildung den beruflichen Anforderungen entspricht. Darüber hinaus sollten die Lernziele an den Future Skills ausgerichtet werden – also an jenen Fähigkeiten, die in einem sich wandelnden Gesundheitssystem zunehmend an Bedeutung gewinnen, wie digitale Kompetenz, adaptive Problemlösungsfähigkeiten und interprofessionelle Entscheidungsfindung.

Das Konzept des Constructive Alignment (Biggs & Tang, 2003) bietet hierfür eine wertvolle Orientierung. Es stellt sicher, dass Lernziele, Lehrmethoden und Prüfungsformate systematisch aufeinander abgestimmt sind. Im Kontext des TBL bedeutet dies, dass die einzelnen Phasen – von der Vorbereitung über den Individual Readiness Assurance Test (IRAT) und den Team Readiness Assurance Test (TRAT) bis hin zur anwendungsbezogenen Gruppenarbeit – gezielt darauf ausgerichtet sind, die interprofessionellen Lernziele zu fördern.

Ein weiterer wichtiger Bezugsrahmen sind etablierte, wie schon zuvor erwähnte Kompetenzmodelle wie das Interprofessional Education Collaborative (IPEC) oder das Canadian Interprofessional Health Collaborative (CIHC), welche international anerkannte Standards für interprofessionelle Ausbildung setzen. Diese Modelle bieten fundierte Leitlinien zur Entwicklung von Lernzielen, die auf eine bessere Zusammenarbeit zwischen Gesundheitsberufen abzielen.

Fazit: Durch eine sorgfältige Ausrichtung der Lernziele an den beschriebenen Referenzpunkten wird sichergestellt, dass Lernende nicht nur fachliches Wissen erwerben, sondern auch die notwendigen interprofessionellen Fähigkeiten entwickeln, um in komplexen klinischen Umgebungen effektiv zusammenzuarbeiten.

Zusammensetzung der interprofessionellen TBL-Gruppen: Studierende aus verschiedenen Gesundheitsberufen sollten so geplant werden, damit eine heterogene und ausgewogene Gruppenzusammensetzung gewährleistet ist. Dabei ist darauf zu achten, dass die Teams so zusammengestellt werden, dass eine effektive interprofessionelle Zusammenarbeit gefördert wird. Dies bedeutet, dass verschiedene Gesundheitsberufe sinnvoll kombiniert werden, um einen gegenseitigen Wissensaustausch zu ermöglichen und unterschiedliche Perspektiven in den Lernprozess zu integrieren.

Eine durchdachte Gruppenzusammenstellung kann dazu beitragen, berufsspezifische Rollenverständnisse zu schärfen, Kommunikationsfähigkeiten zu verbessern und die gemeinsame Entscheidungsfindung zu stärken. In diesem Zusammenhang ist es essenziell, eine offene Kommunikationskultur zu etablieren, in der alle Teammitglieder ermutigt werden, ihre Meinung zu äußern („Speak Up"). Dadurch können Sicherheitsbedenken frühzeitig adressiert, Missverständnisse vermieden und die Qualität der interprofessionellen Zusammenarbeit optimiert werden.

Interprofessionelle Planungsaspekte: Im Rahmen des Team-Based Learning (TBL) durchlaufen die Studierenden verschiedene Phasen, um ihre interprofessionellen Kompetenzen gezielt weiterzuentwickeln. In der Vorbereitungsphase werden geeignete Lernmaterialien wie Artikel, Fallstudien oder Videos bereitgestellt, die eine fundierte individuelle Vorbereitung ermöglichen. Die Studierenden erarbeiten sich selbstständig Grundlagenwissen, bevor sie im Individual Readiness Assurance Test (IRAT) ihr Verständnis zunächst individuell und anschließend im Team (TRAT) überprüfen. In der anschließenden Anwendungsphase bearbeiten die interprofessionellen Teams praxisnahe Fallbeispiele und Aufgaben, die gezielt auf interprofessionelle Zusammenarbeit ausgerichtet sind. Abschließend erfolgt eine Peer Evaluation, bei der die Teammitglieder einander Feedback zu ihrer Zusammenarbeit und ihrem Beitrag innerhalb der Gruppe geben. Dies fördert die Reflexion über die eigene Rolle im interprofessionellen Team, stärkt die Eigenverantwortung und trägt zur kontinuierlichen Verbesserung der Teamarbeit bei.

Praxistipp: Da TBL auf interaktive Zusammenarbeit setzt, sollten auch die Facilitators interprofessionell zusammengesetzt sein. Dies ermöglicht nicht nur eine vielfältige Perspektiveneinbringung, sondern dient den Studierenden zugleich als Modell für gelungene interprofessionelle Kooperation.

4.7.5 Themen, welche sich für interprofessionelle TBLs eignen

Es gibt verschiedene Themen, bei welchen sich interprofessionelle TBL-Settings eignen:

- Da wären die interprofessionelle Patienten-Visite, ein zentrales Element der Zusammenarbeit im Gesundheitswesen, bei der Fachkräfte aus verschiedenen Disziplinen gemeinsam Patient:innen betreuen. Durch den Austausch unterschiedlicher Perspektiven inklusive der Patient:innen und Angehörigen, können umfassendere Behandlungspläne entwickelt und die Versorgungsqualität verbessert werden. Wichtige Aspekte sind eine strukturierte Kommunikation, klare Rollenverteilung, um Sicherheitsbedenken frühzeitig anzusprechen.
- Ein weiteres Thema, welches sich eignet, ist der Runde Tisch, welcher ein Gesprächsforum ist, an dem im Unterschied zu einem Informationsgespräch, neben den Patient:innen und ihren Angehörigen mindestens zwei Professionen (i. d. R. Ärztin/Pflege und Sozialdienst) beteiligt sind. Das Ziel ist, im persönlichen und interprofessionellen Kontakt einen gemeinsamen Behandlungsplan für den Spitalaufenthalt oder die Zeit nach dem Austritt zu formulieren. Damit soll eine situationsangemessene Lebensqualitätssteigerung erreicht werden.
- Oder bei Notfallsituationen, wo eine effiziente interprofessionelle Zusammenarbeit essenziell ist, um Patient:innen schnell und sicher zu versorgen. Dabei treten jedoch einige Herausforderungen auf, die das Team bewältigen muss, wie z.B Kommunikation, Rollenverteilung, unterschiedliche Prioritäten der Berufsgruppen, rechtliche Aspekte u. v. m.
- Geburtshilfe, da Schwangerschaft, Geburt und Wochenbett komplexe Prozesse sind, die eine enge Kooperation verschiedener Fachkräfte erfordern.

Diese Beispiele sind nicht abschließend. Interprofessionelle Zusammenarbeit wird täglich gelebt, da im Gesundheitswesen kontinuierlich mit verschiedenen Berufsgruppen zusammengearbeitet wird und zahlreiche weitere Situationen vorkommen, in denen sie essenziell ist.

4.7.6 Schlussfolgerung

Die interprofessionelle Zusammenarbeit ist eine essenzielle Voraussetzung für eine qualitativ hochwertige Patientenversorgung. Team-Based Learning (TBL) stellt in diesem Kontext eine vielversprechende Lehr- und Lernmethode dar, um Future Skills wie kritisches Denken, Kommunikation und Teamarbeit gezielt zu fördern. Durch eine strukturierte Vorgehensweise, eine gezielte Auswahl der Lernziele und eine durchdachte Teamzusammensetzung können interprofessionelle Kompetenzen praxisnah vermittelt werden.

Ein zentraler didaktischer Bezugsrahmen für die erfolgreiche Umsetzung interprofessioneller Lehrformate ist das Konzept des Constructive Alignment (CA). Es stellt sicher, dass Lernziele, Lehrmethoden und Prüfungsformate aufeinander abgestimmt sind und damit ein effektives Lernen ermöglichen. Im Kontext des interprofessionellen TBL bedeutet dies, dass die Lehrinhalte gezielt an den zuvor definierten interprofessionellen Kompetenzen ausgerichtet werden. Dies ermöglicht den Studierenden, nicht nur Wissen zu erwerben, sondern dieses auch aktiv in praxisnahen Szenarien anzuwenden.

Curriculare Rahmenkonzepte wie das IPEC- oder CIHC-Modell bieten wertvolle Orientierungspunkte für die Gestaltung interprofessioneller Lehrveranstaltungen. Sie helfen dabei, Lernziele so zu definieren, dass sie nicht nur den fachlichen Anforderungen, sondern auch den zukünftigen Herausforderungen im Gesundheitswesen gerecht werden. Gleichzeitig ermöglichen praxisnahe Themen, wie interprofessionelle Visiten, Notfallsituationen oder Geburtshilfe, den Studierenden eine direkte Anwendung ihres Wissens in realitätsnahen Szenarien.

Praxistipp: Um die interprofessionelle Ausbildung weiter zu verbessern, ist eine kontinuierliche Reflexion und Anpassung der Lehrmethoden erforderlich. Der Austausch von Best Practices sowie eine enge Zusammenarbeit zwischen den verschiedenen Gesundheitsberufen sind entscheidend, um die Effektivität von interprofessionellen Lehrformaten wie TBL zu maximieren.

Zukünftig wird die Bedeutung interprofessioneller Zusammenarbeit weiter zunehmen, insbesondere vor dem Hintergrund eines sich wandelnden Gesundheitswesens mit steigenden Anforderungen an Flexibilität und technologischem Verständnis. Die Integration innovativer Lehransätze wie TBL in interprofessionelle Curricula ist daher ein wichtiger Schritt, um die nächste Generation von Gesundheitsfachkräften optimal auf die Herausforderungen der Praxis vorzubereiten. Das Constructive Alignment gewährleistet hierbei eine kohärente und zielgerichtete Gestaltung von Lehr- und Lernprozessen, sodass Studierende interprofessionelle Kompetenzen nicht nur theoretisch erlernen, sondern auch nachhaltig in die Praxis übertragen können.

4.8 Peer Learning im TBL Kontext

Peer Learning und Team-Based Learning (TBL) sind didaktische Konzepte, die das kollaborative Lernen in Gruppen gezielt fördern. Besonders im interprofessionellen Kontext, beispielsweise in der Gesundheits- und Pflegeausbildung, bieten sie eine strukturierte Möglichkeit, Wissen gemeinsam zu erarbeiten und praxisnah anzuwenden. Durch den interaktiven Austausch zwischen den Lernenden entstehen tiefere kognitive Verarbeitungsprozesse, die sowohl die individuelle als auch die teambezogene Kompetenzentwicklung unterstützen. Diese Methoden ermöglichen eine aktive Auseinandersetzung mit Lerninhalten und fördern neben dem reinen Fachwissen auch soziale Kompetenzen, kritisches Denken und die Fähigkeit zur Selbstregulation.

Peer Lernen beschreibt ein kooperatives Lernmodell, bei dem Studierende durch den gegenseitigen Austausch von Wissen, Diskussionen und Reflexionen voneinander lernen. Dieser Ansatz ermöglicht es, komplexe Sachverhalte aus verschiedenen

4.8 Peer Learning im TBL Kontext

Perspektiven zu betrachten und somit ein vertieftes Verständnis zu entwickeln. Insbesondere im interprofessionellen Kontext profitieren die Lernenden von der Vielfalt unterschiedlicher beruflicher Hintergründe und Fachkompetenzen. Dadurch erhalten sie wertvolle Einblicke in die Arbeitsweisen und Sichtweisen anderer Disziplinen, was langfristig die intra-sowie interprofessionelle Zusammenarbeit in der Praxis verbessert.

Eine spezifische Form des Peer Learning stellt das Team-Based Learning (TBL) dar. Dieses Konzept zeichnet sich durch eine klare Struktur und definierte Rollen innerhalb des Lernprozesses aus. Im Gegensatz zu herkömmlichen Gruppenarbeitsformaten folgt TBL einem festgelegten Ablauf, der in mehrere aufeinander aufbauende Phasen unterteilt ist.

Praxistipp: TBL ergänzt sich ideal mit dem Prinzip des Peer Learning, indem es nicht nur den Wissenserwerb innerhalb der Teams strukturiert, sondern auch die kollaborativen Kompetenzen gezielt stärkt.

Durch die Kombination dieser beiden Lernansätze entsteht ein didaktisch wertvoller Rahmen, der das Lernen in Teams besonders effektiv gestaltet. Während Peer Lernen primär auf die eigenständige Interaktion der Studierenden setzt, bietet TBL eine methodische Struktur, die sicherstellt, dass alle Lernenden gleichermaßen eingebunden werden. Besonders hervorzuheben ist hierbei die Phase der Anwendungsorientierung, in der das im Team erarbeitete Wissen auf praxisnahe Problemstellungen angewendet wird. Dies fördert nicht nur die fachliche Kompetenz, sondern auch die Fähigkeit, gemeinsam Entscheidungen zu treffen, Argumente zu begründen und im Team zu reflektieren.

Ein weiterer Vorteil der Verbindung von Peer Lernen und TBL liegt in der vertieften Auseinandersetzung mit dem Lernstoff. Da sich die Studierenden gegenseitig Wissen vermitteln, sich untereinander herausfordern und auf individuelle Fragen eingehen, wird ein nachhaltiger Lernprozess gefördert. Zudem wird durch das wiederholte Diskutieren und Argumentieren innerhalb der Teams die kritische Denkfähigkeit gestärkt. Dies trägt dazu bei, dass die erlernten Inhalte nicht nur reproduziert, sondern aktiv angewendet und transferiert werden können.

Darüber hinaus kann die Integration von Peer Learning in TBL die soziale Interaktion und Eigenverantwortung der Studierenden stärken. Da der Lernprozess auf Gruppeninteraktion basiert, müssen sich die Teilnehmenden aktiv in die Diskussionen einbringen und Verantwortung für das Team übernehmen. Dies führt langfristig zu einer höheren Motivation und einer stärkeren Identifikation mit dem Lernstoff. Gleichzeitig ermöglicht es eine kontinuierliche Feedback-Kultur, in der die Studierenden nicht nur von Lehrpersonen, sondern auch von ihren Peers Rückmeldungen erhalten. Diese soziale Komponente spielt insbesondere in der interprofessionellen Ausbildung eine entscheidende Rolle, da hier kommunikative und kooperative Fähigkeiten für die spätere berufliche Praxis essenziell sind.

Trotz der zahlreichen Vorteile können bei der Implementierung von Peer Learning und TBL auch Herausforderungen auftreten. Eine zentrale Schwierigkeit besteht im erhöhten Zeitaufwand und den organisatorischen Anforderungen, da die Vorbereitung und Durchführung dieser Lernformate eine sorgfältige Planung erfordert – insbesondere hinsichtlich der Erstellung qualitativ hochwertiger Lernmaterialien. Zudem kann die Heterogenität der Gruppen, beispielsweise unterschiedliche Wissensstände oder berufliche Hintergründe, zu Verständigungsproblemen führen. Diese Herausforderung lässt sich jedoch durch eine gezielte Moderation sowie klar definierte Lernziele und Aufgabenstellungen bewältigen. Ein weiterer kritischer Punkt sind die technischen und räumlichen Voraussetzungen, insbesondere wenn TBL in Online- oder hybriden Formaten umgesetzt werden soll. Hier bedarf es geeigneter digitaler Plattformen und entsprechender technischer Unterstützung, um den Lernprozess reibungslos zu gestalten.

Zusammenfassend lässt sich sagen, dass Peer Lernen und TBL vielversprechende Ansätze zur Förderung interprofessioneller Zusammenarbeit und praxisnaher Kompetenzentwicklung darstellen. Die strukturierte und interaktive Lernmethode ermöglicht es den Studierenden nicht nur, ihr Fachwissen zu erweitern, sondern auch essenzielle Future Skills wie Kommunikation, Teamarbeit und kritisches Denken gezielt zu trainieren. Gerade im Gesundheitswesen tragen diese innovativen Lehr- und Lernmethoden maßgeblich dazu bei, die Qualität der Patientenversorgung zu verbessern, indem sie zukünftige Fachkräfte optimal auf die Herausforderungen einer komplexen und dynamischen Arbeitswelt vorbereiten.

4.9 Integration von Gestaltungsprinzipien für leistungsfähige TBL-Teams

Zusammenspiel der Gestaltungsfaktoren
Die Teambildung ist eine zentrale, bewusste Gestaltungsentscheidung im Team-Based Learning. Teamgröße, Diversität und Dauerhaftigkeit sind keine isolierten Variablen, sondern interagieren miteinander und prägen die Lernumgebung und das Potenzial der Teams entscheidend. Die Wahl einer bestimmten Größe (typischerweise 5 bis 7 Mitglieder) schafft die Voraussetzung für ausreichende Ressourcen und überschaubare Dynamiken. Die bewusste Förderung von Diversität liefert den „Treibstoff" für kreative Problemlösungen und vertiefte Diskussionen, während die Dauerhaftigkeit der Teams den notwendigen Rahmen bietet, damit sich der Zusammenhalt der Gruppe entwickeln und das Potenzial der Diversität entfalten kann.

Intentionalität als Schlüssel
Die Stärke von TBL liegt zu einem erheblichen Teil in seiner Strukturiertheit begründet. Eine intentionale, von der Lehrperson geleitete Teambildung ist ein wesentlicher Ausgangspunkt, um die Prinzipien von TBL effektiv umzusetzen und die an-

gestrebten Lernergebnisse zu erreichen. Sie legt den Grundstein für gegenseitige Rechenschaftspflicht, effektive Zusammenarbeit und anspruchsvolles Lernen in den späteren Phasen des TBL-Zyklus.

4.10 Empfehlungen für die Praxis

Auf der Basis der zusammenfassenden Evidenz ergeben sich konkrete Empfehlungen für Lehrende, die TBL implementieren oder optimieren wollen. Zentral ist die bewusste Steuerung der Teambildung durch die Lehrperson. Die Lehrperson sollte transparente Kriterien zur strategischen Zusammenstellung der Teams verwenden und eine Selbstselektion durch die Lernenden vermeiden. Eine Teamgröße von 5 bis 7 Mitgliedern ist anzustreben, da diese in der Regel genügend Ressourcen für komplexe Aufgaben sicherstellt, ohne die Teamdynamik zu sehr zu erschweren. Diversität ist aktiv zu pflegen, indem unterschiedliche Merkmale (kognitiv, erfahrungsbasiert, demografisch) berücksichtigt und ausgewogen auf alle Teams verteilt werden.

Strategien zur Vermeidung von Koalitionen sind wichtig. Lehrende sollten bei der Einteilung der Teams darauf achten, bestehende Freundschaften oder starke Gemeinsamkeiten zu berücksichtigen, um die Bildung von Untergruppen zu vermeiden. Ebenso sollte darauf geachtet werden, dass Angehörige von Minderheiten nicht isoliert werden. Die Dauerhaftigkeit der Teams sollte gewährleistet sein; im Idealfall arbeiten die Teams während des gesamten Kurses zusammen, insbesondere wenn die Entwicklung von kollaborativen Fähigkeiten ein zentrales Ziel ist. Kontextfaktoren oder spezifische Lernziele (z. B. reine Wissensreproduktion, Simulation wechselnder Arbeitsgruppen) können jedoch eine gewisse Flexibilität erfordern.

Relevante Daten über die Lernenden sollten effizient gesammelt werden, z. B. durch kurze Umfragen oder strukturierte Methoden im Unterricht, um die für die strategische Teambildung erforderlichen Informationen zu erhalten. Dabei sollte man sich auf die Kriterien konzentrieren, die für den jeweiligen Kurskontext am wichtigsten sind. Nicht zuletzt ist Transparenz entscheidend: Der Prozess und die Gründe für die gewählte Teambildungsmethode sollten den Lernenden klar kommuniziert werden, um Vertrauen und Akzeptanz zu fördern (Tab. 4.2).

Durch die bewusste Gestaltung dieser drei Dimensionen – Größe, Diversität und Dauerhaftigkeit – legen Lehrende die Grundlage für eine erfolgreiche Implementierung von Team-Based Learning und maximieren dessen Potenzial, tiefgehendes Lernen und kollaborative Fähigkeiten zu fördern.

Tab. 4.2 Zusammenfassung der Designüberlegungen und Empfehlungen für TBL-Teams

Design-Dimension	Schlüsselerwägungen (Begründung/Ziel)	Evidenz-Highlights	Standard-Empfehlung	Kontextuelle Nuancen/ Flexibilität
Teamgröße	Ausreichende Ressourcen für komplexe Aufgaben; handhabbare Dynamik	5–7 Personen empfohlen; <5 riskant; Leistungseffekt im Bereich 5–7 unklar	5–7 Personen	Evtl. 4–6 in reinen Online-Settings; Größe muss zur Aufgabenkomplexität passen
Teamdiversität	Breiterer Pool an Perspektiven, Wissen, Fähigkeiten; bessere Problemlösung	Langfristig leistungsfördernd; anfänglich evtl. hemmend	Maximiere Diversität (kognitiv, erfahrungsbasiert, demografisch)	Aktive Vermeidung von Koalitionen entscheidend; auf inklusives Klima achten
Teamdauerhaftigkeit (Permanenz)	Ermöglicht Teamentwicklung, Kohäsion, Vertrauen; Nutzung von Diversität	Fördert Kohäsion & Leistung über Zeit	Feste Teams für die gesamte Kursdauer	Evtl. temporäre Teams für spezifische Ziele; Wechsel zwischen Semestern möglich
Bildungsmethode	Balance von Diversität, Fairness, Praktikabilität, Akzeptanz	Dozentengesteuert = diverser; Leistungseffekte gemischt; Selbstwahl beliebt, aber riskant	Dozentengesteuert (strategisch) mit Transparenz	Zufall als einfacher Kompromiss möglich, aber weniger optimal; Transparenz ist bei allen Methoden zentral

4.11 Quintessenz

Dieses Kapitel beleuchtet die zentrale Bedeutung der Teambildung als didaktische Weichenstellung im Team-Based Learning (TBL). Es wird argumentiert, dass die bewusste Gestaltung der Lernteams durch die Lehrperson, im Gegensatz zur Selbstselektion durch die Lernenden, entscheidend für den Erfolg der Methode ist. Drei zentrale Gestaltungsdimensionen werden diskutiert: die Teamgröße, die Teamdiversität und die Teamdauerhaftigkeit. Eine optimale Teamgröße liegt gemäß Konsensempfehlungen in der TBL-Literatur bei fünf bis sieben Mitgliedern. Diese Größe stellt sicher, dass einerseits genügend kognitive Ressourcen und vielfältige Perspektiven für die Bearbeitung komplexer Aufgaben vorhanden sind, andererseits aber die Gruppendynamik überschaubar bleibt und Mechanismen der gegenseitigen Verantwortlichkeit greifen können.

Weiterhin wird die strategische Maximierung der Teamdiversität als wichtiger Faktor für die Leistungsfähigkeit der Teams hervorgehoben. Diversität bezieht sich dabei nicht nur auf demografische Merkmale, sondern insbesondere auch auf unterschiedliche Wissensstände, Erfahrungen und Fähigkeiten. Um das volle Potenzial der Diversität auszuschöpfen, ist die aktive Vermeidung von Koalitionen, die auf bestehenden Beziehungen oder homogenen Hintergründen basieren, essenziell. Die Dauerhaftigkeit der Teams über die gesamte Kursdauer hinweg ist das dritte zentrale Gestaltungsprinzip. Sie ermöglicht die notwendige Teamentwicklung, fördert Kohäsion sowie Vertrauen und erlaubt es den Teams erst, die Vorteile der Diversität über die Zeit zu nutzen und effektive kollaborative Prozesse zu etablieren.

Das Kapitel schließt mit praktischen Strategien und Empfehlungen für die Teambildung. Es betont die Notwendigkeit, relevante Daten über die Lernenden zu erheben und Techniken zur strategischen Verteilung anzuwenden, um ausgewogene Teams zu schaffen. Transparenz im gesamten Prozess der Teambildung wird als entscheidend für die Akzeptanz durch die Lernenden unterstrichen. Die bewusste und intentionale Gestaltung der Teams hinsichtlich Größe, Diversität und Dauerhaftigkeit durch die Lehrperson legt somit das Fundament für effektives Lernen und die Entwicklung kollaborativer Fähigkeiten im TBL.

Literatur

Biggs, J., & Tang, C. (2003). *Teaching for quality learning at university: What the student does* (2. Aufl.). Open University Press.
Burgess, A., van Diggele, C., Roberts, C., & Mellis, C. (2020). Team-based learning: Design, facilitation and participation. *BMC Medical Education, 20*(Suppl 2), Article 461.
Canadian Interprofessional Health Collaborative. (2024). CIHC competency framework. https://cihc-cpis.com/resources/publications/. Zugegriffen am 30.6.2025.
Haidet, P., Kubitz, K., McCormack, W. T., Micchaelsen, L., Richards, B., Cellio, J., & Hudes, P. D. (2014). Analysis of the team-based learning literature: TBL comes of age. *Journal on Excellence in College Teaching, 25*(3&4), 303–333.
Interprofessional Education Collaborative. (2023). Core competencies for interprofessional collaborative practice: 2023 update. https://www.ipecollaborative.org/ipec-core-competencies

Michaelsen, L. K., & Sweet, M. (2008). The essential elements of team-based learning. *New Directions for Teaching and Learning, 2008*(116), 7–27.

Michaelsen, L. K., Davidson, N., & Major, C. H. (2014). Team-based learning practices and principles in comparison with cooperative learning and problem-based learning. *Journal on Excellence in College Teaching, 25*(3&4), 57–84.

Parmelee, D., Michaelsen, L. K., Cook, S., & Hudes, P. D. (2012). Team-based learning: A practical guide: AMEE Guide No. 65. *Medical Teacher, 34*(5), e275–e287.

Sibley, J., & Ostafichuk, P. (2014). *Getting started with team-based learning.* Stylus Publishing.

Sweet, M., & Michaelsen, L. K. (Hrsg.). (2012). *Team-based learning in the social sciences and humanities: Group work that works to generate critical thinking and engagement.* Stylus Publishing.

Thompson, B. M., Schneider, V. F., Haidet, P., Levine, R. E., McMahon, K. K., Perkowski, L. G., & Richards, B. F. (2007). Team-based learning at ten medical schools: Two years later. *Medical Education, 41*(3), 250–257.

Entwicklung der Vorbereitungsphase im Team-Based Learning

5

5.1 Strategische Bedeutung der Vorbereitungsphase

Die Vorbereitungsphase („Pre-class Preparation") dient nicht nur der reinen Wissensvermittlung, sondern schafft die notwendige Grundlage für die aktive Auseinandersetzung mit komplexen Problemen in der Anwendungsphase. Eine durchdachte Gestaltung dieser Phase ist aus mehreren Gründen essenziell. Sie entlastet die Präsenzzeit von der reinen Wissensvermittlung und ermöglicht dadurch eine tiefere Auseinandersetzung mit komplexen Anwendungsfragen während der Präsenzzeit. Zudem fördert sie die Selbstlernkompetenz der Lernenden und schafft ein gemeinsames Wissensfundament für die Teamarbeit. Wie Michaelsen und Sweet (2008) betonen, hängt die Qualität der Teamdiskussionen und der Problemlösungsprozesse maßgeblich davon ab, wie gut die individuelle Vorbereitung der Lernenden gelingt. Die Vorbereitungsphase muss daher so gestaltet sein, dass sie alle Lernenden optimal auf die nachfolgenden Phasen vorbereitet.

5.2 Auswahl und Aufbereitung der Vorbereitungsmaterialien

Bei der Auswahl geeigneter Vorbereitungsmaterialien ist eine sorgfältige Abwägung zwischen Umfang, Tiefe und Schwierigkeitsgrad erforderlich. Ein zentrales Prinzip ist dabei die konsequente Ausrichtung der Materialien an den angestrebten Lernergebnissen. In Anlehnung an das Konzept des Backward Designs erfolgt die Auswahl also rückwärts, ausgehend von den späteren Anwendungsaufgaben und den dafür grundlegenden Konzepten und theoretischen Grundlagen. Es ist entscheidend, dass sich die Materialien auf die zentralen Konzepte konzentrieren, die die Studierenden benötigen, um die Bereitschaftssicherungsphase (RAP) und die anschließende Anwendungsphase erfolgreich zu bewältigen. Wie Parmelee et al. (2012) betonen, hat die verständliche Vermittlung dieser Schlüsselkonzepte Vorrang vor einer enzyklopädischen Abdeckung aller Detailaspekte.

Um den unterschiedlichen Lernpräferenzen der Studierenden Rechnung zu tragen, empfiehlt sich der Einsatz einer vielfältigen Mischung von Materialtypen. Diese kann Texte wie Buchkapitel, Fachartikel oder spezifisch erstellte Handouts umfassen, aber auch visuelle Medien wie Videos, Animationen oder Infografiken. Ergänzend können auditive Materialien, beispielsweise Podcasts oder Audioaufzeichnungen von Vorlesungen, sowie interaktive Elemente wie Online-Übungen oder Selbsttests sinnvoll integriert werden. Unabhängig vom gewählten Format sollten die Vorbereitungsmaterialien stets durch unterstützende Elemente angereichert werden. Dazu zählen klare Leitfragen, die den Studierenden Orientierung bieten, die explizite Hervorhebung zentraler Begriffe oder Konzepte, Glossare zur Klärung neuer Fachterminologie sowie visuelle Organisationshilfen wie Mindmaps oder Flussdiagramme, welche die Strukturierung des Lernstoffs erleichtern.

5.3 Umfang und Schwierigkeitsgrad angemessen gestalten

Die richtige Kalibrierung von Umfang und Schwierigkeitsgrad ist entscheidend für die Motivation der Lernenden und den Erfolg der Vorbereitungsphase. Der zeitliche Aufwand für die Vorbereitung sollte angemessen und für die Lernenden bewältigbar sein. Eine klare Angabe der erwarteten Bearbeitungszeit hilft den Lernenden bei ihrer Planung. Besonders in frühen TBL-Einheiten empfiehlt es sich, den Schwierigkeitsgrad schrittweise zu steigern, um die Lernenden nicht zu überfordern und Frustration zu vermeiden. Optional können zusätzliche Materialien für Lernende angeboten werden, die bestimmte Grundlagen nachholen müssen oder die sich vertiefend mit einzelnen Aspekten beschäftigen möchten.

Im TBL-Kontext ist zu beachten, dass die Vorbereitungsmaterialien so konzipiert sein sollten, dass sie von allen Lernenden selbstständig bearbeitet werden können, unabhängig von ihrem Vorwissen oder ihren individuellen Lernvoraussetzungen. Dies erfordert eine sorgfältige Differenzierung und Strukturierung der Materialien.

5.4 Klare Anleitung und Unterstützung für Lernende

Die sorgfältige Anleitung der Lernenden erhöht die Wahrscheinlichkeit einer effektiven Vorbereitung. Die Lernenden sollten genau wissen, was von ihnen erwartet wird. Die Arbeitsaufträge sollten spezifisch formuliert sein und klare Lernziele benennen. Gezielte Fragen können die Aufmerksamkeit der Lernenden auf die wesentlichen Konzepte lenken und die kognitive Verarbeitung fördern. Insbesondere bei der ersten Durchführung von TBL sollten die Lernenden über den Gesamtprozess informiert werden und verstehen, warum die gründliche Vorbereitung für den Erfolg in den nachfolgenden Phasen entscheidend ist. Der/die Lehrende sollte klare Anweisungen geben, wie das Material zu bearbeiten ist und welche Aspekte besondere Aufmerksamkeit erfordern. Burgess et al. (2020) empfehlen, den Lernenden eine klare Struktur für ihre Vorbereitungsaktivitäten zu bieten, um ein zielgerichtetes und effizientes Lernen zu fördern.

5.5 Verknüpfung mit nachfolgenden TBL-Phasen sicherstellen

Die Vorbereitungsphase muss nahtlos mit den nachfolgenden Phasen des TBL-Prozesses verzahnt sein. Die in der Vorbereitungsphase behandelten Inhalte müssen direkt auf die Fragen des individuellen und Team-Bereitschaftstests (iRAT/tRAT) abgestimmt sein. Die Tests sollten die wesentlichen Konzepte aus den Vorbereitungsmaterialien abfragen und dabei sowohl grundlegendes Verständnis als auch erste Anwendungsfähigkeiten prüfen. Bereits bei der Entwicklung der Vorbereitungsmaterialien sollte bedacht werden, wie diese die Lernenden auf die komplexeren Anwendungsaufgaben vorbereiten. Es kann hilfreich sein, in den Materialien Beispiele oder Fallvignetten zu integrieren, die als Vorstufe zu den späteren Anwendungsaufgaben dienen. Eine sorgfältige Abstimmung zwischen den Vorbereitungsmaterialien und den nachfolgenden Phasen ist unerlässlich für ein kohärentes Lernerlebnis. Die Lernenden sollten einen klaren Zusammenhang zwischen ihrer Vorbereitung und den in der Präsenzphase zu bearbeitenden Aufgaben erkennen können.

5.6 Herausforderungen und häufige Fallstricke

Bei der Entwicklung der Vorbereitungsphase können verschiedene Herausforderungen auftreten. Ein häufiger Fehler ist die Bereitstellung zu umfangreicher Materialien, die Lernende in der verfügbaren Zeit nicht bewältigen können. Dies führt oft dazu, dass sie nur oberflächlich oder selektiv lesen und schlecht vorbereitet in die Präsenzphase kommen. Andererseits kann die Bereitstellung zu einfacher oder zu allgemeiner Materialien dazu führen, dass die Lernenden nicht ausreichend gefordert werden und in der Anwendungsphase an kognitive Grenzen stoßen. Wenn die Lernenden den Bezug zwischen den Vorbereitungsmaterialien und den späteren Anwendungsaufgaben nicht erkennen, sinkt ihre Motivation zur gründlichen Vorbereitung.

Eine besondere Herausforderung besteht darin, Vorbereitungsmaterialien zu entwickeln, die sowohl für leistungsstärkere als auch für leistungsschwächere Lernende geeignet sind. Hier kann es hilfreich sein, Basismaterialien für alle bereitzustellen und zusätzliche Vertiefungsmaterialien für interessierte Lernende anzubieten.

5.7 Evaluation und kontinuierliche Optimierung

Die Qualität der Vorbereitungsphase sollte kontinuierlich evaluiert und verbessert werden. Regelmäßiges Feedback zur Verständlichkeit, zum Umfang und zur Relevanz der Materialien sollte eingeholt und ausgewertet werden. Die Ergebnisse der

Bereitschaftstests geben Aufschluss darüber, welche Konzepte gut verstanden wurden und welche nicht. Diese Daten können zur gezielten Überarbeitung der Materialien genutzt werden. Der Austausch mit Kolleginnen und Kollegen, die ebenfalls TBL einsetzen, kann wertvolle Hinweise zur Optimierung der Vorbereitungsphase liefern. Eine regelmäßige Überprüfung der Vorbereitungsmaterialien ist auch deshalb wichtig, weil sich fachliche Inhalte und didaktische Erkenntnisse weiterentwickeln. Die Materialien sollten daher in regelmäßigen Abständen auf ihre Aktualität und didaktische Qualität hin überprüft werden.

5.8 Quintessenz

Die Vorbereitungsphase bildet das strategische Fundament des gesamten TBL-Prozesses. Ihre Qualität hat maßgeblich Einfluss auf den Erfolg der nachfolgenden kollaborativen Lernphasen. Dabei sind drei Gestaltungsprinzipien zentral: Erstens die konsequente Ausrichtung der Materialien an den beabsichtigten Lernergebnissen. Zweitens die präzise Kalibrierung von Umfang und Schwierigkeitsgrad, um weder Über- noch Unterforderung zu erzeugen, und drittens die systematische Verknüpfung mit den Bereitschaftstests und Anwendungsaufgaben, die den Lernenden die Relevanz ihrer Vorbereitung unmittelbar erfahrbar machen.

Die Herausforderung besteht darin, Materialien zu entwickeln, die selbstständig bearbeitbar sind und auf die wesentlichen Konzepte fokussiert bleiben. Klare Leitfragen, strukturierte Arbeitsaufträge und unterstützende Elemente wie Glossare oder visuelle Organisationshilfen erweisen sich dabei als wirksame Instrumente. Die kontinuierliche Evaluation anhand von Testergebnissen und Rückmeldungen der Lernenden ermöglicht eine gezielte Optimierung.

Eine durchdachte Vorbereitungsphase entlastet die Präsenzzeit von reiner Wissensvermittlung und schafft Raum für die anspruchsvollen Diskussions- und Problemlösungsprozesse, die das Potenzial von TBL ausmachen. Sie fördert zugleich Selbstlernkompetenzen, die über den unmittelbaren Kurskontext hinaus bedeutsam sind. Die investierte Entwicklungszeit zahlt sich durch kohärente Lernerfahrungen, höhere Motivation und tieferes Verständnis aus.

Literatur

Burgess, A., Roberts, C., van Diggele, C., & Mellis, C. (2020). Team-based learning: Design, facilitation and participation. *BMC Medical Education, 20*(Suppl 2), 461–468.

Michaelsen, L. K., & Sweet, M. (2008). The essential elements of team-based learning. *New Directions for Teaching and Learning, 2008*(116), 7–27.

Parmelee, D. X., Michaelsen, L. K., Cook, S., & Hudes, P. D. (2012). Team-based learning: A practical guide: AMEE guide no. 65. *Medical Teacher, 34*(5), e275–e287.

6 Gestaltung der Bereitschaftssicherungsphase

6.1 Einleitung: Funktion und Gestaltungsprinzipien der Bereitschaftssicherungsphase (RAP)

Die Bereitschaftssicherungsphase (RAP) stellt nach der individuellen Vorbereitung die zweite zentrale Phase im TBL-Zyklus dar und bildet das Scharnier zur anschließenden Anwendungsphase (tAPP). Aus der Gestaltungsperspektive der Lehrenden hat diese Phase eine mehrfache, kritische Funktion: Sie dient der Initiierung wesentlicher Teamprozesse und der Sicherstellung, dass alle Lernenden über eine ausreichende gemeinsame Wissensbasis für die komplexen Anforderungen der Anwendungsphase verfügen. Die sorgfältige Gestaltung des RAP ist daher entscheidend für die Betonung der individuellen Verantwortung der Lernenden für ihre Vorbereitung und gleichzeitig für die Initiierung der kollaborativen Wissenskonstruktion im Team.

Die Gestaltung eines effektiven RAP folgt übergeordneten didaktischen Prinzipien. Zentral ist die Kohärenz zwischen den Elementen des RAP (insbesondere den Testfragen), den beabsichtigten Lernergebnissen und den Vorbereitungsmaterialien. Diese Abstimmung, die dem Grundgedanken des Constructive Alignment folgt, stellt sicher, dass sich die Prüfung direkt auf das konzentriert, was die Lernenden vorbereiten und später anwenden sollen.

Die Angemessenheit des Schwierigkeitsgrades der Testfragen ist ein weiteres wesentliches Gestaltungsprinzip. Ohne die Lernenden zu überfordern, sollten die Fragen über reines Faktenwissen hinausgehen und bereits erstes Verständnis und die Fähigkeit zur Anwendung grundlegender Konzepte prüfen. Die Herausforderung besteht darin, Fragen zu entwickeln, die zum Denken anregen und relevante Konzepte aktivieren.

Schließlich spielt das Feedback eine wichtige Rolle bei der Gestaltung des RAP. Insbesondere das unmittelbare Feedback während des Team-Test-Assessments (tRAT) ermöglicht es den Teams, ihr Verständnis direkt zu überprüfen, Fehlkonzepte zu korrigieren und den Lernprozess durch die Diskussion alternativer Antworten zu vertiefen (Michaelsen & Sweet, 2008; Parmelee et al., 2012; Burgess et al., 2020). Die Gestaltung dieses Feedback-Mechanismus ist daher ein kritischer Aspekt, um das Potenzial des RAP für die Wissenskonsolidierung und Teamentwicklung voll auszuschöpfen. Die folgenden Abschnitte befassen sich mit der konkreten Umsetzung dieser Prinzipien bei der Entwicklung der einzelnen Komponenten des RAP.

6.2 Entwicklung effektiver Bereitschaftstestfragen

Die Wirksamkeit von Bereitschaftskontrollen im Team-Based Learning (TBL) hängt stark von der Qualität der verwendeten Testfragen ab. Die sorgfältige Konstruktion solcher Fragen ist anspruchsvoll, aber entscheidend für den Erfolg der Bereitschaftssicherungsphase (RAP). Im TBL-Kontext werden vor allem Single-Best-Answer (SBA)-Fragen empfohlen, da sie gut geeignet sind, über reines Faktenwissen hinauszugehen und auch höhere kognitive Leistungen zu prüfen.

Eine SBA-Frage verlangt vom Lernenden, die beste Antwort aus mehreren plausiblen Optionen auszuwählen. Dieses Format wird auch als One Best Answer (OBA) oder Typ A-Frage bezeichnet. Damit SBA-Aufgaben in iRAT und tRAT effektiv sind, müssen sie konsequent auf die beabsichtigten Lernergebnisse ausgerichtet und inhaltlich durch das Vorbereitungsmaterial abgedeckt sein (Parmelee et al., 2012).

Ausrichtung an Lernergebnissen und Vorbereitungsmaterialien
Die beabsichtigten Lernergebnisse bilden in Verbindung mit den zur Vorbereitung verwendeten Materialien die Grundlage für jede qualitativ hochwertige Prüfungsaufgabe. Aus jeder SBA-Frage im TBL sollte klar hervorgehen, welches Lernergebnis geprüft wird und wie es sich auf das bereitgestellte Lernmaterial bezieht. Auf diese Weise kann sichergestellt werden, dass die Fragen valide messen, was sie zu messen vorgeben. Außerdem wird dadurch die Kohärenz des TBL-Prozesses gewährleistet.

Anatomie einer SBA-Frage
SBA-Fragen bestehen im Allgemeinen aus drei Teilen:

1. **Der Stamm der Frage**
   Hier werden kontextuelle Informationen oder ein Szenario zur Verfügung gestellt. Bei klinischen oder pflegerischen Fragen kann dies ein Fallbeispiel sein, das reale Situationen abbildet. Damit eine kompetente Fachperson bereits anhand dieser Angaben zur richtigen Antwort gelangen könnte, müssen genügend relevante Informationen enthalten sein.
2. **Der Frageeinstieg**
   Damit ist die eigentliche Frage oder Handlungsanweisung gemeint, die sich aus dem kontextuellen Teil ergibt. Sie sollte präzise und eindeutig formuliert sein und sich auf ein einzelnes Lernziel beschränken.

3. **Antwortliste**
Sie enthält die beste Lösung („Key") und mehrere Distraktoren. Diese Optionen sollten sich alle auf demselben logischen und inhaltlichen Niveau bewegen, um unbeabsichtigte Hinweise zu vermeiden.

Qualitätskriterien für SBA-Fragen
Die Güte einer SBA-Frage wird maßgeblich durch folgende Prinzipien bestimmt. Erstens muss der Stamm der Frage praxisrelevant, aber nicht überladen sein. Ein gewisser Neuheitsgrad fördert das Anwenden, Analysieren und Bewerten, statt bloßes Erinnern. Zweitens ist der Cover-Test eine gute Kontrolle: Die Frage sollte für eine kompetente Person ohne Blick auf die Antwortoptionen sinnvoll zu beantworten sein (Haladyna & Downing, 2002). Drittens braucht der Fragbeneinstieg eine eindeutige Formulierung, die keine Mehrdeutigkeit zulässt. Viertens müssen Antwortoptionen homogen und ähnlich lang sein, damit geübte Testteilnehmende nicht von formalen Unterschieden auf die richtige Antwort schließen können (Collins, 2006). Schließlich sind doppelte Verneinungen und negative Fragestellungen zu vermeiden, weil sie leicht zu Fehlinterpretationen führen (Tarrant & Ware, 2012).

Die Kunst plausibler Distraktoren
Distraktoren sind ‚falsche' Antwortmöglichkeiten, die dennoch plausible Fehlerquellen für weniger gut vorbereitete Lernende darstellen. Um für Verwirrung zu sorgen, ohne unfair zu sein, sollten Distraktoren gängige Missverständnisse oder Fehlkonzepte abbilden (Abdul Rahim et al., 2022). Es ist nicht zwingend nötig, dass ein Distraktor teilweise richtig ist; wichtig ist vielmehr, dass er bei oberflächlicher Betrachtung glaubwürdig wirkt (Collins, 2006). Die Entwicklung solcher Distraktoren ist oft anspruchsvoller als die Formulierung der korrekten Antwort.

Anzahl, Schwierigkeitsgrad und typische Fehler
Für iRAT und tRAT reicht in vielen Fällen ein kompakter Test mit 5 bis 20 Fragen aus (Parmelee et al., 2012). Beim Schwierigkeitsgrad geht es darum, vorbereitete Lernende herauszufordern, aber nicht zu überfordern. Häufige Fehler bei der Entwicklung von SBA-Fragen umfassen unklare Formulierungen, grammatikalische Hinweise auf die richtige Antwort, ungeeignete Distraktoren und das Abfragen mehrerer Lernziele in einer einzigen Frage.

Beispiel einer SBA-Frage
Ein einfaches Beispiel zeigt, wie eine Frage zur Erkennung eines spezifischen Symptoms in der Pflege formuliert werden kann. Wenn das beabsichtigte Lernergebnis darin besteht, ein häufig übersehenes Symptom der Herzinsuffizienz bei älteren Menschen zu erkennen, könnte eine Frage wie folgt formuliert werden: „Welches Symptom weist bei älteren Menschen häufig auf eine Herzinsuffizienz hin?" Mehrere plausible Beschwerden aus dem Alltag älterer Menschen werden dann als Antwortmöglichkeiten präsentiert. Eine davon ist die beste Antwort (z. B. nächtliches Wasserlassen, Nykturie), während andere ähnlich klingen, aber weniger spezifisch sind. Auf diese Weise entsteht eine Frage, die über das reine Faktenwissen

hinausgeht, da die Lernenden häufige Symptome unterscheiden und ihr Wissen aus dem Vorbereitungsmaterial anwenden müssen.

Die gezielte Entwicklung solcher SBA-Fragen ist unerlässlich für eine aussagekräftige Bereitschaftssicherung im TBL. Sie trägt dazu bei, nicht nur Fakten, sondern auch klinische Denk- und Entscheidungskompetenzen zu fördern. Mit klar fokussierten Fragen und gehaltvollen Distraktoren lässt sich eine aktive, lernwirksame Diskussion in den Teams anstoßen, während gleichzeitig der Lerneffekt in der individuellen und kollektiven Rückmeldeschleife gesteigert wird.

6.3 Gestaltung und Durchführung des individuellen Tests (iRAT)

Der iRAT dient primär dazu, die individuelle Vorbereitung der Lernenden zu überprüfen und ihnen eine erste Rückmeldung zu ihrem Wissensstand zu geben. Aus der Perspektive der Lehrenden erfordert die Durchführung des iRAT sorgfältige Überlegungen zu Format, Zeitmanagement, Sicherstellung der Eigenleistung und Bewertung.

Wahl des Testformats: papierbasiert versus digital
Für die Durchführung des iRAT stehen verschiedene Formate zur Verfügung, deren Wahl von den institutionellen Rahmenbedingungen, der Gruppengröße und den didaktischen Zielen abhängt. Das traditionelle papierbasierte Format ist einfach zu implementieren, erfordert jedoch einen manuellen oder halb automatischen Auswertungsaufwand. Es bietet wenig unmittelbares Feedback und erschwert die spätere Datenanalyse für die Lehrperson.

Digitale Formate bieten hier deutliche Vorteile. Sie ermöglichen eine automatische Auswertung, potenziell unmittelbares Feedback für die Lehrenden und damit eine einfache Analyse der Testergebnisse. Gängige Optionen sind Quizfunktionen in Lernmanagementsystemen (LMS) oder spezialisierte TBL-Softwareplattformen. Die Nachteile liegen im technischen Aufwand für Einrichtung und Durchführung sowie der Notwendigkeit einer stabilen digitalen Infrastruktur und entsprechender Geräte für alle Lernenden. Insbesondere bei Online-Durchführungen sind zusätzliche Maßnahmen zur Sicherung der Testintegrität zu bedenken. Die Entscheidung für ein Format sollte die spezifischen Vor- und Nachteile im jeweiligen Kontext abwägen.

Zeitmanagement
Eine klare Zeitvorgabe für den iRAT ist wichtig. Sie fördert ein zügiges Abrufen des vorbereiteten Wissens und verhindert übermäßiges Grübeln. Ein gängiger Richtwert ist, etwa 1-1,5 min pro SBA-Frage einzuplanen. Die Gesamtdauer des iRAT sollte den Lernenden klar kommuniziert werden, und die Einhaltung der Zeit soll überwacht werden.

Sicherstellung der individuellen Arbeit
Da der iRAT die individuelle Leistung messen soll, müssen Maßnahmen getroffen werden, um eine Zusammenarbeit oder die Nutzung unerlaubter Hilfsmittel zu verhindern. Bei papierbasierten Tests im Lernraum vor Ort können dies klassische Maßnahmen wie eine angemessene Sitzordnung, aktive Aufsicht und klare Regeln sein. Bei digitalen Formaten bieten sich technische Lösungen an: Die Nutzung von Lockdown-Browsern kann den Zugriff auf andere Anwendungen oder Webseiten verhindern. Zeitliche Begrenzungen für den Testzugang und die Randomisierung der Fragenreihenfolge oder sogar der Antwortoptionen können das Abschreiben erschweren. Bei Prüfungen außerhalb überwachter Räume (z. B. online von zu Hause) bleiben jedoch Herausforderungen bezüglich der Identitätssicherung und der Verhinderung unerlaubter Absprachen oder Hilfsmittel bestehen.

Bewertungsoptionen und Kommunikation
Der iRAT fließt typischerweise in die Gesamtbewertung des Moduls oder Kurses ein, um die Bedeutung der individuellen Vorbereitung zu unterstreichen. Eine übliche Gewichtung liegt im Bereich von 15–25 % der Gesamtnote (Parmelee et al., 2012). Die genaue Gewichtung, das Punktesystem (z. B. Punkte nur für die beste Antwort) und wie das Ergebnis kommuniziert wird, müssen den Lernenden transparent und vorab mitgeteilt werden. Es ist wichtig zu betonen, dass der iRAT nicht nur eine Prüfungsfunktion (summativ) hat, sondern auch eine wichtige formative Funktion erfüllt: Er gibt den Lernenden wertvolles Feedback über ihren eigenen Lernstand und identifiziert Bereiche, die im nachfolgenden Team-Test (tRAT) diskutiert und geklärt werden können. Eine klare Kommunikation dieser doppelten Funktion kann helfen, Prüfungsangst zu reduzieren und den Fokus auf den Lernprozess zu lenken.

6.4 Gestaltung und Durchführung des Team-Tests (tRAT)

Direkt im Anschluss an den individuellen Test (iRAT) folgt der Team-Test (tRAT), der zweite Schritt der Bereitschaftssicherungsphase. Die Lernenden bearbeiten hier dieselben Testfragen erneut, nun aber kollaborativ in ihren fest zugeteilten Teams. Die Hauptfunktionen des tRAT liegen in der gemeinsamen Konsolidierung des Wissens, der Klärung von Unsicherheiten durch Diskussion und Argumentation sowie der Förderung der Teamkohäsion und -kompetenz. Die Gestaltung dieser Phase erfordert von der Lehrperson Überlegungen zur Schaffung optimaler Rahmenbedingungen für den Teamprozess, zur Rolle des Feedbacks, zur Moderation, zum Zeitmanagement und zur Bewertung.

Rahmenbedingungen zur Ermöglichung des Teamprozesses
Um eine effektive Teamarbeit während des tRAT zu ermöglichen, sind einige praktische Aspekte zu berücksichtigen. Eine geeignete Sitzordnung ist förderlich, bei der die Teammitglieder bequem zusammensitzen und miteinander diskutieren können, idealerweise an runden Tischen oder in Tischgruppen.

Die Teams benötigen die Testfragen (identisch mit dem iRAT) und spezifische Materialien für die Beantwortung und das Feedback. Das klassische und oft empfohlene Instrument hierfür sind die sog. Rubbelkarten. Jedes Team erhält einen Satz dieser Karten, auf denen sie für jede Frage die als korrekt erachtete Antwortoption freirubbeln müssen. Ist die Antwort korrekt, wird dies sofort durch ein Symbol (z. B. einen Stern) angezeigt. Alternativ können digitale Tools genutzt werden, die eine ähnliche Funktionalität bieten, wie spezialisierte TBL-Software oder angepasste Quiz-Tools in Lernmanagementsystemen, die eine teambasierte Eingabe und sofortiges Feedback erlauben. Die Wahl des Materials hängt von den verfügbaren Ressourcen und der bevorzugten Durchführungsart (Lernen vor Ort oder online) ab.

Die zentrale Rolle des unmittelbaren Feedbacks
Das unmittelbare Feedback ist ein Kernelement des tRAT und trägt maßgeblich zu seiner Lernwirksamkeit bei. Die sofortige Rückmeldung, ob die gewählte Antwort die beste ist, erfüllt mehrere Funktionen: Sie fördert intensive Diskussionen im Team, da bei einer weniger plausiblen Antwort erneut argumentiert und entschieden werden muss. Sie ermöglicht die sofortige Korrektur von Fehlkonzepten und Missverständnissen. Sie wirkt motivierend und bestärkend, wenn die beste Antwort gefunden wird. Sie macht den Lernfortschritt für das Team direkt sichtbar.

Moderation der Teamarbeit: Die Balance zwischen Zurückhaltung und Unterstützung
Die Rolle der Lehrperson während der Bearbeitung des tRAT ist primär die einer Beobachterin oder eines Beobachters und einer zurückhaltenden Moderatorin oder Moderators. Die Teams sollen den Prozess der Diskussion und Entscheidungsfindung möglichst autonom gestalten. Die Lehrperson sollte sich bewusst zurückhalten und nicht vorschnell in die Teamdiskussionen eingreifen oder Antworten suggerieren. Sie beobachtet die Dynamik in den Teams, achtet auf die Zeit und steht für prozedurale Fragen zur Verfügung. Nur wenn ein Team gravierend festgefahren ist, den Prozess missversteht oder die Diskussion völlig vom Thema abkommt, kann ein kurzes, unterstützendes Eingreifen sinnvoll sein. Diese „aktive Zurückhaltung" ist wichtig, um den Lernenden die Verantwortung für ihren gemeinsamen Lernprozess zu überlassen (Parmelee et al., 2012).

Zeitmanagement für die Teamphase
Wie der iRAT erfordert auch der tRAT ein klares Zeitmanagement. Den Teams muss genügend Zeit für Diskussion und Konsensfindung eingeräumt werden, jedoch sollte der Prozess auch nicht ausufern. Eine typische Dauer für den tRAT liegt, abhängig von der Fragenanzahl, oft bei 20-30 min. Die Lehrperson kommuniziert die verfügbare Zeit zu Beginn und achtet auf deren Einhaltung, um den Gesamtzeitplan des TBL-Moduls sicherzustellen.

Bewertungsmethoden im tRAT
Der tRAT wird in der Regel bewertet und trägt zur Gesamtnote bei, oft mit einer ähnlichen Gewichtung wie der iRAT. Dies unterstreicht die Bedeutung der

Teamleistung und fördert die gegenseitige Verantwortung. Die genauen Bewertungsregeln müssen den Lernenden im Voraus transparent gemacht werden. Ein häufig beobachtetes Phänomen ist der „Team-Effekt": Teams schneiden im tRAT meist deutlich besser ab als der Durchschnitt oder sogar das beste Einzelmitglied im iRAT. Diese Erfahrung verdeutlicht den Mehrwert kollaborativen Lernens und stärkt das Vertrauen der Lernenden in die Leistungsfähigkeit ihres Teams (Burgess et al., 2020). Die sorgfältige Gestaltung des tRAT als kollaborative Lern- und Prüfungssituation mit sofortigem Feedback ist daher entscheidend, um das in der Vorbereitung erworbene Wissen zu festigen und die Teams auf die nachfolgenden Phasen vorzubereiten.

6.5 Gestaltung und Management des Einspruchsverfahrens

Das Einspruchsverfahren („Appeals Process") bildet den dritten Schritt innerhalb der Bereitschaftssicherungsphase (RAP), direkt nach dem Team-Test (tRAT). Dieser Schritt bietet den Teams die Möglichkeit, formal und begründet Einspruch gegen Testfragen oder deren Bewertung einzulegen. Die primäre didaktische Funktion dieses Verfahrens liegt darin, die Lernenden zu einer noch tieferen, kritischeren Auseinandersetzung mit den Lerninhalten anzuregen und ihre Fähigkeit zur evidenzbasierten Argumentation zu fördern (Michaelsen & Sweet, 2008). Für die Lehrperson ist ein gut gestaltetes und gemanagtes Einspruchsverfahren zudem eine wertvolle Quelle für Feedback zur Qualität der eigenen Lehrmaterialien und Testfragen.

Klare Regeln und Prozeduren definieren
Ein effektives Einspruchsverfahren erfordert von Beginn an klar definierte und transparent kommunizierte Regeln und Abläufe. Unklarheiten über das Prozedere können sonst zu Frustration bei den Lernenden und zu ineffizienten Diskussionen führen. Folgende Aspekte sollten Lehrende bei der Gestaltung berücksichtigen:

1. Das Format des Einspruchs sollte festgelegt werden. Es empfiehlt sich ein schriftliches Format, idealerweise über ein standardisiertes Formular (physisch oder digital). Dieses Formular kann Felder für die betroffene Frage, die beanstandete Antwort, die vorgeschlagene bessere Antwort und vor allem für die detaillierte Begründung mit Quellenangabe vorsehen.
2. Klare Fristen für die Einreichung sind notwendig. Da das Verfahren Teil des zeitlich strukturierten RAP ist, muss die Frist für Einsprüche kurz sein, oft unmittelbar nach Abschluss des tRAT oder innerhalb weniger Minuten danach.
3. Die zentrale Regel ist die Belegpflicht aus offiziellen Quellen. Einsprüche müssen zwingend mit konkreten Verweisen auf die offiziellen Kurs- oder Vorbereitungsmaterialien begründet werden. Persönliche Meinungen, externes Wissen oder Quellen, die nicht Teil des verbindlichen Lernstoffs waren, sind als Grundlage für einen Einspruch nicht ausreichend. Dies muss den Lernenden von vornherein klar sein (Parmelee et al., 2012).

Umgang mit Einsprüchen und Kriterien für die Anerkennung
Die eingereichten Einsprüche werden von der Lehrperson geprüft. Für die Entscheidung über die Anerkennung eines Einspruchs sollten nachvollziehbare Kriterien angewendet werden. Ein Einspruch könnte beispielsweise anerkannt werden, wenn das Team überzeugend darlegt, dass die Frage missverständlich formuliert war, dass die als „beste Antwort" definierte Option aufgrund der offiziellen Materialien fehlerhaft ist, oder dass eine andere Antwortoption durch die offiziellen Materialien mindestens ebenso gut oder sogar besser gestützt wird als die vorgesehene beste Antwort. Es geht nicht darum, ob eine Antwort im absoluten Sinne „richtig" ist, sondern ob sie im Kontext der bereitgestellten Lehrmaterialien die bestmögliche darstellt oder ob die Frage/Antwortkombination fehlerhaft war.

Kommunikation der Entscheidungen
Die Entscheidung über jeden Einspruch sollte zeitnah und transparent an alle Lernenden kommuniziert werden, nicht nur an das einreichende Team. Eine kurze Begründung für die Annahme oder Ablehnung fördert das Verständnis und die Akzeptanz. Wird einem Einspruch stattgegeben, muss klar kommuniziert werden, wie sich dies auf die Bewertung auswirkt – üblicherweise erhalten dann alle Teams (und ggf. Einzelpersonen beim iRAT), die die nun als korrekt oder ebenfalls korrekt anerkannte Antwort gewählt hatten, die entsprechenden Punkte gutgeschrieben.

Nutzen der Einsprüche als Feedback für die Fragenqualität
Über die Förderung der Lernenden hinaus bietet das Einspruchsverfahren der Lehrperson wertvolles Feedback. Häufen sich Einsprüche zu einer bestimmten Frage, kann dies ein Hinweis auf eine unklare Formulierung, missverständliche Inhalte im Lernmaterial oder einen tatsächlichen Fehler in der Frage oder den Antwortoptionen sein. Diese Erkenntnisse sollten genutzt werden, um die Testfragen und gegebenenfalls auch die Vorbereitungsmaterialien für zukünftige Durchgänge zu überarbeiten und zu verbessern. Ein gut strukturiertes Einspruchsverfahren regt die Lernenden zu kritischem Denken an, vertieft die Auseinandersetzung mit dem Lernmaterial und gibt den Lehrenden wichtiges Feedback. Klare Regeln, faire Kriterien und transparente Kommunikation sind der Schlüssel zum Erfolg.

6.6 Gestaltung und Durchführung der Klärungsphase

Den Abschluss der Bereitschaftssicherungsphase (RAP) bildet die Klärungsphase durch die Lehrperson. Dieser Schritt ist von Bedeutung, da er die Brücke zwischen der Überprüfung des Grundlagenwissens und der bevorstehenden Anwendung in der Anwendungsphase (tAPP) schlägt. Die Hauptfunktion dieser Phase besteht darin, gezielt die Verständnisschwierigkeiten und Fehlkonzepte zu adressieren, die während des iRAT, tRAT und des Einspruchsverfahrens sichtbar wurden, und so sicherzustellen, dass alle Lernenden mit einer soliden und korrekten Wissensbasis in die komplexen Anwendungsaufgaben starten können (Michaelsen & Sweet, 2008; Parmelee et al., 2012).

Identifikation der relevanten Klärungspunkte

Eine effektive Klärungsphase beginnt mit der sorgfältigen Identifikation jener Punkte, die tatsächlich einer Klärung bedürfen. Die Lehrperson sollte nicht versuchen, alle Inhalte der Vorbereitung nochmals zu behandeln. Stattdessen konzentriert sie sich auf die sog. „most muddy points" – also die Konzepte oder Fragen, bei denen die Lernenden die größten Schwierigkeiten hatten. Diese Punkte lassen sich systematisch aus den vorangegangenen Schritten ableiten: durch die Analyse der Ergebnisse von iRAT und tRAT (Welche Fragen wurden von vielen Einzelnen oder Teams falsch beantwortet?) und durch die Berücksichtigung der Themen, die im Einspruchsverfahren aufgeworfen wurden.

Fokussierte und interaktive Gestaltung

Das zentrale Gestaltungsprinzip für diese Phase lautet: fokussiert und interaktiv. Es ist explizit keine Mini-Vorlesung oder eine Wiederholung der Vorbereitungsmaterialien. Eine solche Vorgehensweise würde dem aktivierenden Charakter von TBL widersprechen und wäre ineffizient. Stattdessen sollte die Lehrperson nur die zuvor identifizierten schwierigen Punkte aufgreifen und diese in einer Weise behandeln, welche die Lernenden erneut aktiv einbezieht und zum Mitdenken anregt.

Methoden der Klärung

Die Phase der Klärung dient dazu, nach einer ersten Auseinandersetzung mit neuen Inhalten das Verständnis zentraler Konzepte zu sichern und allfällige Missverständnisse auszuräumen, bevor die Lernenden in die Anwendungsphase übergehen. Hierfür stehen verschiedene interaktive Methoden zur Verfügung. Die Lehrperson kann durch gezielte Fragen, die sich an die gesamte Lerngruppe oder an einzelne Teams richten, das Verständnis anspruchsvoller Konzepte vertiefen oder unterschiedliche Perspektiven aufzeigen. Sollten sich bestimmte Konzepte als besonders hartnäckig missverstanden erweisen, sind kurze, prägnante Erklärungen seitens der Lehrperson angezeigt. Für diese Erläuterungen eignen sich Analogien oder Beispiele, die einen direkten Bezug zum pflegerischen Berufsalltag herstellen, um die Abstraktion zu reduzieren und die Relevanz zu verdeutlichen.

Alternativ oder ergänzend können auch Lernende aktiv in den Klärungsprozess einbezogen werden. Beispielsweise kann ein Team, das ein Konzept bereits sicher verstanden hat, beauftragt werden, dieses den Kommilitoninnen und Kommilitonen zu erklären („Peer Teaching"). Dieser Ansatz fördert nicht nur das Verständnis bei den Erklärenden, sondern bietet den Zuhörenden oft auch eine zugänglichere Perspektive.

Von besonderer methodischer Bedeutung ist die explizite Verknüpfung der Klärungsphase mit der bevorstehenden Transfer- und Anwendungsphase (tAPP). Indem die Lehrperson aufzeigt, warum das fundierte Verständnis eines bestimmten Konzepts für die erfolgreiche Bewältigung der nachfolgenden praktischen Aufgaben oder Fallbeispiele entscheidend ist, wird die wahrgenommene Relevanz des Lernstoffs erhöht. Gleichzeitig werden die Lernenden dadurch mental auf den erforderlichen Wissenstransfer vorbereitet und die Kohärenz des gesamten Lernprozesses gestärkt.

Zeitmanagement
Die Klärungsphase muss zeitlich klar begrenzt sein, um den TBL-Fluss aufrechtzuerhalten und genügend Zeit für die zentrale Anwendungsphase zu lassen. Ein Zeitrahmen von 10–15 min ist normalerweise ausreichend, um die wichtigsten Konzepte oder Fragen, bei denen die Lernenden die größten Schwierigkeiten hatten, anzusprechen, ohne den Rahmen zu sprengen. Die Lehrperson muss diesen Zeitrahmen aktiv steuern.

Die Klärungsphase ist ein kurzer, aber didaktisch bedeutsamer Eingriff der Lehrperson. Ihre Wirksamkeit hängt von der präzisen Identifikation der Klärungsbedarfe, einer interaktiven Gestaltung statt einer Vorlesung und einer straffen Zeitführung ab. Sie sichert das Fundament für die nachfolgende, anspruchsvolle Anwendung des Wissens durch die Teams.

6.7 Quintessenz

Die Bereitschaftssicherungsphase (RAP) ist weit mehr als eine Wissensüberprüfung: Sie bildet das didaktische Herzstück zwischen individueller Vorbereitung und kollaborativer Anwendung im Team-Based Learning. Ihre Wirksamkeit beruht auf dem präzisen Zusammenspiel von vier aufeinander abgestimmten Komponenten: dem individuellen Test (iRAT), dem Team-Test (tRAT), dem Einspruchsverfahren und der gezielten Klärungsphase.

Die Qualität der RAP-Gestaltung manifestiert sich vor allem in der Entwicklung effektiver Testfragen. Single-Best-Answer-Fragen, die über reines Faktenwissen hinausgehen und höhere kognitive Prozesse aktivieren, bilden das Fundament. Ihre konsequente Ausrichtung an den beabsichtigten Lernergebnissen und den Vorbereitungsmaterialien sichert die Kohärenz des gesamten Lernprozesses. Die Kunst liegt dabei in der Konstruktion plausibler Distraktoren, die typische Fehlkonzepte aufgreifen, ohne unfair zu sein.

Das unmittelbare Feedback während des tRAT katalysiert die kollaborative Wissenskonstruktion. Es verwandelt die Testphase von einer prüfenden in eine lernförderliche Situation, in der Teams durch Argumentation und Diskussion zu einem vertieften Verständnis gelangen. Das strukturierte Einspruchsverfahren verstärkt diesen Effekt, indem es Argumentation fördert und gleichzeitig wertvolles Feedback zur Qualität der Fragen liefert.

Die abschließende Klärungsphase erfordert didaktisches Fingerspitzengefühl: Anstelle einer Mini-Vorlesung sollten die identifizierten Verständnislücken gezielt und interaktiv adressiert werden, um den Bezug zur bevorstehenden Anwendungsphase herzustellen. Diese fokussierte Intervention sichert die gemeinsame Wissensbasis für die komplexen Herausforderungen der tAPP.

Eine sorgfältige Gestaltung des tRAT schafft somit die Voraussetzungen für den Erfolg des gesamten TBL-Prozesses: Sie sichert individuelle Verantwortlichkeit, initiiert Teamprozesse, konsolidiert Wissen und bereitet optimal auf die anspruchsvolle Anwendungsphase vor.

Literatur

Abdul Rahim, A. F., Simok, A. A., & Abdull Wahab, S. F. (2022). A guide for writing single best answer questions to assess higher-order thinking skills based on learning outcomes. *Education in Medicine Journal, 14*(2), 111–124.

Burgess, A., Roberts, C., van Diggele, C., & Mellis, C. (2020). Team-based learning: Design, facilitation and participation. *BMC Medical Education, 20*(Suppl 2), 461–468.

Collins, J. (2006). Education techniques for lifelong learning: writing multiple-choice questions for continuing medical education activities and self-assessment modules. *Radiographics: A Review Publication of the Radiological Society of North America, Inc, 26*(2), 543–551.

Haladyna, T. M., & Downing, S. M. (2002). Construct-irrelevant variance in high-stakes testing. *Educational Measurement: Issues and Practice, 21*(1), 17–27.

Michaelsen, L. K., & Sweet, M. (2008). The essential elements of team-based learning. *New Directions for Teaching and Learning, 2008*(116), 7–27.

Parmelee, D. X., Michaelsen, L. K., Cook, S., & Hudes, P. D. (2012). Team-based learning: A practical guide: AMEE guide no. 65. *Medical Teacher, 34*(5), e275–e287.

Tarrant, M., & Ware, J. (2012). A framework for improving the quality of multiple-choice assessments. *Nurse Education Today, 32*(4), e23–e28.

Design der Anwendungsphase (tAPP) 7

Einleitung

Die Anwendungsphase (tAPP) ist die dritte Phase des Team-Based Learning, in der die Lernenden ihr erworbenes Wissen auf komplexe, praxisnahe Probleme anwenden. Während die Bereitschaftssicherungsphase primär der Überprüfung des Grundlagenwissens dient, zielt die Anwendungsphase auf die Förderung höherer kognitiver Prozesse, insbesondere auf Analyse, Evaluation und Entscheidungsfindung.

7.1 Die vier „S"-Prinzipien als Gestaltungsgrundlage

Die Gestaltung wirkungsvoller Anwendungsaufgaben im Team-Based Learning (TBL) orientiert sich an vier zentralen Designprinzipien, den sog. vier „S"-Prinzipien. Diese Prinzipien bilden das methodische Gerüst für die Entwicklung lernförderlicher Aufgabenstellungen und sind fest in lerntheoretischen Konzepten verankert (Michaelsen & Sweet, 2008).

7.1.1 Theoretische Verankerung der vier „S"-Prinzipien

Die vier „S"-Prinzipien sind nicht willkürlich entstanden, sondern basieren auf soliden lerntheoretischen Grundlagen. Sie wurzeln im Konstruktivismus und der sozialen Lerntheorie, wobei Lernende als aktive Gestalter ihres Wissens betrachtet werden (Hrynchak & Batty, 2012). Der konstruktivistische Ansatz betont, dass Wissen nicht einfach von der Lehrperson zum Lernenden übertragen wird, sondern durch Erfahrungen und soziale Interaktionen konstruiert werden muss. Gleichzeitig integrieren die Prinzipien wesentliche Aspekte der kognitiven Belastungstheorie, indem sie die Aufmerksamkeit der Lernenden auf relevante Inhalte fokussieren und extrinsische kognitive Belastungen minimieren.

Significant Problem (Bedeutsames Problem)
Das erste Prinzip fordert, dass Anwendungsaufgaben auf bedeutsamen, authentischen Problemen basieren sollten. Ein bedeutsames Problem zeichnet sich dadurch aus, dass es die Nützlichkeit des Lerninhalts aufzeigt und dadurch intrinsische Motivation fördert. Diese Probleme sollten für die Lernenden hohe Relevanz besitzen und die praktische Anwendbarkeit des erworbenen Wissens verdeutlichen. Im Konstruktivismus verankert, schaffen bedeutungsvolle Probleme authentische Kontexte, in denen Wissen nicht einfach reproduziert, sondern aktiv angewendet und konstruiert wird. Bedeutsame Probleme erzeugen eine kognitive Dissonanz zwischen bestehendem Wissen und neuen Informationen, was Lernende motiviert, ihre bestehenden mentalen Modelle zu überarbeiten. Das Prinzip des bedeutsamen Problems wirkt sich direkt auf die Lernmotivation aus, da es Lernende dazu anregt, die Relevanz des Gelernten für ihre berufliche Praxis zu erkennen.

Same Problem (Gleiches Problem)
Das zweite „S"-Prinzip verlangt, dass alle Teams gleichzeitig an derselben Problemstellung arbeiten. Dieses Prinzip macht die Diskussionen fokussierter und dynamischer, da es eine gemeinsame Erfahrungsbasis schafft, die den Austausch innerhalb der Teams und die anschließende Plenumsdiskussion intensiviert. Theoretisch begründet ist dies in der sozialen Lerntheorie: Die gemeinsame Aufgabe ermöglicht einen direkten Vergleich der erarbeiteten Lösungen und fördert das Peer Learning. Die Arbeit aller Teams am gleichen Problem steht im Einklang mit Vygotskys Konzept der Zone der proximalen Entwicklung, wo Lernen durch soziale Interaktionen und den Vergleich verschiedener Herangehensweisen an dieselbe Herausforderung stattfindet. Gleichzeitig erlaubt dieses Prinzip der Lehrperson, ihre Ressourcen effizienter für die Moderation der Diskussion einzusetzen und so eine tiefere Auseinandersetzung mit dem Lernstoff zu fördern.

Specific Choice (Spezifische Entscheidung)
Das dritte „S"-Prinzip verlangt von den Teams, eine konkrete, spezifische Entscheidung bei der Bearbeitung der Aufgabe zu treffen. Diese Fokussierung auf eine explizite Wahl erleichtert sowohl die teaminterne Diskussion als auch einen aussagekräftigen Vergleich zwischen den Teams. Dahinter steht die Annahme, dass erst die Notwendigkeit einer klaren Entscheidung echtes kritisches Denken und vertiefte Diskussionen provoziert. Das Treffen spezifischer Entscheidungen erfordert von Teams, durch Dialog und Verhandlung einen Konsens zu erreichen, was Schlüsselprozesse im sozialen Konstruktivismus sind. Für die Gestaltung solcher Aufgaben wird empfohlen, eine klare Entscheidungsfrage zu formulieren, eine begrenzte Anzahl von Antwortoptionen anzubieten, eine Begründung für die gewählte Option einzufordern sowie realistische Konsequenzen der Entscheidung darzustellen.

Simultaneous Reporting (Gleichzeitiges Berichten)
Das vierte „S"-Prinzip sieht vor, dass alle Teams ihre erarbeiteten Entscheidungen zeitgleich kommunizieren. Dieser Ansatz basiert auf lernpsychologischen Erkenntnissen über die Bedeutung von Verbindlichkeit und Verantwortlichkeit für den Lern-

prozess. Das Wissen, die eigene Entscheidung öffentlich vertreten und begründen zu müssen, erhöht nachweislich die Ernsthaftigkeit und Tiefe der vorangegangenen teaminternen Diskussionen. Das gleichzeitige Berichten schafft zudem ein Maß an Verantwortlichkeit, das sinnvolle Teamdiskussionen fördert und verhindert, dass nachfolgende Teams einfach die zuerst präsentierte Lösung übernehmen, ohne eine eigene fundierte Position zu entwickeln. Für die praktische Umsetzung dieser simultanen Berichterstattung gibt es verschiedene Methoden, wie z. B. die Verwendung von Karten- oder Tafelsystemen, die Verwendung digitaler Abstimmungstools oder andere Techniken, die eine gleichzeitige Visualisierung aller Teamentscheidungen ermöglichen.

7.1.2 Praktische Implementierung der vier „S"-Prinzipien

Die erfolgreiche praktische Umsetzung der vier „S"-Prinzipien im pflegepädagogischen Kontext erfordert eine sorgfältige Gestaltung verschiedener Lernelemente. Ein zentraler Aspekt ist die Auswahl und Formulierung der Problemstellungen. Diese sollten authentisch sein, also realen beruflichen Herausforderungen in der Pflege ähneln, und eine hohe Relevanz für die Lebens- und zukünftige Berufswelt der Studierenden aufweisen. Nur so kann intrinsische Motivation gefördert und der Transfer des Gelernten in die Praxis angebahnt werden.

Darüber hinaus ist sicherzustellen, dass die Bearbeitung der Probleme kognitive Prozesse höherer Ordnung stimuliert. Aufgaben, die lediglich Faktenwissen abfragen, sind hierfür ungeeignet. Vielmehr sollten Analyse-, Synthese- und Evaluationsfähigkeiten gefordert werden, um tiefgreifendes Verständnis und kritisches Denken zu entwickeln. Damit die Problemstellung kooperatives Lernen in Teams sinnvoll erscheinen lässt und Synergieeffekte ermöglicht, muss sie zudem eine ausreichende Komplexität aufweisen. Aufgaben, die von Einzelnen leicht bewältigt werden können, rechtfertigen den Aufwand der Teamarbeit nicht und untergraben deren didaktischen Zweck.

Ein weiterer wichtiger Schritt betrifft die Phase der Ergebnispräsentation („Simultaneous Reporting"). Um diesen Prozess effizient zu gestalten und allen Teams eine gleichzeitige Rückmeldung ihrer Lösungsansätze zu ermöglichen, können Multiple-Choice-Formate oder ähnliche strukturierte Antwortoptionen zielführend sein. Technologische Hilfsmittel, wie digitale Abstimmungssysteme, oder auch einfache analoge Methoden, beispielsweise nummerierte Karten, können hierbei die simultane Erfassung der Teamantworten unterstützen.

Abschließend ist die Gestaltung der auf die Berichterstattung folgenden Diskussionsphase entscheidend. Diese Phase sollte gezielt strukturiert werden, um das Lernen zwischen den Teams (teamübergreifendes Lernen) zu maximieren. Durch den Vergleich verschiedener Lösungswege, die Diskussion von Begründungen und die Reflexion des Vorgehens wird das Verständnis vertieft und eine gemeinsame Wissenskonstruktion gefördert. Eine sorgfältige Moderation durch die Lehrperson ist hierbei unerlässlich, um sicherzustellen, dass die Diskussion fokussiert bleibt und alle relevanten Aspekte beleuchtet werden.

7.2 Entfaltende Fallbeispiele mit SBA-Fragen

7.2.1 Konzept des Ansatzes

Dieser Abschnitt beschreibt die Grundlagen eines spezifischen didaktischen Ansatzes, der für die Anwendungsphase im Team-Based Learning (tAPP) konzipiert wurde. Er kombiniert zwei bewährte methodische Konzepte: Single-Best-Answer-Fragen (SBA) und entfaltende Fallbeispiele („Unfolding Case Studies"). Der daraus entstandene hybride Ansatz – im Folgenden als „entfaltende Fallbeispiele mit SBA-Fragen" bezeichnet – eignet sich besonders gut zur Förderung der klinischen Entscheidungsfähigkeit in der Pflege, da das schrittweise Vorgehen den realen Pflegealltag simuliert. Er bildet realitätsnahe klinische Situationen schrittweise ab und unterstützt so einen kontinuierlichen Prozess der Reflexion und Anpassung von Entscheidungen.

Der didaktische Aufbau dieses Ansatzes folgt einer klaren Struktur. Zunächst erhalten die Lernenden eine Ausgangssituation, z. B. die Basisangaben zur behandelten Person. Darauf aufbauend wird eine SBA-Frage gestellt, die sich auf eine entscheidende Handlung oder Einschätzung im Fall bezieht. Die Lernenden diskutieren in ihren Teams die vorgegebenen Antwortoptionen, einigen sich auf die aus ihrer Sicht beste Antwort (alle Antworten sind jedoch plausibel) und legen ihre Entscheidung simultan offen. Unmittelbar danach erfolgt eine Rückmeldung, z. B. in Form einer Auflösung der besten Option und einer kurzen Begründung durch die Lehrperson. Dieses direkte Feedback ermöglicht ein direktes Lernen aus der getroffenen Entscheidung. Anschließend „entfaltet" die ausbildende Person den Fall weiter, indem sie neue klinische Informationen wie z. B. Verlaufsbeobachtungen hinzufügt. Es folgt wieder eine SBA-Frage zur nächsten relevanten Entscheidung. Dieser Zyklus von Fallinformation, Teamentscheidung und Feedback wiederholt sich mehrmals, bis der Fall abgeschlossen ist. Der schrittweise Aufbau spiegelt den realen klinischen Entscheidungsprozess wider. Am Ende der Fallarbeit findet eine strukturierte Reflexion statt, in der die Lernenden ihr Vorgehen und mögliche alternative Handlungsoptionen gemeinsam bewerten.

7.2.2 Zentrale Merkmale des Ansatzes

Entfaltende Fallbeispiele mit SBA-Fragen weisen charakteristische Merkmale auf, die sie von traditionellen, statischen Fallbeispielen unterscheiden. Erstens werden die relevanten Fallinformationen nicht auf einmal, sondern schrittweise und sequenziell präsentiert. Die Lernenden erhalten die Informationen also nach und nach, ähnlich wie in der Praxis. Zweitens treffen die Teams an kritischen Punkten im Fallverlauf Entscheidungen auf der Grundlage von strukturierten SBA-Fragen mit vorgegebenen Antwortmöglichkeiten. Dieses Format erfordert die Auswahl der einen besten Lösung und fördert damit höheres klinisches Denkvermögen wie Analyse, Anwendung und Evaluation. Drittens wird jede getroffene Entscheidung unmittelbar reflektiert, diskutiert und begründet, wodurch gezielt metakognitive

Prozesse angeregt und ein unmittelbares Lernen ermöglicht werden. Das unmittelbare Feedback verstärkt die Wahrnehmung des Lernerfolgs, da der Lernprozess sichtbar wird und Fehlannahmen direkt korrigiert werden können. Viertens entwickelt sich der Fallverlauf dynamisch und authentisch, sodass die Komplexität realer klinischer Entscheidungsprozesse realistisch abgebildet wird. Fünftens steht die Teamarbeit im Mittelpunkt. Die Entscheidungen werden im Team erarbeitet, wobei die Diskussion über die richtige Option ein tieferes Verständnis fördert. Alle Teams arbeiten am gleichen Problem und präsentieren ihre Antworten gleichzeitig, was Vergleiche und Peer Learning fördert.

Im Gegensatz zu statischen Fallbeispielen, bei denen alle Informationen von Anfang an zur Verfügung stehen und sich nicht ändern, bilden sich entfaltende Fallbeispiele mit SBA-Fragen den klinischen Entscheidungsprozess realistischer ab. Die Lernenden müssen ihre bisherigen Überlegungen und Entscheidungen bei jeder neu eintreffenden Information neu bewerten und gegebenenfalls anpassen. Dieser Ansatz ist daher besonders geeignet, die Anpassungsfähigkeit und Flexibilität in komplexen klinischen Situationen zu fördern.

7.2.3 Lerntheoretische Verankerung

Die didaktische Konzeption entfalteter Fallbeispiele mit Single-Best-Answer (SBA)-Fragen wurzelt im Konstruktivismus, der Lernen als aktiven, sozialen Prozess der Wissenskonstruktion versteht und nutzt zentrale Elemente des Team-Based Learning (TBL).

Der Ansatz integriert wirksame Lernprinzipien: Durch authentische klinische Kontexte (Situiertes Lernen) wird der Transfer von der Theorie zur Praxis gefördert. Ein didaktisches Gerüst („Scaffolding") unterstützt den Kompetenzaufbau, indem die Fallkomplexität schrittweise gesteigert und die Informationsweitergabe dosiert wird. Dies beugt Über- oder Unterforderung vor. Der kontinuierliche Informationszufluss fordert kognitive Flexibilität, da Teams und Einzelne gezwungen sind, frühere Entscheidungen zu überprüfen und anzupassen.

Metakognition wird durch regelmäßige Reflexion gezielt angeregt, was zu bewussteren und fundierteren klinischen Entscheidungen führt. Die Methode setzt zudem zentrale TBL-Prinzipien um: Die Fälle stellen bedeutsame, identische Probleme dar („Significant Problem", „Same Problem"), erfordern eine spezifische Entscheidung mittels SBA-Frage („Specific Choice") und die Antworten werden simultan präsentiert („Simultaneous Report"). Schließlich nutzt der Einsatz von SBA-Fragen den Testeffekt: Das aktive Abrufen und Anwenden von Wissen zur Beantwortung der Fragen verbessert nachweislich dessen Verankerung und Verfügbarkeit.

7.2.4 Relevanz für die Pflegeausbildung

Entfaltete Fallbeispiele mit SBA-Fragen bieten für die Ausbildung von Pflegefachpersonen einen erheblichen Mehrwert, indem sie die klinische Entscheidungsfindung realitätsnah trainieren. Lernende üben, mit unvollständigen Informationen umzugehen, Prioritäten zu setzen und in komplexen Situationen systematisch zu fundierten Urteilen zu gelangen. Dies schult das klinische Urteilsvermögen nachweislich.

Gleichzeitig stärkt der Ansatz die Teamkompetenz, die in der kollaborativen Pflegepraxis unerlässlich ist. Die Studierenden lernen, Einschätzungen im Team zu kommunizieren, zu begründen und gemeinsam Lösungen zu entwickeln, was Kommunikations- und Kollaborationsfähigkeiten fördert.

Ein weiterer zentraler Aspekt ist die Förderung von Reflexionsprozessen. Unmittelbares Feedback nach jeder Entscheidungsphase ermöglicht kontinuierliche Reflexion während der Fallbearbeitung („Reflection-in-Action"), ergänzt durch die nachträgliche Gesamtreflexion im Debriefing („Reflection-on-Action"). Dieses Vorgehen erlaubt es, in einer sicheren Umgebung aus Fehlern zu lernen und die Konsequenzen von Handlungen ohne Risiko für reale Patientinnen und Patienten zu analysieren. Die Erfahrung, komplexe Fälle im Team erfolgreich zu bewältigen, stärkt zudem die Selbstwirksamkeitsüberzeugung der angehenden Pflegenden.

Entscheidend ist die Brückenfunktion dieser Methode zwischen Theorie und Praxis: Fachwissen wird in anschaulichen Fallszenarien angewendet und als Grundlage für klinische Entscheidungen erfahrbar gemacht. Damit leistet der Ansatz einen wertvollen Beitrag zur Entwicklung von Handlungskompetenz. Als Nebeneffekt bereitet das regelmäßige Üben mit diesem Fragentyp die Lernenden auch auf entsprechende Prüfungsformate vor.

7.3 Quintessenz

Die Anwendungsphase stellt den didaktischen Höhepunkt des Team-Based Learning dar, in dem Wissen in Handlungsfähigkeit transformiert wird. Die vier „S"-Prinzipien – „Significant Problem", „Same Problem", „Specific Choice" und „Simultaneous Report" – sind dabei mehr als nur methodische Vorgaben. Sie operationalisieren auch zentrale Erkenntnisse der Lerntheorie für die Praxis.

Bedeutsame Probleme aktivieren die intrinsische Motivation der Lernenden und schaffen authentische Kontexte für die Wissenskonstruktion. Die Bearbeitung identischer Aufgaben ermöglicht fokussierte Diskussionen und einen direkten Leistungsvergleich zwischen den Teams. Die Forderung nach spezifischen Entscheidungen erzwingt kritisches Denken und verhindert oberflächlichen Konsens. Simultanes Berichten intensiviert die vorausgehende Teamdiskussion.

Der Ansatz der entfaltenden Fallbeispiele mit SBA-Fragen konkretisiert diese Prinzipien. Die schrittweise Informationspräsentation simuliert reale klinische Entscheidungsprozesse und unmittelbares Feedback nach jeder Entscheidung ermöglicht kontinuierliche Lernschleifen. Mit dieser Methodik werden gleichzeitig fachliche Urteilsfähigkeit, Teamkompetenz und metakognitive Fähigkeiten trainiert.

Über den Erfolg des gesamten TBL-Prozesses entscheidet die sorgfältige Gestaltung der Anwendungsphase. Hier zeigt sich, ob die in der Vorbereitung und Bereitschaftssicherung gelegten Grundlagen in professionelle Handlungsfähigkeit münden. Die Anwendungsphase ist somit die Erfüllung des didaktischen Versprechens von Team-Based Learning, nämlich die Entwicklung von Expertise durch strukturierte, kollaborative Problemlösung.

Literatur

Hrynchak, P., & Batty, H. (2012). The educational theory basis of team-based learning. *Medical Teacher, 34*(10), 796–801.

Michaelsen, L. K., & Sweet, M. (2008). The essential elements of team-based learning. *New Directions for Teaching and Learning, 2008*(116), 7–27.

Peer Assessment im Team-Based Learning

8

8.1 Einleitung: Die Bedeutung von Peer-Interaktionen und Peer Assessment im Team-Based Learning

Im Team-Based Learning (TBL) sind Peer-Interaktionen ein zentrales methodisches Element und die Grundlage für erfolgreiche Lernprozesse. Die systematische Integration von Peer Assessment, bei dem Lernende einander beurteilen und Feedback geben, hat sich als entscheidend für die Entwicklung professioneller Kompetenzen herausgestellt. Rezente Forschungsergebnisse belegen, dass diese Form des kollaborativen Lernens sowohl die Fachkompetenz als auch die für die interprofessionelle Zusammenarbeit zentralen Soft Skills nachhaltig fördert (Topping, 2017; Panadero et al., 2023; Alqassab et al., 2023).

Die wissenschaftliche Evidenz zeigt das beachtliche Potenzial der Peer Assessment-Ansätze für die Gesundheitsbildung. Wenn Lernende systematisch befähigt werden, konstruktives Feedback zu geben und zu empfangen, entwickeln sie nicht nur ein tieferes Fachverständnis, sondern auch ein kritisches Denkvermögen und eine Reflexionsfähigkeit. Diese Kompetenzen sind für die spätere Berufspraxis im Gesundheitswesen unverzichtbar, in der kollegiale Qualitätssicherung und interprofessioneller Austausch zum Alltag gehören. Peer Assessment fungiert dabei als geschütztes Übungsfeld für diese anspruchsvollen professionellen Anforderungen (Panadero et al., 2023).

Trotz der nachgewiesenen Vorteile offenbart die Implementierungspraxis eine erhebliche Herausforderung: Die uneinheitliche und oft widersprüchliche Verwendung zentraler Begriffe wie „Peer Evaluation", „Peer Feedback" oder „Peer Review" führt zu konzeptioneller Verwirrung und praktischen Problemen. Diese terminologische Unschärfe hat konkrete negative Folgen: Lehrende wenden Methoden inkonsistent an, Lernende erhalten unklare Instruktionen und die Wirksamkeit der Peer-Prozesse wird erheblich gemindert. Die Entwicklung verlässlicher Qualitätskriterien und die systematische Vorbereitung der Lernenden werden durch diese begriffliche Konfusion nahezu unmöglich.

Das vorliegende Kapitel adressiert diese Problematik durch eine systematische begriffliche Klärung und die Etablierung eines integrativen Rahmenkonzepts. Ausgehend von einer präzisen Definition und Abgrenzung der verschiedenen Peer-Verfahren erfolgt eine kritische Analyse traditioneller Ansätze im TBL. Darauf aufbauend wird ein fundiertes Plädoyer für „Peer Assessment" als wissenschaftlich fundierten und didaktisch flexiblen Leitbegriff entwickelt. Die abschließend präsentierten Gestaltungsleitlinien bieten Lehrenden im Gesundheitswesen konkrete Orientierung für die erfolgreiche Implementierung. Das Ziel besteht darin, das transformative Potenzial von Peer-Interaktionen im Team-Based Learning vollständig auszuschöpfen und somit die Qualität der Gesundheitsbildung nachhaltig zu steigern.

8.2 Peer was? Fundament der Verständigung: Begriffsklärung der peer-basierten Verfahren

8.2.1 Peer Assessment

Eine präzise Definition von Peer Assessment ist die Grundlage für ein systematisches Verständnis von peer-basierten Verfahren im Bildungskontext. Nach der umfassenden Konzeptualisierung von Alqassab et al. (2023) ist Peer Assessment ein komplexes Lernphänomen, bei dem Individuen oder soziale Konstellationen – seien es Paare, Gruppen, Teams oder größere Gemeinschaften – in einen strukturierten Austausch miteinander treten. Dieser Austausch, der sowohl in physischen als auch in virtuellen Umgebungen stattfinden kann, umfasst das Teilen von Informationen über individuelle Leistungen sowie über Beiträge zu gemeinsamen Prozessen und Produkten. Die Beteiligten reagieren auf diese Informationen, interagieren miteinander und leiten daraus konkrete Handlungen ab. Das übergeordnete Ziel besteht dabei stets darin, gemeinsame und individuelle beabsichtigte Lernergebnisse zu erreichen. Diese können fachspezifisches Wissen, praktische Fähigkeiten oder soziale Kompetenzen umfassen, die für die professionelle Praxis im Gesundheitswesen wichtig sind.

Ein wesentliches Merkmal moderner Peer Assessment-Konzepte ist die systematische Strukturierung durch instruktionale Hilfsmittel, die als „Scaffolds" bezeichnet werden. Diese unterstützenden Strukturen können von verschiedenen Instanzen bereitgestellt werden: von Lehrpersonen, den Peers selbst, durch Selbstreflexion oder mittels technologischer Hilfsmittel. Ihre Funktion besteht darin, die Lernenden anzuleiten und die Wahrscheinlichkeit zu erhöhen, dass die beabsichtigten Lernergebnisse gemäß den festgelegten Kriterien und Standards erreicht werden. In dieser Definition werden bewusst die sogenannten Design-Elemente berücksichtigt, also jene Variablen, die die potenziellen Gestaltungsmerkmale einer Peer Assessment-Aktivität beschreiben. Durch ihre bewusste Gestaltung ist es möglich, das Verfahren an spezifische Kontexte und beabsichtigte Lernergebnisse anzupassen.

8.2.1.1 Zentrale Design-Elemente des Peer Assessments

Die didaktische Feinsteuerung von Peer Assessment-Prozessen erfolgt über verschiedene Design-Elemente, die in ihrer Gesamtheit ein flexibles und anpassungsfähiges System bilden. Den Ausgangspunkt bildet stets die klare Definition des Bewertungsgegenstands, der im Kontext der Gesundheitsbildung vielfältige Formen annehmen kann – von der Beurteilung individueller Beiträge zum Teamprozess über die Qualität erarbeiteter Behandlungspläne bis hin zum professionellen Verhalten in simulierten Patientensituationen. Die Präzision dieser Definition ist entscheidend für die Validität des gesamten Verfahrens und beeinflusst maßgeblich die Auswahl aller weiteren Gestaltungselemente.

Aus der Definition des Bewertungsgegenstands ergibt sich naturgemäß die Frage nach den beteiligten Akteuren und ihren jeweiligen Rollen im Bewertungsprozess. Die Gestaltungsmöglichkeiten sind dabei vielfältig und reichen von klassischen Konstellationen, in denen einzelne Lernende andere einzelne Lernende bewerten, über komplexere Arrangements bis hin zu Teambeurteilungen. Jede dieser Konstellationen erzeugt spezifische Dynamiken, die bei der Planung berücksichtigt werden müssen, um die beabsichtigten Lernergebnisse optimal zu unterstützen.

Die Qualität und Akzeptanz des gesamten Peer Assessment-Prozesses hängt wesentlich von der Entwicklung transparenter, verständlicher und valider Kriterien ab. Besonders wertvoll erweist sich dabei der Einbezug der Lernenden in die Kriterienentwicklung, da dies nicht nur das Verständnis vertieft, sondern auch die Identifikation mit dem Prozess stärkt. Bewertungsraster haben sich als praktisches Instrument bewährt, um diese Kriterien zu operationalisieren und eine strukturierte Grundlage für die Beurteilung zu schaffen. Die konkrete Ausgestaltung dieser Kriterien muss jedoch stets in Verbindung mit der gewählten Form der Rückmeldung gedacht werden, die ihrerseits von quantitativen Bewertungen über qualitative Kommentare bis zu durchdachten Kombinationen beider Ansätze reichen kann.

Ein besonders sensibler Aspekt der Prozessgestaltung betrifft die Entscheidung über Anonymität oder Transparenz im Bewertungsverfahren. Diese Wahl hat erheblichen Einfluss auf die Dynamik des Peer Assessment-Prozesses und erfordert eine sorgfältige Abwägung verschiedener Faktoren wie Gruppengröße, bestehende Beziehungen und kulturelle Gegebenheiten (Panadero & Alqassab, 2019). Gleichermaßen folgenreich ist die Festlegung von Timing und Frequenz der Peer Assessment-Aktivitäten. Die grundsätzliche Entscheidung zwischen formativen, lernprozessbegleitenden Ansätzen und summativen Verfahren zur abschließenden Leistungsbeurteilung prägt maßgeblich die Ausrichtung des gesamten Prozesses. Schließlich determiniert die Festlegung der Gewichtung – ob das Peer Assessment notenrelevant ist oder ausschließlich der Lernförderung dient – wesentlich die Motivation und das Engagement der Beteiligten.

8.2.1.2 Funktionen und erweitertes Verständnis

Die wissenschaftliche Auseinandersetzung mit Peer Assessment hat verschiedene definitorische Zugänge hervorgebracht, die sich gegenseitig ergänzen und ein umfassendes Verständnis des Konzepts ermöglichen. Eine häufig zitierte Definition versteht Peer Assessment als eine Vorgehensweise, bei der Personen verschiedene

Aspekte der Produkte oder Lernergebnisse von Personen mit ähnlichem Status beurteilen, wie beispielsweise deren Ausmaß, Niveau, Wert, Güte, Qualität oder Erfolg (Topping, 1998; Panadero et al., 2023). Diese zunächst eher statisch anmutende Betrachtung wurde durch spätere Arbeiten erheblich erweitert. So betont Topping (2017) in seiner weiterentwickelten Konzeption den dynamischen Lernprozess, der entsteht, wenn Lernende durch das Geben elaborierten Feedbacks weiterlernen und ihre Urteile mit Peers diskutieren, um zu einem ausgehandelten, gemeinsamen Ergebnis zu gelangen. Diese erweiterte Sichtweise unterstreicht den formativen Charakter des Peer Assessments und macht deutlich, dass alle Beteiligten – sowohl die Beurteilenden als auch die Beurteilten – vom Prozess profitieren.

In der praktischen Umsetzung erfüllt Peer Assessment hauptsächlich zwei komplementäre Funktionen. Einerseits dient es als Bewertungsinstrument zur Leistungsbeurteilung, was häufig einen summativen Charakter hat. Andererseits fungiert es als kraftvolles Lernwerkzeug, das die Entwicklung von Fachwissen und Beurteilungskompetenzen bei allen Beteiligten fördert. Diese duale Natur macht Peer Assessment zu einem besonders wertvollen Instrument im Gesundheitswesen, wo sowohl fachliche Kompetenz als auch die Fähigkeit zur kritischen Reflexion und konstruktiven Rückmeldung essenziell sind. Im spezifischen Kontext des Team-Based Learning entfaltet Peer Assessment zusätzliche Funktionen. Es fördert die Reflexion über individuelles Verhalten im Teamkontext, unterstützt die Entwicklung professioneller Fähigkeiten im Geben und Empfangen von Feedback und stärkt die Verantwortlichkeit einzelner Teammitglieder. Dadurch wirkt es auch dem problematischen Phänomen des „Trittbrettfahrens" entgegen.

Die konzeptionelle Breite des Peer Assessments zeigt sich auch darin, dass der Begriff in der wissenschaftlichen Literatur als Schirmbegriff für verschiedene spezifischere Formen der gegenseitigen Beurteilung fungiert. Während „Peer Assessment" als übergeordnetes Konzept die gesamte Bandbreite peer-basierter Beurteilungsverfahren umfasst, beziehen sich Begriffe wie „Peer Feedback", „Peer Review", „Peer Evaluation" und „Peer Grading" auf spezifischere Aspekte oder Ausprägungen des Gesamtkonzepts (Double et al., 2020). Diese hierarchische Begriffsstruktur unterstreicht die integrative Rolle des Peer Assessments und seine Funktion als konzeptioneller Rahmen für die verschiedenen Ansätze der peer-basierten Beurteilung. Das Verständnis dieser Zusammenhänge ist fundamental für die erfolgreiche Implementierung von Peer Assessment im Bildungskontext, da es Lehrenden ermöglicht, gezielt jene Elemente auszuwählen und zu kombinieren, die für ihre spezifischen, beabsichtigten Lernergebnisse am besten geeignet sind.

8.2.2 Peer Feedback

Peer Feedback bildet einen zentralen Baustein im Bereich Peer-basierter Verfahren und bezeichnet jene spezifischen Informationen, die Lernende über Leistungen oder Lernprodukte anderer Lernender mit vergleichbarem Status bereitstellen. Das zugrunde liegende formative Verständnis begreift Feedback als gezielte Information, die mit der expliziten Absicht vermittelt wird, das Denken oder Verhalten der Empfangenden zur Lernverbesserung zu verändern (Panadero et al., 2018). In ausgereiften Formen des Peer Assessments entfaltet Peer Feedback seine besondere Bedeutung durch die Kombination aus detaillierter Rückmeldung und anschließender Diskussion zwischen den Beteiligten. Diese dialogische Komponente transformiert Peer Feedback von einer reinen Informationsübermittlung zu einem dynamischen Prozess, der gemeinsame Erkenntnisprozesse ermöglicht und das Lernen aller Beteiligten vertieft (Topping, 2017).

Die praktische Vielfalt von Peer Feedback zeigt sich in seinen unterschiedlichen Erscheinungsformen und Anwendungskontexten. Während sich in der Literatur Peer Feedback als Bezeichnung für den qualitativen Informationsaustausch über Stärken und Entwicklungspotenziale einer Arbeit etabliert hat – ohne dass zwingend eine Benotung erfolgen muss –, reicht das Spektrum der Umsetzungsformen von schriftlichen Kommentaren über verbale Rückmeldungen bis hin zu innovativen Formaten in digitalen Lernumgebungen (Double et al., 2020; Topping, 2017). Diese Flexibilität birgt jedoch auch Herausforderungen. Insbesondere das Formulieren konstruktiver Kritik oder das Geben von Rückmeldungen zu professionellem Verhalten stellt für viele Lernende eine erhebliche Hürde dar. Soziales Unbehagen, die Sorge um zwischenmenschliche Beziehungen und die wahrgenommene Komplexität der Aufgabe beeinflussen maßgeblich die Qualität und Tiefe des gegebenen Feedbacks. Empirische Befunde zeichnen ein eindeutiges Bild: Während Lernende positives Feedback meist kompetent formulieren, zeigen sie deutliche Zurückhaltung, wenn es darum geht, konkrete Verbesserungsbereiche anzusprechen oder handlungsorientierte Vorschläge zu entwickeln (Burgess et al., 2021).

Diese Qualitätsschwankungen, die sich von oberflächlichen Kommentaren bis hin zu kopierten Standardformulierungen erstrecken können, dürfen jedoch nicht die fundamentale Funktion von Peer Feedback überdecken. Im Kern zielt das Verfahren darauf ab, Lernprozesse nachhaltig zu unterstützen, indem es den Beteiligten ermöglicht, ihr Verständnis und ihre Leistung in Relation zu den beabsichtigten Lernergebnissen zu reflektieren und systematisch zu verbessern. Der besondere pädagogische Wert entsteht durch die Bidirektionalität des Prozesses: Während die Empfangenden von den externen Perspektiven und konkreten Hinweisen profitieren, vertiefen die Feedbackgebenden durch die intensive Auseinandersetzung mit Bewertungskriterien und fachlichen Inhalten ihr eigenes Verständnis (Panadero et al., 2018). Diese wechselseitige Bereicherung macht die Entwicklung von Feedback-Kompetenz – der Fähigkeit, Feedbackprozesse zu verstehen und konstruktiv zu gestalten – zu einer Schlüsselqualifikation. Im Gesundheitswesen ist diese Kompetenz für die spätere interprofessionelle Zusammenarbeit unverzichtbar.

Innerhalb des übergeordneten Peer Assessment-Konzepts zeichnet sich Peer Feedback durch seinen primär formativen, entwicklungsorientierten Charakter aus. Diese spezifische Ausrichtung und die damit verbundenen Unterschiede zu verwandten Verfahren werden in der abschließenden Übersicht (Tab. 8.1) systematisch dargestellt.

Tab. 8.1 Systematische Übersicht der peer-basierten Verfahren
Peer Assessment fungiert als übergeordneter Schirmbegriff, unter dem die folgenden spezifischen Verfahren subsumiert werden:

Verfahren	Kerncharakteristik	Primäre Zielsetzung	Zentrale Merkmale	Positionierung
Peer Assessment	Ganzheitlicher Prozess des systematischen Informationsaustauschs über Leistungen und Lernprozesse zwischen Peers	Umfassende Förderung von Lernprozessen und Kompetenzentwicklung bei allen Beteiligten	• Integration aller peer-basierten Teilverfahren • Flexible Gestaltung durch variable Designelemente • Strukturierung durch instruktionale „Scaffolds" • Sowohl formative als auch summative Ausrichtung möglich	Übergeordnetes Rahmenkonzept für alle peer-basierten Verfahren
Peer Feedback	Qualitative, entwicklungsorientierte Rückmeldungen zwischen Peers	Gezielte Unterstützung individueller Lernprozesse durch konstruktive Hinweise	• Primär verbale oder schriftliche Kommentare • Dialogischer Charakter • Keine obligatorische Notenvergabe • Hohe Anforderungen an Feedback-Kompetenz	Formative Kernkomponente innerhalb des Peer Assessments
Peer Review	Systematische, kriteriengeleitete Begutachtung von Lernprodukten	Detaillierte Analyse mit fundierten Verbesserungsvorschlägen	• Formalisierter, strukturierter Prozess • Explizite Bewertungskriterien • Umfassende schriftliche Ausarbeitung • Anlehnung an wissenschaftliche Standards	Spezifische Methode für vertiefte Begutachtung

Peer Evaluation	Fokussierte Bewertung zur Qualitätsfeststellung	Fundierte Zuweisung von Urteilen zu Leistungen	• Kombination quantitativer und qualitativer Elemente • Ergebnisorientierte Ausrichtung • Integration von Feedback-Elementen möglich • Flexible Einsatzmöglichkeiten	Bewertungskomponente mit breitem Anwendungsspektrum
Peer Grading	Vergabe konkreter Noten oder Punktwerte	Summative Leistungsfeststellung mit direkten Bewertungskonsequenzen	• Ausschließlich quantitative Bewertung • Direkte Notenrelevanz • Klare Skalierung und Messung • Peers als Bewertungsinstanz	Quantitative Teilkomponente für formale Leistungsmessung

Hinweis: Die Verfahren sind in der Praxis nicht immer trennscharf und können je nach didaktischer Gestaltung Elemente anderer Verfahren integrieren. Die Tabelle zeigt die konzeptionellen Schwerpunkte und typischen Ausprägungen

8.2.3 Peer Review

Peer Review ist eine spezifische Form der gegenseitigen Begutachtung innerhalb des Spektrums peer-basierter Verfahren, die sich durch ihre systematische und strukturierte Herangehensweise auszeichnet. Als etabliertes Verfahren, bei dem Lernende die Arbeiten, Produkte oder Leistungen anderer Lernender mit vergleichbarem Status kritisch prüfen, analysieren und bewerten, nimmt Peer Review eine besondere Stellung ein, die maßgeblich durch seine Tradition im wissenschaftlichen Publikationswesen geprägt ist (Topping, 1998).

Die Übertragung des aus der Wissenschaft stammenden Peer Review-Konzepts in Bildungskontexte hat zu vielfältigen Anwendungsformen geführt, die von der Begutachtung schriftlicher Arbeiten über die Bewertung von Projekten bis hin zur Evaluation von Präsentationen reichen. Im spezifischen Kontext des Team-Based Learning entfaltet Peer Review sein Potenzial besonders wirkungsvoll: Es fördert die Reflexion über individuelles Verhalten im Team, unterstützt die systematische Entwicklung von Feedback-Kompetenzen und stärkt die Verantwortlichkeit innerhalb der Lerngruppen. Aufgrund dieser multifunktionalen Ausrichtung ist Peer Review ein wertvolles Instrument der Kompetenzentwicklung im Gesundheitswesen, da die Fähigkeit zur kritischen Begutachtung und konstruktiven Rückmeldung dort eine zentrale professionelle Anforderung darstellt.

Die charakteristische Eigenschaft von Peer Review liegt in seiner strukturierten und detaillierten Herangehensweise, die deutlich über eine reine Benotung hinausgeht. Der Prozess umfasst typischerweise eine systematische Analyse anhand spezifischer Kriterien. Dabei nehmen die Begutachtenden nicht nur Bewertungen vor, sondern entwickeln auch konstruktive Verbesserungsvorschläge. Diese Kombination aus kritischer Analyse und entwicklungsorientierter Rückmeldung erfordert eine sorgfältige Prozessgestaltung und häufig auch ein gezieltes Training der Beteiligten – insbesondere, wenn es um die Beurteilung komplexer Aspekte wie professionelles Verhalten oder interpersonelle Kompetenzen geht. Die Dualität von summativen und formativen Funktionen macht Peer Review zu einem vielseitigen Instrument: Die summative Komponente ermöglicht eine abschließende Bewertung der Leistung, während die formative Dimension den kontinuierlichen Lernprozess durch qualifiziertes Feedback unterstützt (Panadero & Alqassab, 2019; Topping, 2017).

Im Bildungskontext des Gesundheitswesens erfüllt Peer Review somit eine zentrale Funktion, indem es Lernende an evidenzbasierte Arbeitsweisen heranführt und gleichzeitig essenzielle professionelle Kompetenzen fördert. Die tiefgehende Auseinandersetzung mit der Qualität von Arbeiten durch Gleichgestellte, verbunden mit der Anforderung, konstruktive und begründete Rückmeldungen zu formulieren, bereitet optimal auf die spätere Berufspraxis vor. In dieser sind evidenzbasiertes Arbeiten und kollegiale Qualitätssicherung unverzichtbare Elemente. Die spezifischen Merkmale, die Peer Review von anderen peer-basierten Verfahren unterscheiden – insbesondere seine Formalisierung und wissenschaftliche Orientierung –, werden in der zusammenfassenden Übersicht am Ende dieses Kapitels detailliert aufgeführt.

8.2.4 Peer Evaluation

Evaluation bezeichnet ein spezifisches Verfahren innerhalb des Spektrums peerbasierter Methoden. Dabei beurteilen Lernende den Wert, die Güte oder die Qualität von Leistungen oder Produkten anderer Lernender mit vergleichbarem Status. Diese Form der Beurteilung legt den Schwerpunkt auf den bewertenden Akt selbst und nimmt damit eine distinkte Position im Gefüge peer-basierter Verfahren ein.

Das zentrale Charakteristikum der Peer Evaluation liegt in ihrer Fokussierung auf die Zuweisung eines Werturteils, das sowohl quantitative als auch qualitative Dimensionen umfassen kann. Im praktischen Einsatz, beispielsweise im Team-Based Learning, manifestiert sich dies häufig in der Bewertung individueller Beiträge von Teammitgliedern, wobei die abgegebenen Bewertungen zu einem aggregierten Score zusammengeführt werden, der in die Gesamtbeurteilung der Lernenden einfließt (Burgess et al., 2021). Diese Praxis verdeutlicht die duale Natur der Peer Evaluation: Während die quantitative Komponente messbare Bewertungen in Form von Punktzahlen oder Skalen ermöglicht, erlaubt die qualitative Dimension begründete Urteile und differenzierte Einschätzungen, die über bloße Zahlenwerte hinausgehen.

Die spezifische Ausrichtung der Peer Evaluation auf Ergebnisfeststellung und Qualitätseinstufung unterscheidet sie von dem umfassenderen Konzept des Peer Assessments. Diese Konzentration auf die Bewertungshandlung bedeutet jedoch nicht, dass Peer Evaluation ausschließlich summative Funktionen erfüllt. Vielmehr kann sie sowohl formativen Zwecken dienen, indem sie Lernenden hilft, Entwicklungsbereiche zu identifizieren, als auch summativen Zielen, wenn die Bewertung zur abschließenden Leistungsfeststellung beiträgt. Diese Flexibilität macht die Peer Evaluation zu einem vielseitig einsetzbaren Instrument im Bildungsbereich des Gesundheitswesens.

Die praktische Anwendung der Peer Evaluation im Gesundheitswesen zeigt ihre besondere Relevanz für die Entwicklung professioneller Beurteilungskompetenzen. Die Fähigkeit, fundierte Werturteile über die Leistungen anderer zu fällen und diese angemessen zu begründen, ist eine zentrale Anforderung in der späteren Berufspraxis, sei es bei der kollegialen Qualitätssicherung oder der Evaluation von Behandlungskonzepten. Dabei ist zu beachten, dass die Terminologie in der Fachliteratur nicht immer trennscharf verwendet wird und es zu Überlappungen zwischen den verschiedenen Begriffen kommen kann (Panadero & Alqassab, 2019). Diese begriffliche Unschärfe unterstreicht die Notwendigkeit eines klaren konzeptionellen Verständnisses, wie es die systematische Übersicht am Ende dieses Kapitels bietet.

8.2.5 Peer Grading

Peer Grading, auch Peer Scoring genannt, ist die fokussierteste Form innerhalb des Spektrums peer-basierter Beurteilungsverfahren. Als spezifische Ausprägung des Peer Assessments konzentriert sich Peer Grading auf die zentrale Aufgabe der quantitativen Bewertung: Lernende vergeben Noten, Punktwerte oder ähnliche numerische Urteile für die Arbeiten anderer Lernender mit vergleichbarem Status. Diese Fokussierung auf die quantitative Dimension macht Peer Grading zu einem klar definierten Verfahren mit eindeutigen Funktionen und Grenzen (Double et al., 2020; Panadero & Alqassab, 2019).

Die charakteristische Eigenschaft des Peer Gradings liegt in seiner primären Ausrichtung auf die Notenvergabe. In der fachlichen Diskussion wird Peer Grading mitunter als die „einfache Form" des Peer Assessments charakterisiert, bei der Peers gewissermaßen stellvertretend für die Lehrperson summative Bewertungen vornehmen (Topping, 2017). Diese Charakterisierung sollte jedoch nicht darüber hinwegtäuschen, dass auch Peer Grading durchaus anspruchsvoll sein kann und spezifische Kompetenzen erfordert. Der Begriff „Peer Scoring" für reine Notenvergabe ohne begleitendes qualitatives Feedback unterstreicht die Notwendigkeit klarer begrifflicher Differenzierungen im Feld peer-basierter Verfahren (Panadero et al., 2018).

Trotz der Fokussierung auf quantitative Bewertungen kann Peer Grading formative Elemente beinhalten, insbesondere, wenn die vergebenen Noten als Ausgangspunkt für Überarbeitungen und Verbesserungen genutzt werden. Diese potenzielle Doppelfunktion macht Peer Grading zu einem flexiblen Instrument, dessen Wirksamkeit maßgeblich von der didaktischen Einbettung abhängt. Ein zentrales Interesse gilt dabei der Frage nach der Reliabilität und Validität von durch Peers vergebenen Noten im Vergleich zu Bewertungen durch Lehrpersonen. Die empirischen Befunde zeigen, dass die Qualität des Peer Gradings von verschiedenen Faktoren beeinflusst wird, darunter das Bildungsniveau der Lernenden, die Klarheit der Bewertungskriterien und insbesondere der Einsatz strukturierter Bewertungsraster (Panadero & Alqassab, 2019). Im Kontext des Team-Based Learning hat sich das formale Benoten von Teambeiträgen durch Peers als gängige Praxis etabliert, wobei die resultierenden Bewertungen häufig als Komponente in die Gesamtbeurteilung der Lernenden einfließen (Burgess et al., 2021).

Die praktische Bedeutung des Peer Gradings für die Bildung im Gesundheitswesen liegt in seiner Funktion als Instrument zur Entwicklung von Beurteilungskompetenzen und zur Förderung der Verantwortungsübernahme. Wenn Lernende die Aufgabe übernehmen, die Leistungen ihrer Peers quantitativ zu bewerten, setzen sie sich intensiv mit Qualitätskriterien auseinander und entwickeln ein differenziertes Verständnis für Leistungsstandards. Diese Erfahrung ist besonders wertvoll für die spätere Berufspraxis, in der die Fähigkeit zur objektiven Leistungsbeurteilung in verschiedenen Kontexten gefordert wird. Die spezifische Position des Peer Gradings als quantitative Teilkomponente innerhalb des breiteren Peer Assessment-Spektrums wird in der nachfolgenden systematischen Übersicht verdeutlicht.

Nach der differenzierten Betrachtung der einzelnen peer-basierten Verfahren ermöglicht die folgende systematische Übersicht einen direkten Vergleich ihrer spezifischen Charakteristika und Funktionen. Diese synoptische Darstellung verdeutlicht die hierarchischen Beziehungen innerhalb des Peer Assessment-Konzepts und dient Lehrenden als Orientierungshilfe bei der gezielten Auswahl und Kombination der Verfahren.

Diese systematische Übersicht verdeutlicht, dass die verschiedenen peerbasierten Verfahren nicht als isolierte Methoden zu verstehen sind, sondern als komplementäre Elemente eines integrierten Ansatzes. In der Praxis des Gesundheitswesens ermöglicht diese Differenzierung eine gezielte Auswahl und Kombination der Verfahren entsprechend der jeweiligen Lernkontexte und professionellen Anforderungen. Das fundierte Verständnis der spezifischen Charakteristika jedes Verfahrens bildet die unverzichtbare Grundlage für die im folgenden Kapitel analysierten traditionellen Ansätze im Team-Based Learning und deren kritische Weiterentwicklung zu einem umfassenden Peer Assessment-Konzept.

8.3 Traditionelle Peer-Verfahren im Team-Based Learning

Die im vorangegangenen Kapitel entwickelte begriffliche Systematik bildet die Grundlage für eine fundierte Analyse der traditionellen Peer-Verfahren, wie sie sich im klassischen Team-Based Learning etabliert haben. In der grundlegenden TBL-Literatur, insbesondere in den wegweisenden Arbeiten von Larry Michaelsen, wird die Bewertung durch Peers, die traditionell als „Peer Evaluation" bezeichnet wird, als integraler Bestandteil der Methode verstanden. Diese zentrale Rolle wird durch aktuelle Forschungsbefunde bestätigt, wobei sich jedoch eine interessante terminologische Verschiebung zeigt: Während Parmelee et al. (2012) noch von „Peer Evaluation" als Kernkomponente der Rechenschaftspflicht im TBL sprechen, verwenden neuere Studien wie jene von Burgess et al. (2021) zunehmend den Begriff „Peer Review" für vergleichbare Prozesse. Diese begriffliche Heterogenität unterstreicht die Relevanz der in Abschn. 8.2 erarbeiteten konzeptionellen Klarheit.

8.3.1 Peer Evaluation als etablierter Begriff im klassischen TBL

Die zentrale Stellung der Peer Evaluation im Team-Based Learning ergibt sich unmittelbar aus den methodischen Grundprinzipien des Ansatzes. Nach Michaelsen und Sweet (in Michaelsen et al., 2008) basiert TBL auf vier fundamentalen Prinzipien, wobei die Rechenschaftspflicht der Lernenden für ihre individuelle und gemeinschaftliche Arbeit einen essenziellen Pfeiler darstellt. Die Peer Evaluation fungiert dabei als primärer Mechanismus zur Operationalisierung dieser Rechenschaftspflicht, indem sie die Beiträge einzelner Teammitglieder zum gemeinsamen Erfolg sichtbar und bewertbar macht.

Die funktionale Bedeutung der Peer Evaluation im TBL-Kontext ist vielschichtig. Primär zielt sie darauf ab, die individuelle Verantwortlichkeit der Lernenden zu stärken und gleichzeitig die kollektive Leistungsfähigkeit des Teams zu fördern. Diese duale Ausrichtung adressiert direkt das in Gruppenlernkontexten häufig auftretende Problem des „Social Loafing" oder Trittbrettfahrens, wie Levine (in Michaelsen et al., 2008) ausführlich darlegt. Die empirische Forschung bestätigt diese Funktion: Burgess et al. (2021) identifizieren die Prävention von „Free Riders" als einen der drei Hauptgründe für die Implementierung von Peer-Verfahren im TBL, während Levine und Hudes (2021) die zentrale Rolle des Peer Assessments für die Aufrechterhaltung der Rechenschaftspflicht hervorheben.

Über diese primäre Kontrollfunktion hinaus entfaltet die Peer Evaluation im TBL-Kontext bedeutsame formative Wirkungen. Wenn sie prozessbegleitend eingesetzt wird, ermöglicht sie den Lernenden eine kontinuierliche Reflexion ihrer Teamkompetenzen und schafft Gelegenheiten zur gezielten Verhaltensanpassung. Diese Doppelfunktion – summative Bewertung einerseits und formative Entwicklungsförderung andererseits – macht die Peer Evaluation zu einem komplexen Instrument, dessen erfolgreiche Implementierung spezifische methodische Überlegungen erfordert.

8.3.2 Grundlegende Peer Evaluation-Methoden im TBL und ihre Einordnung

Die methodische Ausgestaltung der Peer Evaluation im Team-Based Learning hat sich seit den Anfängen der Methode kontinuierlich weiterentwickelt. Die Originalliteratur, insbesondere die grundlegenden Arbeiten von Michaelsen, Knight und Fink (2004), dokumentiert verschiedene Ansätze, die jeweils spezifische Stärken und Herausforderungen aufweisen. Diese Verfahren, die von Levine (in Michaelsen et al., 2008) systematisch aufbereitet wurden, basieren auf der Grundannahme, dass Teammitglieder aufgrund ihrer unmittelbaren Einblicke in die Gruppenprozesse am besten geeignet sind, die vielfältigen Dimensionen individueller Beiträge zu bewerten.

Die Bewertungsdimensionen umfassen dabei weit mehr als nur die fachlichen Leistungen. Im Fokus stehen vielmehr Aspekte wie die individuelle Vorbereitung, die Zuverlässigkeit der Teilnahme, die Qualität der Diskussionsbeiträge und die Wertschätzung für die Beiträge anderer. Diese Ausrichtung auf prozess- und verhaltensbezogene Kriterien unterscheidet die Peer Evaluation im TBL fundamental von reinen Leistungsbewertungen und unterstreicht ihre Funktion als Instrument zur Förderung von Teamkohäsion und -produktivität. Dies wird durch die Analyse von „Peer Review Scores" durch Burgess et al. (2021) bestätigt.

Die nachfolgende Darstellung der etablierten Methoden erfolgt nicht nur deskriptiv, sondern ordnet diese zugleich in die in Abschn. 8.2 entwickelte begriffliche Systematik ein. Diese Einordnung verdeutlicht, dass die traditionell als „Peer Evaluation" bezeichneten Verfahren tatsächlich komplexe Kombinationen verschiedener peer-basierter Ansätze darstellen.

8.3.2.1 Die Michaelsen-Methode

Die von Larry Michaelsen entwickelte Methode etablierte das Grundprinzip der quantitativen Peer-Bewertung im Team-Based Learning. Der Mechanismus basiert auf einer festgelegten Gesamtpunktzahl, beispielsweise 50 Punkte in einem Sechserteam, die die Lernenden unter ihren fünf Teammitgliedern aufteilen. Diese Verteilung orientiert sich am wahrgenommenen Beitrag jedes Einzelnen zur gemeinsamen Teamleistung und fließt typischerweise mit einem Anteil von 5-10 % in die Gesamtnote ein.

Das charakteristische und viel diskutierte Merkmal der Michaelsen-Methode ist die bewusst eingeführte Differenzierung, die eine tiefere Auseinandersetzung mit den individuellen Beiträgen fördert. Eine Gleichbewertung aller Teammitglieder ist dabei nicht vorgesehen: Mindestens ein Mitglied erhält eine überdurchschnittliche und mindestens eines eine unterdurchschnittliche Bewertung. Diese quantitative Komponente wird sinnvoll durch qualitative Kommentare ergänzt, wodurch ein mehrdimensionales und aussagekräftiges Bewertungssystem entsteht. Bemerkenswert ist Michaelsens differenzierte Betrachtung des sog. „Gaming the System": Während er Absprachen zur Angleichung der Bewertungen am Kursende als möglichen Indikator für ein hochfunktionales Team interpretierte, warnte er vor solchen Praktiken zu Beginn des Lernprozesses, da sie Trittbrettfahren begünstigen könnten.

Die Analyse dieser Methode im Kontext der entwickelten Begriffssystematik zeigt eine klare Integration verschiedener peer-basierter Verfahren. Die Beurteilung der Teambeiträge entspricht der Peer Evaluation, die direkte Notenrelevanz durch Punktvergabe und erzwungene Differenzierung dem Peer Grading, während die qualitativen Kommentare dem Peer Feedback zuzuordnen sind.

8.3.2.2 Die Fink-Methode

L. Dee Fink entwickelte in Zusammenarbeit mit Michaelsen und Knight eine modifizierte Variante, die einige Kritikpunkte der ursprünglichen Methode adressiert. Der grundlegende Mechanismus der Punkteverteilung bleibt erhalten: Typischerweise werden 100 Punkte an die Teamkollegen vergeben. Der resultierende Peer Score fungiert als prozentualer Multiplikator, der auf die Teamleistungen angewendet wird, um eine adjustierte Gesamtnote zu ermitteln.

Der Unterschied zur Michaelsen-Methode liegt in der Aufhebung der erzwungenen Differenzierung. Lernende können bei als gleichwertig empfundenen Beiträgen allen Mitgliedern dieselbe Punktzahl zuweisen. Diese Modifikation wird von Lernenden konsistent als fairer und realitätsnäher wahrgenommen, da sie die tatsächlichen Teamdynamiken besser abbildet. Die Methode behält die Anforderung qualitativen Feedbacks zur Begründung der Punktevergabe bei, wodurch die Reflexionstiefe gewährleistet wird.

In der begrifflichen Einordnung zeigt sich auch hier eine Kombination verschiedener Ansätze. Die bewertende Punktvergabe mit direkter Notenkonsequenz repräsentiert Elemente der Peer Evaluation und des Peer Gradings, während das qualitative Feedback zur Begründung der Bewertungen dem Peer Feedback entspricht.

8.3.2.3 Die Koles-Methode

Die Koles-Methode markiert einen weiteren Entwicklungsschritt hin zu differenzierteren Bewertungsinstrumenten. Anstelle einer globalen Punktevergabe werden spezifische Kompetenzbereiche wie kollaborative Lernfähigkeiten, selbstreguliertes Lernen und interpersonelle Kompetenzen systematisch erfasst. Die Bewertung erfolgt anhand konkreter Verhaltensweisen mittels einer vierstufigen Skala von „nie" über „manchmal" und „oft" bis „immer".

Ein innovatives Element dieser Methode ist die verpflichtende qualitative Bewertung, die über bloße Kommentare hinausgeht. Bemerkenswert ist die Möglichkeit, die Qualität des von Lernenden gegebenen Feedbacks selbst zum Bewertungsgegenstand zu machen. Diese Meta-Ebene der Bewertung fördert die Entwicklung von Feedback-Kompetenzen und erhöht die Verantwortlichkeit der Lernenden für ihre Rückmeldungen.

Die detaillierte Bewertung anhand von Kompetenzbereichen und Verhaltensweisen entspricht der Peer Evaluation, während die verpflichtende qualitative Komponente dem Peer Feedback zuzuordnen ist. Durch die Verwendung detaillierter Kriterien für die Bewertung professionellen Verhaltens integriert diese Methode zusätzlich Elemente des Peer Reviews.

8.3.2.4 Die Texas Tech-Methode

Die Texas Tech-Methode repräsentiert eine weitere Professionalisierung der Bewertungskriterien durch die Orientierung an etablierten Standards. Der verwendete Bewertungsbogen basiert auf dem „Formular zur Beurteilung von Professionalität und Kommunikation" der Vereinigung amerikanischer medizinischer Hochschulen und umfasst zwölf detaillierte Kriterien, darunter Verantwortlichkeit, Umgänglichkeit und Vorbereitung.

Die innovative 5-Punkte-Skala mit dem Idealwert 3 ermöglicht eine nuancierte Bewertung, die Abweichungen in beide Richtungen erfasst. Diese Konzeption erkennt an, dass sowohl ein „zu wenig" als auch ein „zu viel" bestimmter Verhaltensweisen problematisch sein kann. Die Anforderung, Extrembewertungen von 1 oder 5 durch Kommentare zu begründen, fördert die kritische Reflexion und verhindert unreflektierte Bewertungen. Der resultierende Score trägt zur Endnote bei und gewährleistet somit die summative Komponente.

Diese Methode demonstriert eine ausgefeilte Integration verschiedener peerbasierter Verfahren. Die kriterienbasierte Bewertung entspricht der Peer Evaluation, die Notenrelevanz dem Peer Grading und die erforderlichen Kommentare dem Peer Feedback. Die systematische Strukturierung anhand professioneller Standards weist Elemente des Peer Reviews auf.

8.3.2.5 Die Burgess-Methode

Die jüngste dokumentierte Entwicklung in der Studie von Burgess et al. (2021) markiert einen bedeutsamen terminologischen Wandel. Die Autoren bezeichnen ihr Verfahren explizit als „Peer Review" und signalisieren damit eine konzeptionelle Verschiebung. Der Prozess kombiniert quantitative Bewertungen mittels Likert-Skalen mit verpflichtendem, anonymisiertem schriftlichem Feedback. Die Anonymisierung des Feedbacks adressiert die in früheren Methoden identifizierten sozialen Barrieren und ermöglicht ehrlichere Rückmeldungen. Die Verpflichtung zu schriftlichem Feedback fördert die systematische Reflexion und verhindert oberflächliche Bewertungen. Die variable Gewichtung der Bewertungen ermöglicht eine flexible Anpassung an unterschiedliche Kontexte.

Die quantitative Bewertung mittels Likert-Skalen entspricht der Peer Evaluation und, sofern notenrelevant, dem Peer Grading. Das verpflichtende schriftliche Feedback ist dem Peer Feedback zuzuordnen. Die Verwendung des Begriffs „Peer Review" für dieses kombinierte Verfahren spiegelt die aktuelle Tendenz wider, komplexe, peer-basierte Ansätze unter diesem integrativen Begriff zu fassen.

Die Analyse dieser traditionellen Verfahren offenbart eine klare Entwicklungslinie. Der im klassischen TBL etablierte Begriff „Peer Evaluation" fungierte als Sammelbezeichnung für Ansätze, die primär die individuelle Verantwortlichkeit sicherstellen sollten. Diese Ansätze kombinierten typischerweise bewertende Komponenten mit direkter Notenrelevanz und qualitative Feedbackelemente. Die aktuelle Fachliteratur verwendet zunehmend den Begriff „Peer Review", was die zunehmende Komplexität und den integrativen Charakter moderner Verfahren verdeutlicht. Das übergeordnete Konzept des Peer Assessments bietet den notwendigen begrifflichen Rahmen, um diese Vielfalt systematisch zu erfassen und für die Praxis nutzbar zu machen.

Die folgende Übersicht systematisiert die dargestellten traditionellen Peer Evaluation-Methoden und ordnet sie gemäß der in Abschn. 8.2 gezeigten Begriffssystematik ein. Diese Zusammenstellung verdeutlicht die inhärente Komplexität der als „Peer Evaluation" bezeichneten Verfahren und ihre Integration verschiedener Elemente des Peer Assessments (Tab. 8.2).

Die systematische Analyse zeigt, dass alle traditionellen Methoden hybride Ansätze darstellen, die verschiedene peer-basierte Verfahren kombinieren. Diese Komplexität unterstreicht die Notwendigkeit einer klaren begrifflichen Fundierung, wie sie das integrative Peer Assessment-Konzept bietet, um die verschiedenen Dimensionen gezielt für die Optimierung der Praxis nutzen zu können.

8.3.3 Kernziele der traditionellen Peer Evaluation im TBL

Die traditionellen Peer Evaluation-Verfahren im Team-Based Learning (TBL) verfolgen drei miteinander verwobene Zielbereiche. Diese leiten sich unmittelbar aus den methodischen Grundprinzipien des Ansatzes ab und bilden ein kohärentes System zur Förderung individueller und kollektiver Lernprozesse.

Im Zentrum steht die Förderung individueller Verantwortlichkeit als fundamentales Prinzip des TBL. Michaelsen und Sweet (in Michaelsen et al., 2008) argumentieren überzeugend, dass ein effektives Bewertungssystem mehr leisten muss, als Leistungen zu erfassen – es muss gezielt Anreize für engagierte individuelle Beiträge schaffen und dabei Gerechtigkeitsaspekte berücksichtigen. Die Lernenden sollen eine doppelte Rechenschaftspflicht entwickeln: gegenüber der Lehrperson einerseits und gegenüber ihren Teammitgliedern andererseits. Diese Perspektive wird durch aktuelle Forschungsbefunde gestützt. Burgess et al. (2021) identifizieren die Prävention von Trittbrettfahrern als einen der Hauptgründe für die Implementierung von Peer Review im TBL. Konsequenterweise basiert ein signifikanter Anteil der Gesamtbewertung auf der individuellen Leistung und den spezifischen Bei-

Tab. 8.2 Traditionelle Peer Evaluation-Methoden im TBL im Überblick

Methode	Bewertungsmechanismus	Merkmale	Notenrelevanz	Einordnung nach Begriffssystematik
Michaelsen-Methode	Punkteverteilung (z. B. 50 Punkte auf 5 Teammitglieder)	Erzwungene Differenzierung; keine Gleichbewertung aller Mitglieder möglich; zusätzliche qualitative Kommentare	5–10 % der Gesamtnote	Peer Evaluation + Peer Grading + Peer Feedback
Fink-Methode	Punkteverteilung (z. B. 100 Punkte) als prozentualer Multiplikator	Gleichbewertung aller Mitglieder möglich; höhere wahrgenommene Fairness; qualitative Begründung der Punktevergabe	Adjustierung der Teamnote	Peer Evaluation + Peer Grading + Peer Feedback
Koles-Methode	Detaillierter Bewertungsbogen mit Kompetenzskalen	Bewertung spezifischer Verhaltensweisen (nie/manchmal/oft/immer); verpflichtende qualitative Bewertung; Feedback-Qualität wird bewertet	Beitrag zur Endnote	Peer Evaluation + Peer Feedback + Peer Review
Texas Tech-Methode	12 Kriterien auf 5-Punkte-Skala (Idealwert: 3)	Professionalitätsbewertung nach AAMC-Standards; Kommentare bei Extremwerten erforderlich; Abweichungen nach oben/unten bewertet	Score zur Endnote	Peer Evaluation + Peer Grading + Peer Feedback + Peer Review
Burgess-Methode	Likert-Skalen mit anonymisiertem schriftlichem Feedback	Verpflichtende schriftliche Rückmeldung für mindestens zwei Teammitglieder; anonymisiert	Variable Gewichtung	Peer Review + Peer Evaluation + Peer Feedback

trägen jedes Teammitglieds zum gemeinsamen Erfolg. Dadurch wird die persönliche Verantwortungsübernahme systematisch gefördert.

Eng damit verbunden ist die Entwicklung professioneller Kommunikationskompetenzen. Parmelee et al. (2012) weisen nachdrücklich darauf hin, dass Lernende in Gesundheitsberufen die Fähigkeit entwickeln müssen, konstruktives Feedback zu geben und zu empfangen. Diese Kompetenzen sind für ihre spätere berufliche Praxis unerlässlich. Burgess et al. (2021) erweitern diese Einschätzung und erkennen in Peer Review-Verfahren wertvolle Möglichkeiten zur systematischen Entwicklung professioneller Feedback-Kompetenzen und zur vertieften Reflexion individueller Verhaltensweisen. Die traditionellen Verfahren fungieren somit als Übungsfeld für Kommunikationsprozesse, die in der interprofessionellen Zusammenarbeit im Gesundheitswesen alltäglich sind.

Der dritte Zielbereich fokussiert sich auf die Optimierung der Teamdynamik als Ganzes. Die Verfahren sind darauf ausgelegt, konstruktive Teambeiträge zu fördern und das kollektive Teamverhalten durch kontinuierliches, reflektiertes Feedback zu verbessern. Dabei soll das Bewertungssystem nicht nur individuelle Leistungen erfassen, sondern auch die effektive Teamarbeit aktiv unterstützen und die systematische Entwicklung von Teamkompetenzen fördern. Diese drei Zielbereiche stehen nicht isoliert nebeneinander, sondern greifen synergetisch ineinander und schaffen ein umfassendes System, das die Qualität individueller Lernprozesse und kollektiver Teamarbeit im TBL nachhaltig stärkt.

8.3.4 Stärken und Limitationen der traditionellen Ansätze

Bei der Umsetzung von Peer Evaluation im Team-Based Learning besteht eine deutliche Diskrepanz zwischen Anspruch und Wirklichkeit. Obwohl dieses Verfahren als Kernbestandteil des TBL-Konzepts gilt, berichten weniger als die Hälfte aller publizierten TBL-Studien von dessen Durchführung. Noch problematischer ist, dass, wenn Peer-Bewertungen stattfinden, diese sich meist auf eine einmalige Erhebung am letzten Kurstag beschränken. Dies verfehlt das formative Potenzial der Methode. Anstatt kontinuierliches Feedback zur Verbesserung der Teamarbeit zu ermöglichen, wird die Peer Evaluation zur reinen Abschlussbeurteilung degradiert. Diese Reduktion widerspricht dem eigentlichen Zweck: Lernende sollten durch regelmäßige gegenseitige Rückmeldungen ihre Zusammenarbeit während des gesamten Kurses optimieren können und nicht erst rückblickend erfahren, was besser hätte laufen können.

Dokumentierte Stärken traditioneller Verfahren
Die positiven Auswirkungen traditioneller Peer Evaluation-Verfahren manifestieren sich in mehreren bedeutsamen Dimensionen, die das Potenzial dieser Ansätze verdeutlichen. Ein zentraler Vorteil liegt im Bereich des Gerechtigkeitsempfindens und der wahrgenommenen Fairness. Lernende berichten konsistent, dass bestimmte methodische Ausgestaltungen – insbesondere die Fink-Methode mit ihrer Option gleichmäßiger Bewertungen für alle Teammitglieder – als ausgewogen und gerecht

empfunden werden. Diese positive Wahrnehmung trägt maßgeblich zur Akzeptanz des Verfahrens bei und schafft eine konstruktive Grundlage für die weiteren Lernprozesse. Das durch die Peer Evaluation generierte Feedback hat nachweislich positive Effekte auf die Verbesserung der Arbeitsqualität und unterstützt die kontinuierliche Kompetenzentwicklung der Lernenden.

Der bidirektionale Prozess des Gebens und Empfangens von Peer Feedback erweist sich als besonders wertvolle Lernerfahrung. Durch die systematische Auseinandersetzung mit Bewertungskriterien und die Anwendung dieser auf die Leistungen ihrer Peers entwickeln Lernende eine vertiefte Reflexionsfähigkeit. Ein gut gestalteter Peer Evaluation-Prozess ermöglicht es den Beteiligten, fundierte Erkenntnisse über ihre eigenen Stärken und Entwicklungsbereiche sowie über ihre Interaktionsmuster im Team zu gewinnen. Diese Selbsterkenntnis bildet die Grundlage für gezielte Verhaltensanpassungen und eine effektivere Teampartizipation.

Bemerkenswert ist die Qualität der Rückmeldungen aus der Peer-Perspektive: Da Teammitglieder die tägliche Zusammenarbeit und die individuellen Beiträge aus unmittelbarer Nähe erleben, können sie oft präzisere und kontextbezogenere Einschätzungen liefern als Lehrpersonen. Lernende bewerten solches Feedback häufig als authentischer und handlungsrelevanter. Die qualitativen Komponenten der Evaluation fördern dabei besonders nachhaltig die professionelle Entwicklung, da die Fähigkeit zum konstruktiven Austausch von Feedback eine grundlegende Kompetenz für die spätere Berufspraxis im Gesundheitswesen darstellt.

Zentrale Herausforderungen und Limitationen

Die Umsetzung Peer Evaluation-Verfahren stößt oft auf erhebliche und persistente Barrieren, die ihre Wirksamkeit einschränken. Eine der gravierendsten Herausforderungen ist der Widerstand und das damit verbundene Unbehagen der Lernenden. Lehrende berichten regelmäßig von Unzufriedenheit, insbesondere wenn die Aufgabe verlangt, Teammitglieder negativ oder differenziert zu bewerten. Die Forschung dokumentiert eine charakteristische Asymmetrie im Feedbackverhalten: Während Lernende in der Regel kompetent und bereitwillig positive Rückmeldungen formulieren, zeigen sie sich deutlich zurückhaltender bei der Identifikation von Verbesserungsbereichen oder der Entwicklung konkreter Handlungsvorschläge. Diese Zurückhaltung resultiert aus einem komplexen Zusammenspiel verschiedener Faktoren: der wahrgenommenen Schwierigkeit der Aufgabe, sozialem Unbehagen und einem ausgeprägten Verantwortungsgefühl beim schriftlichen Feedback, das als dauerhaft dokumentiert wahrgenommen wird. Besonders herausfordernd empfinden Lernende das Feedback zu Verhaltensaspekten und Professionalität im Vergleich zu rein fachlichen Kompetenzen. Die Befürchtung negativer Auswirkungen auf zwischenmenschliche Beziehungen innerhalb der Lerngruppe verstärkt diese Zurückhaltung zusätzlich.

Eine weitere substanzielle Herausforderung stellt die Qualität des generierten Feedbacks dar. Konstruktives, entwicklungsorientiertes Feedback zu formulieren, ist keine intuitive Fähigkeit, sondern erfordert systematisches Training und kontinuierliche Übung. Ein erheblicher Anteil der Lernenden liefert Rückmeldungen, die zu unspezifisch sind, um handlungsrelevante Impulse zu geben. Oft werden oberflächliche Standardformulierungen verwendet oder identische Kommentare für mehrere Teammitglieder kopiert. Diese mangelnde Differenzierung und Spezifität untergräbt den formativen Wert des Verfahrens. Im spezifischen Kontext des Team-Based Learning zeigt sich zudem eine geringere Akzeptanz für schriftliche im Vergleich zu mündlichen Feedbackformen. Besonders problematisch ist es, wenn Lernende den Eindruck gewinnen, dass ihr sorgfältig formuliertes Feedback von den Lehrenden nicht zur Kenntnis genommen oder in den weiteren Lernprozess integriert wird – dann degradiert die Peer Evaluation zur bedeutungslosen Pflichtübung.

Strukturelle Probleme verstärken diese individuellen Herausforderungen. Ein persistentes Phänomen ist die Noteninflation in Systemen ohne erzwungene Differenzierung, wie sie bei der Koles- und der Texas Tech-Methode beobachtet wurde. Die Lernenden tendieren dazu, überdurchschnittlich positive Bewertungen zu vergeben, wodurch die Aussagekraft der quantitativen Scores erheblich gemindert wird. Die zeitliche Gestaltung der Evaluation erweist sich als weiterer kritischer Faktor: Zu häufige Durchführungen können als belastend empfunden werden und die Teamkohäsion beeinträchtigen, während zu seltene Anwendungen das formative Potenzial verschenken. Eine einmalige Evaluation am Kursende, wie sie häufig praktiziert wird, kann bestehende Teamkonflikte verstärken, ohne Möglichkeiten zur Verbesserung zu bieten.

Schlussfolgerungen für die Praxis
Die Analyse der Stärken und Limitationen traditioneller Ansätze führt zu differenzierten Erkenntnissen für die praktische Umsetzung. Trotz der dokumentierten Herausforderungen bleibt die Peer Evaluation als Instrument zur Sicherstellung individueller Verantwortlichkeit im Team-Based Learning unverzichtbar. Die Fachliteratur konvergiert in der Einschätzung, dass der Schlüssel zum Erfolg in der systematischen Vorbereitung der Lernenden und der transparenten Prozessgestaltung liegt. Ohne angemessenes Training in Feedback-Kompetenzen und ohne klare Kommunikation über Zweck, Ablauf und Konsequenzen der Peer Evaluation bleiben die Potenziale ungenutzt.

Diese Erkenntnisse unterstreichen die dringende Notwendigkeit einer konzeptionellen Weiterentwicklung, die über die bloße Optimierung einzelner Methoden hinausgeht. Die traditionellen Ansätze haben wichtige Grundlagen geschaffen und wertvolle Erfahrungen generiert, stoßen jedoch an systematische Grenzen, die durch inkrementelle Verbesserungen allein nicht überwunden werden können. Die Komplexität der Herausforderungen – von sozialen Barrieren über Kompetenzdefizite bis zu strukturellen Problemen – erfordert einen integrativen Ansatz, der die verschiedenen Dimensionen peer-basierter Verfahren systematisch berücksichtigt und gezielt adressiert. Das im folgenden Kapitel präsentierte Konzept des umfassenden Peer Assessments bietet einen Rahmen für diese notwendige Weiterentwicklung, indem es die Stärken traditioneller Verfahren bewahrt und gleichzeitig innovative Lösungsansätze für die identifizierten Limitationen entwickelt.

8.4 Plädoyer für Peer Assessment als integrativen Leitbegriff im TBL

Die vorangegangene Analyse traditioneller Peer-Verfahren im Team-Based Learning hat systematische Schwächen in der aktuellen Praxis offengelegt. Die uneinheitliche Terminologie und die enge Auslegung etablierter Verfahren schränken das transformative Potenzial von Peer-Prozessen erheblich ein und verhindern eine optimale Nutzung für die Kompetenzentwicklung im Gesundheitswesen.

Vor diesem Hintergrund entwickelt dieses Kapitel ein fundiertes Plädoyer für „Peer Assessment" als umfassenden und integrativen Leitbegriff im TBL. Diese strategische Neuausrichtung zielt darauf ab, begriffliche Klarheit zu schaffen, die didaktische Flexibilität zu erhöhen und eine zukunftsorientierte Weiterentwicklung der Methodik zu ermöglichen. Lehrende im Gesundheitswesen erhalten damit eine wissenschaftlich fundierte Orientierungshilfe für die systematische Gestaltung und Implementierung von Peer-Prozessen, die den spezifischen Anforderungen ihrer Bildungskontexte gerecht wird.

8.4.1 Die Stärke von Peer Assessment: mehr als die Summe seiner Teile

Es gibt drei gute Gründe, die für Peer Assessment als zentralen Leitbegriff im Rahmen des Team-Based Learning sprechen. Erstens ist das Konzept wissenschaftlich fundiert. Zweitens hat es einen integrativen Charakter. Und drittens ist es methodisch flexibel.

Peer Assessment bezeichnet in seiner grundlegenden Definition Verfahren, bei denen Lernende die Produkte oder Leistungen von Personen gleichen Status kritisch reflektieren, bewerten und kommentieren (Topping, 1998). Diese zunächst breit gefasste Definition hat durch aktuelle Forschungsarbeiten eine erhebliche konzeptionelle Vertiefung erfahren. Die wegweisenden Arbeiten von Alqassab et al. (2023) sowie Panadero et al. (2023) demonstrieren die inhärente Komplexität von Peer-Interaktionen und bieten gleichzeitig ein elaboriertes theoretisches Fundament für die systematische Gestaltung von Peer Assessment-Prozessen. Diese wissenschaftliche Basis unterscheidet Peer Assessment fundamental von ad hoc implementierten Bewertungsverfahren und positioniert es als evidenzbasierte Bildungspraxis.

Der integrative Charakter des Peer Assessments manifestiert sich in seiner Fähigkeit, verschiedene spezifische Ansätze unter einem kohärenten konzeptionellen Dach zu vereinen. Diese Integration umfasst Peer Feedback als formative Rückmeldung zur Lernunterstützung, Peer Review als systematische und kriteriengeleitete Analyse von Lernprodukten, Peer Evaluation als umfassende Bewertung von Leistungen und Beiträgen sowie Peer Grading als quantitative Bewertungskomponente mit direkter Notenrelevanz. Diese konzeptionelle Breite ermöglicht es Lehrenden, situativ und zielgerichtet jene Elemente auszuwählen und zu kombinieren, die für ihre spezifischen, beabsichtigten Lernergebnisse am besten geeignet sind. Die daraus resultierende Flexibilität reduziert nicht nur begriffliche Verwirrung, sondern unterstützt auch eine kohärente didaktische Planung innerhalb von TBL-Modulen.

Ein fundamentaler Vorzug des Peer Assessment-Konzepts liegt in seiner konsequenten Fokussierung auf den Lernprozess aller Beteiligten. Diese bidirektionale Lernorientierung, die sowohl Feedbackgebende als auch -empfangende einschließt, wurde von Topping (2017) prägnant als „Weiterlernen durch elaboriertes Feedbackgeben" charakterisiert. Peer Assessment fördert somit nicht nur fachspezifisches Wissen, sondern auch überfachliche Kompetenzen wie Beurteilungsvermögen, Reflexionsfähigkeit und professionelle Kommunikation. Diese Fähigkeiten sind im interprofessionellen Kontext des Gesundheitswesens von zentraler Bedeutung. Das von Alqassab et al. (2023) entwickelte Konzept der Design-Elemente stattet Lehrende mit einem differenzierten Instrumentarium aus, um Peer Assessment-Aktivitäten präzise an spezifische Lernkontexte und Rahmenbedingungen anzupassen.

Die Zukunftsorientierung des Peer Assessment-Konzepts zeigt sich besonders in seiner strukturellen Offenheit für technologische und methodische Innovationen. Die Integration digitaler Werkzeuge, die Nutzung von Learning Analytics oder die Einbindung KI-gestützter Feedbacksysteme lassen sich problemlos in das konzeptionelle Rahmenwerk integrieren, ohne dessen Grundprinzipien zu kompromittieren (Panadero & Alqassab, 2019). Diese Adaptionsfähigkeit gewährleistet die nachhaltige Relevanz des Ansatzes in einer sich rapide wandelnden Bildungslandschaft.

8.4.2 Wie Peer Assessment die Herausforderungen im TBL adressiert

Die systematischen Herausforderungen traditioneller Peer-Verfahren – studentischer Widerstand, oberflächliches Feedback und problematische soziale Dynamiken – machen mehr als punktuelle Optimierungen erforderlich. Das umfassende Konzept des Peer Assessments bietet strukturelle Lösungsansätze, die diese Herausforderungen an ihrer Wurzel adressieren.

Die Reduktion von Widerstand und Unbehagen gelingt durch eine fundamentale Neuausrichtung der Peer-Prozesse. Indem Peer Assessment primär formativ konzipiert wird und der Lernnutzen für alle Beteiligten transparent kommuniziert wird, verändert sich die Wahrnehmung der Lernenden grundlegend. Die Etablierung transparenter Prozesse und Kriterien, gepaart mit systematischem Training im konstruktiven Geben und Empfangen von Feedback, schafft eine sichere Lernumgebung, in der Fehler als Entwicklungschancen begriffen werden (van Zundert et al., 2010). Die inhärente Flexibilität des Peer Assessment-Konzepts ermöglicht es zudem, kontextsensitiv mit verschiedenen Graden der Anonymität zu arbeiten und so soziale Barrieren zu minimieren, ohne die Authentizität der Rückmeldungen zu kompromittieren.

Die Qualität des generierten Feedbacks – ein persistentes Problem traditioneller Ansätze – wird durch die explizite Verankerung von Feedback-Kompetenz als beabsichtigtes Lernergebnis systematisch verbessert. Peer Assessment betrachtet die

Fähigkeit zum konstruktiven Feedback nicht als gegebene Voraussetzung, sondern als zu entwickelnde professionelle Kompetenz. Dies erfordert strukturiertes Training, die Verwendung klarer und operationalisierbarer Kriterien sowie kontinuierliche Übungsmöglichkeiten in verschiedenen Kontexten (Liu & Carless, 2006). Die Integration von Metareflexion – beispielsweise durch die Bewertung der Feedback-Qualität selbst – fördert zusätzlich die Entwicklung differenzierter Beurteilungskompetenzen.

Im Bereich sozialer Dynamiken und kultureller Sensitivität demonstriert das Peer Assessment-Konzept seine Überlegenheit durch adaptive Gestaltungsmöglichkeiten. Die von Levine und Hudes (2021) hervorgehobene kulturelle Sensibilität von Peer-Verfahren im TBL wird durch flexible Design-Optionen konstruktiv adressiert. Eine klare Kommunikation der beabsichtigten Lernergebnisse, die gemeinsame Entwicklung von Verhaltensregeln für Feedbackprozesse sowie die Implementierung formativer Feedbackschleifen schaffen einen respektvollen Rahmen, der kulturelle Unterschiede berücksichtigt und gleichzeitig professionelle Standards wahrt (Dochy et al., 1999). Strukturelle Probleme wie Noteninflation werden durch ausbalancierte Designs angegangen, die qualitative und quantitative Elemente sinnvoll kombinieren, transparente Kriterien nutzen und Kalibrierungsübungen für die Bewertenden integrieren.

Für die Bildung im Gesundheitswesen leistet Peer Assessment einen spezifischen Beitrag zur Entwicklung essenzieller professioneller Kompetenzen. Die Fähigkeit, Feedbackprozesse zu verstehen und konstruktiv zu gestalten, ist eine Kernkompetenz für die interprofessionelle Zusammenarbeit, sei es in der Kommunikation zwischen verschiedenen Berufsgruppen, in der kollegialen Qualitätssicherung oder in der Anleitung von Lernenden (Burgess et al., 2021). Peer Assessment bietet ein geschütztes, aber realistisches Übungsfeld für diese Kompetenzen. Es stärkt die Teamfähigkeit durch systematische Reflexion über Gruppenprozesse und entwickelt die professionelle Urteilsfähigkeit durch die wiederholte Anwendung fachspezifischer Kriterien. Die entstehende geteilte Verantwortlichkeit für Lern- und Arbeitsprozesse bereitet optimal auf die kollaborative Realität des Gesundheitswesens vor.

8.4.3 Leitlinien für die Gestaltung von Peer Assessment im TBL

Die erfolgreiche Implementierung von Peer Assessment im Team-Based Learning verlangt eine systematische Herangehensweise, die über die bloße Anwendung einzelner Methoden hinausgeht. Um das transformative Potenzial dieses Ansatzes vollständig auszuschöpfen und die identifizierten Herausforderungen traditioneller Verfahren zu überwinden, ist eine sorgfältige didaktische Planung notwendig, die alle relevanten Gestaltungsdimensionen berücksichtigt.

Den unverzichtbaren Ausgangspunkt jeder Gestaltung von Peer Assessment bildet die präzise Definition der beabsichtigten Lernergebnisse in Verbindung mit einer gründlichen Kontextanalyse. Lehrende müssen zunächst klären, welche spezifischen Kompetenzen durch die Peer Assessment-Maßnahme unterstützt werden sollen: Handelt es sich primär um die Förderung professioneller Feedback-

8.4 Plädoyer für Peer Assessment als integrativen Leitbegriff im TBL

Kompetenz, die systematische Bewertung individueller Beiträge zur Teamleistung oder die kritische Analyse fachspezifischer Arbeitsergebnisse? Parallel dazu erfordert die Kontextanalyse eine differenzierte Betrachtung der Lerngruppe: Welche Vorerfahrungen bringen die Lernenden mit peer-basierten Verfahren mit? Wie sind die Teams zusammengesetzt und welche zeitlichen Ressourcen stehen für den Peer Assessment-Prozess zur Verfügung? Diese grundlegenden Überlegungen determinieren weitere Gestaltungsentscheidungen und sind fundamental für die Entwicklung eines passgenauen Designs (van Zundert et al., 2010).

Auf dieser Basis erfolgt die strategische Konfiguration der verschiedenen Designelemente, wobei deren bewusste Auswahl und Kombination entscheidend für die Zielerreichung ist. Die sorgfältige Abstimmung dieser Elemente auf die definierten, beabsichtigten Lernergebnisse erfordert didaktische Expertise und ein tiefes Verständnis der Zusammenhänge (Adachi et al., 2018). Der Gegenstand des Assessments muss dabei eine unmittelbare Relevanz für die Bildung im Gesundheitswesen aufweisen. Dies kann die Bewertung von Fallanalysen im TBL-Kontext, die Qualität erarbeiteter Behandlungskonzepte verschiedener Gesundheitsberufe, kommunikative Fähigkeiten in simulierten Patienten- oder Angehörigengesprächen oder Aspekte professionellen Verhaltens in interprofessionellen Teams umfassen. Bei der Festlegung der Akteure und der Entwicklung von Bewertungskriterien sind Transparenz und Nachvollziehbarkeit von zentraler Bedeutung. Die aktive Einbeziehung der Lernenden in die Kriterienentwicklung fördert nicht nur deren Verständnis für die Qualitätsstandards, sondern erhöht auch die Akzeptanz des gesamten Verfahrens erheblich (Dochy et al., 1999).

Detaillierte qualitative Kommentare eignen sich optimal für formative Zwecke und die nachhaltige Kompetenzentwicklung, da sie differenzierte Rückmeldungen zu Stärken und Entwicklungspotenzialen ermöglichen. Quantitative Bewertungen hingegen erfüllen ihre Funktion primär bei summativen Zielsetzungen oder wenn die Sicherstellung von Rechenschaftspflicht im Vordergrund steht. Die Entscheidung über Anonymität oder Transparenz im Bewertungsprozess erfordert eine besonders sorgfältige Abwägung verschiedener Faktoren. Dabei sind die Sensitivität der bewerteten Aspekte, die bestehende Vertrauensbasis in der Lerngruppe und kulturelle Gegebenheiten zu berücksichtigen (Panadero & Alqassab, 2019). Timing, Frequenz und Gewichtung des Peer Assessments müssen präzise auf die Gesamtarchitektur des TBL-Moduls abgestimmt und den Lernenden transparent kommuniziert werden.

Der Erfolg von Peer Assessment-Prozessen hängt maßgeblich von der systematischen Vorbereitung und kontinuierlichen Unterstützung aller Beteiligten ab. Eine angemessene Schulung der Lernenden bildet dabei das Fundament, wobei diese weit über die bloße Vermittlung von Feedbackregeln hinausgehen muss. Sie erfordert ein vertieftes Verständnis der Bewertungskriterien, praktische Übungen in geschützten Settings und die explizite Entwicklung von Feedback-Kompetenz als professionelle Fähigkeit (Panadero et al., 2018). Die Rolle der Lehrenden transformiert sich in diesem Kontext von reinen Wissensvermittlern zu Prozessbegleitern, die den Peer Assessment-Prozess nicht nur gestalten, sondern auch moderieren, bei Schwierigkeiten unterstützen und selbst Meta-Feedback zum Prozess geben. Sie etablieren eine Lernkultur, in der konstruktives Feedback als essenzieller

Bestandteil professioneller Entwicklung verstanden und wertgeschätzt wird. Die kontinuierliche Qualitätssicherung durch iterative Evaluation und Anpassung stellt sicher, dass der Peer Assessment-Prozess sich dynamisch an die Bedürfnisse der Lerngruppe anpasst und seine Wirksamkeit stetig verbessert (van Zundert et al., 2010).

Die besondere Stärke des umfassenden Peer Assessment-Konzepts manifestiert sich in seiner Adaptionsfähigkeit an unterschiedliche Lernkontexte und beabsichtigte Lernergebnisse. Wenn beispielsweise die Entwicklung der Fähigkeit zur differenzierten Reflexion professionellen Verhaltens in komplexen Versorgungssituationen im Vordergrund steht, kann der Schwerpunkt auf qualitativem Peer Feedback liegen, das reichhaltige narrative Rückmeldungen ermöglicht. Steht hingegen die systematische Analyse und Optimierung von Behandlungskonzepten oder die kritische Bewertung ethischer Fallbesprechungen im Zentrum, bietet sich ein strukturierter Peer Review-Prozess an, der wissenschaftlichen Standards folgt. Wenn die individuellen Beiträge zur Teamleistung in den verschiedenen Phasen des Team-Based Learning sichtbar gemacht und gewürdigt werden sollen, können Elemente der Peer Evaluation oder des Peer Gradings zielführend integriert werden. Durch diese flexible Kombinierbarkeit verschiedener Ansätze können die vielfältigen beabsichtigten Lernergebnisse in der Gesundheitsbildung optimal unterstützt und gleichzeitig die spezifischen Anforderungen unterschiedlicher Berufsgruppen berücksichtigt werden.

Die folgende tabellarische Übersicht systematisiert die wesentlichen Gestaltungsbereiche und bietet Lehrenden konkrete Orientierung für die Implementierung von Peer Assessment im Team-Based Learning (Tab. 8.3).

Diese Leitlinien fungieren als flexibles Rahmenwerk, das kontextspezifisch an die jeweiligen Bedingungen adaptiert werden kann. Die systematische Berücksichtigung aller Gestaltungsbereiche schafft optimale Voraussetzungen dafür, dass Peer Assessment sein volles Potenzial zur Förderung professioneller Kompetenzen entfalten und einen substanziellen Beitrag zur Qualität der Ausbildung im Gesundheitswesen leisten kann.

Tab. 8.3 Leitlinien für die Gestaltung des Peer Assessments im TBL

Gestaltungsbereich	Leitfragen	Empfehlungen	Zu berücksichtigende Faktoren
Zielsetzung und Kontextanalyse	Welche Lernergebnisse sollen erreicht werden? Welche Vorerfahrungen haben Lernende?	Präzise Definition spezifischer Lernergebnisse; genaue Analyse der Lerngruppe; Berücksichtigung von Teamgröße und verfügbarer Zeit	Fachliche, methodische, sozial-kommunikative oder professionell-reflexive Lernergebnisse
Gegenstand des Peer Assessments	Was soll bewertet werden?	Relevante Inhalte wählen: Fallanalysen, Interventionen, kommunikative Fähigkeiten, professionelles Verhalten	Relevanz; Messbarkeit; Transparenz
Akteure und Kriterien	Wer bewertet wen? Nach welchen Standards?	Transparente, verständliche Kriterien entwickeln; Einbezug der Lernenden in Kriterienentwicklung; Bewertungsraster verwenden	Nachvollziehbarkeit; Fairness; Validität
Form des Feedbacks	Qualitativ oder quantitativ?	Formativ: detaillierte qualitative Kommentare; Summativ: quantitative Bewertungen; Kombination je nach Bedarf	Lernzielentsprechung; Kompetenzentwicklung vs. Rechenschaftspflicht
Anonymität und Timing	Anonym oder identifizierbar? Wann und wie oft?	Sorgfältige Abwägung der Anonymität bei sensiblen Verhaltensaspekten; klare Kommunikation von Timing und Frequenz	Teamkohäsion, beabsichtigte Lernergebnisse des TBL-Moduls
Training und Unterstützung	Wie werden Lernende vorbereitet?	Vermittlung von Feedbackregeln; Verständnis der Bewertungskriterien; praktische Übungen in sicherer Umgebung	Feedback-Kompetenz; Lernkultur; moderierende Rolle der Lehrenden
Qualitätssicherung	Wie wird der Prozess verbessert?	Iterative Evaluation; Feedback der Studierenden zum Peer Assessment-Prozess; kontinuierliche Anpassung an Bedürfnisse	Reflexion der Erfahrungen; Optimierung; Nachhaltigkeit

8.5 Quintessenz

Die begriffliche Verwirrung um Peer-Verfahren im Team-Based Learning – Peer Evaluation, Feedback, Review, Grading – ist mehr als nur ein terminologisches Problem. Sie verhindert eine systematische Nutzung des Potenzials von Peer-Interaktionen für die Kompetenzentwicklung. Peer Assessment löst diese Fragmentierung durch seinen integrativen Charakter. Als wissenschaftlich fundierter Leitbegriff vereint es verschiedene peer-basierte Verfahren unter einem konzeptionellen Dach, ohne deren spezifische Funktionen zu verwischen. Die Design-Elemente nach Alqassab et al. (2023) ermöglichen dabei eine präzise didaktische Feinsteuerung.

Die traditionellen Peer Evaluation-Methoden im TBL stoßen an systematische Grenzen: Dazu gehören Widerstand bei Lernenden, oberflächliches Feedback und Noteninflation. Diese Probleme lassen sich nicht durch Methodenoptimierung, sondern nur durch einen Paradigmenwechsel lösen. Peer Assessment adressiert diese Probleme strukturell: formative Ausrichtung statt summative Kontrolle, systematisches Feedback-Training statt intuitives Bewerten und flexible Gestaltung statt starrer Verfahren. Für die Gesundheitsbildung ist dieser Perspektivwechsel essenziell. Konstruktives Feedback, kritische Reflexion und kollegiale Qualitätssicherung sind Kernkompetenzen professioneller Praxis. Peer Assessment transformiert diese abstrakten Anforderungen in konkrete, trainierbare Fähigkeiten.

Die Quintessenz lautet daher: Peer Assessment ist kein neuer Begriff für alte Praktiken, sondern ein konzeptioneller Neuanfang. Es verwandelt die Bewertungspflicht in eine Lernchance, soziale Barrieren in produktive Herausforderungen und fragmentierte Verfahren in ein kohärentes System. Der Erfolg hängt jedoch von der konsequenten Umsetzung der Gestaltungsprinzipien ab – von der Definition beabsichtigter Lernergebnisse bis hin zur systematischen Qualitätssicherung. Nur so wird aus Peer Assessment mehr als die Summe seiner Teile – ein Instrument zur nachhaltigen Transformation von Lernprozessen im Gesundheitswesen.

Literatur

Adachi, C., Tai, J., & Dawson, P. (2018). A framework for designing, implementing, communicating and researching peer assessment. *Higher Education Research & Development, 37*(3), 453–467.

Alqassab, M., Strijbos, J. W., Panadero, E., Fernández Ruiz, J., Warrens, M., & To, J. (2023). A systematic review of peer assessment design elements. *Educational Psychology Review, 35*(1), Article 18.

Burgess, A., Roberts, C., Lane, A. S., Haq, I., Clark, T., Kalman, E., Pappalardo, N., & Bleasel, J. (2021). Peer review in team-based learning: Influencing feedback literacy. *BMC Medical Education, 21*(1), Article 426.

Dochy, F., Segers, M., & Sluijsmans, D. (1999). The use of self-, peer- and co-assessment in higher education: A review. *Studies in Higher Education, 24*(3), 331–350.

Double, K. S., McGrane, J. A., & Hopfenbeck, T. N. (2020). The impact of peer assessment on academic performance: A meta-analysis of control group studies. *Educational Psychology Review, 32*(2), 481–509.

Levine, R. E., & Hudes, P. D. (2021). How-to guide for team-based learning (IAMSE Manuals). Springer Cham.

Liu, N. F., & Carless, D. (2006). Peer feedback: The learning element of peer assessment. *Teaching in Higher Education, 11*(3), 279–290.

Michaelsen, L. K., Knight, A. B., & Fink, L. D. (2004). *Team-based learning: A transformative use of small groups in college teaching*. Routledge.

Michaelsen, L. K., Parmelee, D. X., McMahon, K. K., & Levine, R. E. (Hrsg.). (2008). *Team-based learning for health professions education: A guide to using small groups for improving learning*. Stylus Publishing.

Panadero, E., & Alqassab, M. (2019). An empirical review of anonymity effects in peer assessment, peer feedback, peer review, peer evaluation, and peer grading. *Assessment & Evaluation in Higher Education, 44*(8), 1253–1278.

Panadero, E., Alqassab, M., Fernández Ruiz, J., & Ocampo, J. C. G. (2023). A systematic review on peer assessment: Intrapersonal and interpersonal factors. *Assessment & Evaluation in Higher Education, 50*(8), 1167–1193.

Panadero, E., Jonsson, A., & Alqassab, M. (2018). Peer feedback used for formative purposes: Review of findings. In A. A. Lipnevich & J. K. Smith (Hrsg.), *The Cambridge handbook of instructional feedback* (S. 409–431). Cambridge University Press.

Parmelee, D., Michaelsen, L. K., Cook, S., & Hudes, P. D. (2012). Team-based learning: A practical guide: AMEE Guide No. 65. *Medical Teacher, 34*(5), e275–e287.

Topping, K. J. (1998). Peer assessment between students in colleges and universities. *Review of Educational Research, 68*(3), 249–276.

Topping, K. J. (2017). Peer assessment: Learning by judging and discussing the work of other learners. *Interdisciplinary Education and Psychology, 1*(1), Article 3.

van Zundert, M., Sluijsmans, D., & van Merriënboer, J. (2010). Effective peer assessment processes: Research findings and future directions. *Learning and Instruction, 20*(4), 270–279.

Team-Based Learning im Kontext von Blended und Online Learning

9.1 Einleitung

Team-Based Learning (TBL) entfaltet in der Pflegeausbildung sein volles Potenzial insbesondere dann, wenn es in ein sorgfältig abgestimmtes, mehrdimensionales Blended Learning-Design integriert wird. Dieses Design basiert auf den vier Dimensionen Technologie, Zeit, Raum und Pädagogik, die nicht isoliert voneinander, sondern in engem Zusammenspiel lernwirksam werden (Joosten et al., 2021). Zentral ist hierbei nicht die bloße Aneinanderreihung verschiedener Lernformate, sondern deren qualitative und strategische Verzahnung. Dieses sog. „strategische Blending" erzeugt, vergleichbar mit dem Mischen unterschiedlicher Farben, eine neue Qualität, die über die Eigenschaften der einzelnen Bestandteile hinausgeht und somit gezielt lernförderliche Synergien ermöglicht (Picciano & Dziuban, 2022). Konkret bedeutet dies für den TBL-Ablauf, dass die Vorbereitungsphase asynchron und ortsunabhängig gestaltet wird, die Bereitschaftssicherungsphase hingegen synchron – entweder physisch vor Ort oder online – erfolgt und die Anwendungsphase in ihren Modalitäten flexibel bleibt, dabei jedoch konsequent problemzentriert ausgerichtet ist.

Durch diese Zuordnung werden die Stärken jeder Modalität ausgeschöpft, ohne die charakteristische TBL-Struktur aufzugeben (Hrastinski, 2019). Entscheidend ist, dass die Phasen nahtlos ineinandergreifen („Closing the Loop") und so eine kontinuierliche Aktivierung gewährleisten.

Empirische Befunde stützen dieses Vorgehen. Gut konzipiertes Blended Learning erhöht nachweislich die Lernzufriedenheit, den Lernerfolg und die Zugänglichkeit – teilweise stärker als reine Präsenz- oder reine Online-Settings (Dziuban et al., 2018). Besonders unterrepräsentierte Lernendengruppen profitieren davon (Gavassa et al., 2019).

Die didaktische Feinplanung orientiert sich am Community-of-Inquiry-Modell mit sozialer, kognitiver und Lehrpräsenz als handlungsleitenden Kategorien (Garrison, 2017; Vaughan et al., 2023). Dieses Rahmengerüst hilft dabei, die Übergänge zwischen den TBL-Phasen so auszurichten, dass die Lernenden sowohl fachlich als auch kollaborativ gefordert bleiben.

Das Kapitel vertieft zunächst das aktuelle Verständnis von Blended Learning und skizziert anschließend die Grundlagen von TBL. Darauf aufbauend wird gezeigt, wie und warum sich beide Konzepte ineinander verschränken lassen und welche Herausforderungen dabei in der Pflegebildung auftreten. Ein kompaktes Begriffsverständnis von Blended Learning ist somit Voraussetzung, um TBL zukunftsgerichtet in unterschiedlichen Lernumgebungen umzusetzen.

9.2 Blended Learning: Von eindimensionalen zu mehrdimensionalen Konzepten

Die frühe Gleichsetzung von Blended Learning mit einer einfachen Mischung aus Präsenz- und Online-Phasen erfasste lediglich den räumlichen Aspekt und wird heute als verkürzt betrachtet (Hrastinski, 2019). Inzwischen ist klar, dass lernwirksame Designs vier ineinandergreifende Dimensionen – Technologie, Zeit, Raum und Pädagogik – adressieren und diese systematisch verzahnen (Joosten et al., 2021).

Mit der Verbreitung breitbandiger Netze und immersiver Simulationen erweiterte sich der Fokus: Zeitliche Modalitäten (synchron vs. asynchron) wurden differenziert, digitale Werkzeuge professionalisiert und didaktische Leitbilder vom Vortrag zu aktivierenden Formaten weiterentwickelt. Spätestens die Erfahrungen während der Pandemie machten deutlich, dass nachhaltiges Lernen von einer qualitativen Integration dieser Dimensionen abhängt, nicht von deren einfacher Aneinanderreihung (Dziuban et al., 2018).

Das mehrdimensionale Modell eröffnet beträchtliche Gestaltungsspielräume. So lassen sich beispielsweise individuelle Vorbereitungsaufträge asynchron, orts- und zeitunabhängig durchführen, während fallorientierte Bearbeitungen im Team synchron erfolgen – vor Ort oder online. Dadurch wird der Anspruch abgedeckt, fachliches Wissen, praktische Fertigkeiten und kollaborative Entscheidungsfähigkeit gleichermaßen zu fördern, ohne die Lernenden durch starre Präsenzpflichten zu überlasten. Gleichzeitig bildet der mehrdimensionale Rahmen die notwendige Grundlage, um die strukturierten Phasen des Team-Based Learning (TBL) passgenau einzubetten und so den Kreis zwischen Vorbereitung, Bereitschaftssicherung und Anwendung zu schließen.

Die Weiterentwicklung von einem eindimensionalen zu einem mehrdimensionalen Verständnis stellt somit einen Paradigmenwechsel dar. Lernen wird dabei nicht länger als Transfer von Inhalten, sondern als gezielt orchestrierter Prozess verstanden, in dem technologische Optionen, zeitliche Flexibilität, räumliche Settings und pädagogische Prinzipien gemeinsam einen lernfördernden Resonanzraum bilden. So entstehen für die Pflegeausbildung robuste Szenarien, die den komplexen, teamorientierten Berufsalltag realitätsnah abbilden und gleichzeitig den fundierten Kompetenzaufbau unterstützen.

9.2.1 Die vier Dimensionen des Blended Learning

Technologische Dimension
Blended Learning spannt heute einen Bogen von einfachen, eher statischen Formaten – wie PDF oder Videoaufzeichnungen – bis zu immersiven Simulationen in Virtual- oder Augmented-Reality-Umgebungen. Entscheidend ist jedoch nicht die technische Raffinesse, sondern der didaktische Mehrwert: Die Technologie wird so ausgewählt, dass sie das angestrebte Kompetenzniveau sowie die Komplexität der Inhalte angemessen unterstützt (Dziuban et al., 2018). In der Pflegeausbildung kann dieselbe Fertigkeit daher mit unterschiedlichen Tools vermittelt werden, etwa durch kurze Videodemonstrationen auf Einsteigerniveau und durch High-Fidelity-Patientensimulationen für vertiefte Entscheidungsprozesse.

Zeitliche Dimension
Zeitlich lassen sich synchrone und asynchrone Lernphasen unterscheiden. Synchrone Aktivitäten – etwa Live-Briefings oder Online-Fallbesprechungen – ermöglichen unmittelbares Feedback und soziales Commitment. Asynchrone Lerngelegenheiten bieten hingegen Reflexionsraum und Flexibilität. Im TBL-Rahmen erfolgt die Vorbereitung asynchron, während die Bereitschaftssicherung und die Anwendungsphasen mehrheitlich synchron ablaufen. Auf diese Weise werden Selbstverantwortung und Teaminteraktion optimal miteinander verbunden (Hrastinski, 2019).

Räumliche Dimension
Die räumliche Perspektive reicht heute vom klassischen Präsenzunterricht vor Ort über vollständige Online-Settings bis zu hybriden Szenarien, in denen Teilnehmende gleichzeitig vor Ort und online zusammenarbeiten. Der Mehrwert entsteht, wenn räumliche Arrangements strategisch auf Lernziele abgestimmt werden – beispielsweise durch die Kombination von Skills-Lab-Training vor Ort mit digital gestützten Fallanalysen außerhalb des Campus, um komplexe Entscheidungen realitätsnah zu erproben (Picciano, 2022).

Pädagogische Dimension
Ob Lernende lediglich konsumieren oder aktiv Wissen konstruieren, ist letztlich entscheidend für den Lernerfolg. Ein zeitgemäßes Blended Learning-Design priorisiert lernendenzentrierte, aktive Methoden. Technologie, Zeit und Raumgestaltung werden diesem Primat untergeordnet (Joosten et al., 2021). TBL erfüllt diese Anforderung von Natur aus: Die Abfolge aus individueller Vorarbeit, Team-Tests und problemorientierter Anwendung führt systematisch zu kollaborativer, hochkomplexer Problemlösung und entspricht damit den oberen Stufen taxonomischer Modelle (Dziuban et al., 2018).

Die vier Dimensionen wirken nicht isoliert, sondern in qualitativer Abhängigkeit voneinander: Erst ihre bewusste Verzahnung schafft Lernumgebungen, die Pflegefachpersonen fachlich stärken und zugleich kollaborative Handlungskompetenz fördern. Für TBL bedeutet dies, jede Phase so zu gestalten, dass technologische Mittel, Zeit und Raumstrukturen sowie pädagogische Prinzipien einander ergänzen und den Lernprozess lückenlos tragen.

9.2.2 Die Bedeutung der Integration

Der pädagogische Nutzen eines mehrdimensionalen Blended Learning-Arrangements entsteht erst, wenn die technologischen, zeitlichen, räumlichen und didaktischen Optionen bewusst aufeinander abgestimmt werden. Forschungsergebnisse zeigen, dass Kurse mit einer solchen qualitativen Integration die Lernzufriedenheit, den Lernerfolg und die Zugänglichkeit zuverlässiger steigern als additive Mischformen oder rein monomodale Formate (Dziuban et al., 2018). Das grundlegende Prinzip besteht darin, Lernsequenzen so zu verknüpfen, dass die Stärken jeder Dimension die anderen verstärken und didaktische Brüche vermieden werden (Joosten et al., 2021). Ein tragfähiges Integrationsdesign verbindet vorbereitende Online-Phasen, vertiefende Präsenz-Einheiten und reflektierende Online-Nachbearbeitung zu einem geschlossenen Lernkreislauf. Was asynchron erarbeitet wird, dient synchroner Anwendung. Die Ergebnisse dieser Anwendungen fließen wiederum in digitale Reflexionsräume zurück, wo sie dokumentiert und erweitert werden.

Im Rahmen von Team-Based Learning (TBL) lässt sich diese Logik exemplarisch nachvollziehen. Die individuelle Vorbereitung ist orts- und zeitunabhängig, was Flexibilität schafft und Selbstverantwortung fördert. In den unmittelbar anschließenden Bereitschaftssicherungs- und Anwendungsphasen wird durch synchrone Interaktion sichergestellt, dass Missverständnisse geklärt, die Entscheidungsfähigkeit trainiert und kollektives Wissen aufgebaut wird (Parmelee et al., 2012; Hrastinski, 2019). So entsteht ein engmaschiger Wechsel zwischen Selbststudium und Teamarbeit, der sowohl fachliche Expertise als auch Teamkompetenz stärkt.

In der Pflegeausbildung, in der fachliches Wissen, praktische Fertigkeiten und kollaboratives Handeln gleichermaßen gefragt sind, erweist sich diese Form der Integration als hochwirksam. In Kombination mit TBL ergibt sich ein lernwirksames Setting, das sowohl theoretische Fundierung als auch praxisnahe Entscheidungsfindung adressiert. Der folgende Abschnitt zeigt, wie sich TBL systematisch in dieses mehrdimensionale Gefüge einbettet und dadurch eine dynamische Lernkultur schafft, die Kollaboration und Eigenverantwortung vereint und den Anforderungen einer modernen Pflegepraxis entspricht.

9.3 Team-Based Learning als mehrdimensionale Blended Learning-Strategie

Team-Based Learning (TBL) bietet sich als mehrdimensionale Strategie im Blended Learning an, weil es einerseits orts- und zeitunabhängiges Selbststudium ermöglicht und andererseits durch klar strukturierte Präsenz- oder Live-Phasen den direkten Austausch stärkt. Die Lernenden bereiten sich individuell vor, indem sie über digitale Plattformen Fachinhalte bearbeiten, interaktive Lernmodule durcharbeiten oder Fallbeispiele studieren. Sobald sie auf diese Weise grundlegendes Wissen erarbeitet haben, folgt eine Teamphase, in der sich die Lernenden synchron austauschen und ein unmittelbares Feedback erhalten. Auf diese Weise entstehen Lernsettings, die gezieltes Selbststudium mit kollaborativen Diskussionen verbinden und gleichzeitig zusätzliche Vertiefung im virtuellen Raum erlauben.

Die Pflegeausbildung kann von der Verbindung asynchroner Selbststudienphasen mit synchroner Teamarbeit besonders profitieren. Bei komplexen pflegerischen Aufgaben, wie z. B. dem Umgang mit unvorhersehbaren Situationen, sind Teamfähigkeit und Entscheidungsfähigkeit essenziell. Ein Blended TBL-Ansatz verbindet hier das individuelle Vorlernen relevanter Inhalte mit einer nachgelagerten Teamdiskussion, in der die Lernenden ihr Wissen austauschen, Probleme gemeinsam lösen und sich gegenseitig auf fehlende Aspekte aufmerksam machen. Die Erfahrungen zeigen, dass Lehrende in der Lage sind, zeitnah zu erkennen, wer welche Inhalte noch nicht vollständig verstanden hat, um entsprechend steuernd eingreifen zu können.

9.3.1 Kurzüberblick zu TBL

Die typische TBL-Abfolge gliedert sich in drei Hauptphasen. Zunächst bereiten sich die Lernenden intensiv auf ein Thema vor, sodass sie ein solides Fundament an Basiswissen erwerben. Dann folgt eine erste Testphase, bei der das Wissen einzeln geprüft wird. Diese individuellen Testergebnisse zeigen, wo noch Lücken bestehen. Unmittelbar darauf findet ein Team-Test statt, bei dem die Lernenden ihre Antworten vergleichen und darüber diskutieren, warum gewisse Überlegungen richtig oder falsch waren. Falls sie während dieser Debatte auf Testfragen stoßen, die ihrer Ansicht nach unklar formuliert oder falsch bewertet sind, können sie einen Einspruch formulieren und mit Belegen aus den bereitgestellten Kursmaterialien untermauern. Dies fördert eine eigenverantwortliche, argumentationsbasierte Auseinandersetzung mit dem Stoff. Abschließend fasst die Lehrperson die zentralen Aspekte zusammen und beantwortet verbliebene Fragen. Auf dieser Grundlage bearbeiten die Lernenden in der Anwendungsphase vertiefende Aufgaben oder Fallbeispiele, die sich an echten Pflegekontexten orientieren.

9.3.2 Synergien zwischen TBL und Blended Learning

Die besondere Stärke des Blended TBL-Formats wird durch die enge Verzahnung von asynchronem und synchronem Lernen erreicht. In asynchronen Phasen können Lernende Texte oder Lehrvideos bearbeiten und ihr Wissen individuell aufbereiten. Nach Abschluss dieser Vorbereitungsarbeiten treffen sie sich synchron – entweder per Videokonferenz oder vor Ort – um im Team Tests durchzuführen und die Ergebnisse zu besprechen. Dieser Ansatz ermöglicht es, die Flexibilität asynchroner

Formate mit der kollaborativen Dynamik synchroner Einheiten zu verbinden. Insbesondere in der Pflegeausbildung profitieren die Lernenden von dieser Kombination sowohl in inhaltlicher als auch in methodischer Hinsicht. Die gemeinsame Reflexion im Anschluss an den ersten individuellen Test vertieft das Verständnis für die komplexen Prozesse in der Pflege und motiviert die Lernenden, fehlende Wissenslücken schnell zu schließen. Gleichzeitig unterstützt der persönliche oder online Austausch die Teambildung und bereitet optimal auf den späteren Berufsalltag vor, der interprofessionelle Kommunikation und eigenverantwortliches Handeln erfordert.

Im Sinne des „Closing-the-Loop" werden die einzelnen Phasen des TBL kontinuierlich miteinander verknüpft. Wer in der Vorbereitungsphase Unsicherheiten hat, bringt diese in die Teamarbeit ein und sucht gezielt Antworten. Im Anschluss an die gemeinsame Bearbeitung greifen die Lernenden auf zusätzliche Online-Materialien zur Schließung von Wissenslücken zurück. Im Blended-Setting gewinnen die synchronen Einheiten – wie z. B. Team-Tests oder Fallbesprechungen – an Tiefe. Die Teilnehmenden diskutieren in virtuellen Gruppenräumen, tauschen sich digital aus und bearbeiten gemeinsam Dokumente. Dabei wird unmittelbar auf die Erkenntnisse der vorangegangenen Phasen reagiert. Die Lehrperson steuert diesen Kreislauf, indem sie gezielt ergänzende Übungen oder Mikrolektionen anbietet, sobald sie erkennt, dass bestimmte Themen noch vertieft werden müssen. Aus didaktischer Sicht bietet diese Verzahnung den Vorteil, dass TBL für die Lernenden überschaubar bleibt und sich trotzdem an unterschiedlichen Lernorten umsetzen lässt.

9.4 TBL-Phasen in synchronen und asynchronen Formaten

Team-Based Learning (TBL) gliedert den Lernprozess in der Pflegeausbildung in klar definierte Abschnitte der Vorbereitungsphase, der Bereitschaftssicherungsphase (RAP) und der Anwendungsphase (tAPP). Ein zentrales Merkmal dieses Ansatzes ist seine Anpassungsfähigkeit an unterschiedliche Lernumgebungen. Im Kontext von Blended Learning, das Online- und Vor-Ort-Elemente verbindet und sich zunehmend als etablierter Ansatz in der Bildung durchsetzt – oft auch als „neue Normalität" bezeichnet -, eröffnet sich die Möglichkeit, jede dieser drei Phasen des TBL flexibel zu gestalten. Blended Learning ist mehr als nur die Kombination von Online- und Vor-Ort-Lernen, es ist vielmehr die organische Integration von sorgfältig ausgewählten und sich ergänzenden Präsenz- und Vor-Ort-Ansätzen mit dem Ziel, durch eine durchdachte Verzahnung der Lernumgebungen einen pädagogischen Mehrwert zu schaffen („closing the loop"). Dementsprechend können die Phasen entweder synchron (zeitgleich) oder asynchron (zeitversetzt) durchgeführt werden. Diese Flexibilität ist gerade in der Pflegeweiterbildung von großem Wert, da sie es den Lernenden erleichtert, berufliche Verpflichtungen und Lernzeiten aufeinander abzustimmen. Forschungsergebnisse weisen zudem darauf hin, dass Blended Learning häufig zu höheren Erfolgsquoten führen kann als reine Vor-Ort- oder Online-Formate, was seine Relevanz unterstreicht. Die folgenden Abschnitte erläutern detailliert, wie die Vorbereitungsphase (Abschn. 9.4.1), die Bereitschaftssicherungsphase (Abschn. 9.4.2) und die Anwendungsphase (Abschn. 9.4.3) konkret in einem Blended Learning-Format umgesetzt werden können, um wirksames Lernen in der Pflege zu fördern.

9.4.1 Vorbereitungsphase: die individuelle Basis schaffen

Die Vorbereitungsphase legt den Grundstein für den gesamten Lernprozess im Team-Based Learning (TBL). In dieser meist asynchronen Initialphase eignen sich die Lernenden das notwendige Basiswissen selbstständig an. Dieses individuelle Engagement ist nicht nur eine Empfehlung, sondern ein Kernelement der TBL-Methode, da es die Eigenverantwortung („Accountability") sicherstellt und die Lernenden erst in die Lage versetzt, sich in den nachfolgenden kollaborativen Phasen aktiv und kompetent einzubringen.

In Blended Learning-Strukturen wird diese Phase typischerweise online und zeitlich flexibel umgesetzt. Dies ermöglicht es den Lernenden, die Auseinandersetzung mit den Inhalten an ihre individuellen Bedürfnisse und Lebensumstände anzupassen, wie dies beispielsweise in der berufsbegleitenden Pflegeweiterbildung häufig der Fall ist. Die Gestaltung der gesamten Vorbereitungsphase einschließlich der Orientierung sollte sich am Community-of-Inquiry (CoI) Framework orientieren (vgl. Garrison & Vaughan, 2008; Vaughan et al., 2023), indem bereits im Selbststudium erste Anreize für kognitive Präsenz und geteilte Metakognition geschaffen werden.

Die Gestaltung dieser vorbereitenden Lernphasen erfordert von den Lehrpersonen eine Abkehr von der Rolle der Wissensvermittelnden hin zu einer Funktion als Lernbegleitende und Architekten strukturierter Lernumgebungen. Die zentrale Aufgabe besteht darin, den Lernenden durch gezieltes „Scaffolding" klare Strukturen und Orientierungshilfen zu bieten, damit das Selbststudium zielgerichtet und erfolgreich verlaufen kann. Dieses „Scaffolding" beginnt mit der präzisen Formulierung der beabsichtigten Lernergebnisse („Intended Learning Outcomes" – ILOs) für die Vorbereitungsphase. Gemäß dem Prinzip des Constructive Alignment nach Biggs (2014) definieren diese ILOs klar, was die Lernenden nach Abschluss der Phase tun können sollen. Diese ILOs bilden dann die Grundlage für die Auswahl der Lernmaterialien und die Gestaltung nachfolgender Leistungsnachweise, wie des individuellen Tests (iRAT), um eine kohärente Ausrichtung aller Lernelemente sicherzustellen. Praxiserfahrungen, insbesondere aus dem Online-TBL, unterstreichen die Bedeutung einer transparenten Kommunikation von klar formulierten, beabsichtigten Lernergebnissen – idealerweise unter Verwendung aktiver Verben, die das erwartete kognitive Niveau verdeutlichen – sowie des zu bearbeitenden Materials, des Zeitrahmens und der erwarteten Lerntiefe. Diese Klarheit über die Erwartungen hilft den Lernenden, den Arbeitsaufwand realistisch einzuschätzen und ihre Zeit effektiv einzuteilen.

Für die Pflegeausbildung bedeutet dies konkret, dass die zur Verfügung gestellten Materialien – seien es Texte, Videos, interaktive E-Learning-Module oder

Fallbeispiele aus der klinischen Praxis – sorgfältig ausgewählt und didaktisch so aufbereitet werden müssen, dass sie effektiv zu den formulierten beabsichtigten Lernergebnissen führen. Die Inhalte sollten einen klaren Bezug zu pflegerischen Handlungssituationen aufweisen, um die Relevanz für die Lernenden von Anfang an sichtbar zu machen. Dabei sollten die eingesetzten Technologien die ersten Interaktionen mit den Inhalten – z. B. durch kurze Selbsttests oder Reflexionsaufgaben – so fördern, dass die kognitive Präsenz und die Selbstregulation der Lernenden unterstützt werden. Joosten et al. (2021) betonen die Notwendigkeit, strukturierte Lernpfade als Teil des „Scaffoldings" zu schaffen, die die Lernenden schrittweise durch die Inhalte führen und Überforderung vermeiden. Dies schließt die Berücksichtigung unterschiedlicher Lernzugänge und die Sicherstellung technischer Zugänglichkeit für alle Lernenden ein. Die Kunst besteht darin, anspruchsvolle, aber bewältigbare Vorbereitungsaufgaben zu stellen, die das Fundament für die spätere Teamarbeit legen.

Ein oft unterschätzter Aspekt ist der zeitliche Rahmen der Vorbereitungsphase. Während Asynchronität Flexibilität ermöglicht, sind klare Zeitfenster notwendig, um Verbindlichkeit zu gewährleisten und zu verhindern, dass das Gelernte bis zur nächsten TBL-Sequenz verblasst.

Die Vorbereitungsphase ist somit weit mehr als eine passive Informationsaufnahme. Sie ist eine aktiv gestaltete und begleitete Lernzeit, die durch sorgfältiges Scaffolding strukturiert wird und auf den Prinzipien des selbstregulierten Lernens, der kognitiven Präsenz und des Constructive Alignment basiert. Sie vermittelt nicht nur das notwendige Wissen, sondern stärkt auch die individuelle Verantwortung der Lernenden für ihren Lernprozess als Voraussetzung für erfolgreiches kollaboratives Problemlösen im TBL. Die Qualität dieser Phase, die durch eine sorgfältige didaktische Planung – ausgehend von den beabsichtigten Lernergebnissen im Sinne des Constructive Alignment – eine klare Kommunikation seitens des Lehrenden und ein effektives „Scaffolding" getragen wird, beeinflusst maßgeblich die Wirksamkeit der nachfolgenden Bereitschaftssicherungs- und Anwendungsphasen.

9.4.2 Testen: iRAT und tRAT – gemeinsam Klarheit schaffen

Nach der individuellen Vorbereitungsphase und der vorgeschalteten Orientierungsphase folgt im Team-Based Learning (TBL) die Bereitschaftssicherungsphase (RAP). Da Vertrauen, psychologische Sicherheit und Zusammenhalt im Team entscheidende Faktoren für den Erfolg des RAP sind, sollten insbesondere in Online-Settings bereits vor dem ersten benoteten RAP gezielte Teambuilding-Aktivitäten stattgefunden haben, um eine Basis für offene Kommunikation und Zusammenarbeit zu schaffen. Der RAP selbst fungiert dann als entscheidendes Scharnier zwischen der eigenständigen Erarbeitung und der anschließenden kollaborativen Anwendung des Gelernten auf komplexe Problemstellungen. Sein primäres Ziel ist es sicherzustellen, dass die Lernenden tatsächlich bereit sind, sich fundiert an den anspruchsvollen Teamaufgaben zu beteiligen und gleichzeitig eine erste Gelegenheit zur gemeinsamen Klärung von Verständnisschwierigkeiten zu bieten.

Der individuelle Bereitschaftssicherungstest (iRAT) dient zunächst der Überprüfung des Verständnisses, das sich jede lernende Person in der Vorbereitungsphase erarbeitet hat. Er stellt somit ein zentrales Instrument zur Förderung der individuellen Verantwortlichkeit („Accountability") dar – ein Kernprinzip des TBL. Die Lernenden erkennen durch den iRAT selbst, inwieweit sie die Inhalte durchdrungen haben; er fordert damit das Monitoring der eigenen Lernprozesse als Teil der Selbstregulation. Gleichzeitig liefert er der Lehrperson wertvolle diagnostische Informationen über den Lernstand und mögliche systematische Missverständnisse bezüglich zentraler Konzepte. Die Gestaltung der Testfragen, typischerweise im Multiple-Choice- oder Single-Best-Answer-Format, orientiert sich dabei eng an den zuvor definierten beabsichtigten Lernergebnissen der Vorbereitungsphase. Dies gewährleistet im Sinne des Constructive Alignment, dass genau jene Wissensgrundlagen überprüft werden, die für die nachfolgenden Lernschritte relevant sind. In Blended Learning-Szenarien wird der iRAT häufig asynchron über ein Lernmanagementsystem (LMS) durchgeführt. Dies bietet den Lernenden zeitliche Flexibilität, birgt jedoch Herausforderungen bezüglich der Sicherung der Testintegrität.

Unmittelbar nach Abschluss des iRAT folgt der Teambereitschaftssicherungstest (tRAT). Hier bearbeitet jedes Team gemeinsam dieselben Fragen wie zuvor im iRAT. Der zentrale Zweck dieser Phase liegt in der kollaborativen Wissenskonstruktion und der Klärung von Unsicherheiten durch Diskussion und Argumentation. Die Lernenden müssen sich im Team auf eine Antwort einigen, was sie dazu bewegt, ihr Verständnis zu artikulieren, Argumente auf Basis der Vorbereitungsmaterialien auszutauschen und unterschiedliche Perspektiven zu berücksichtigen. Dieser Prozess fördert nicht nur das tiefere Verständnis der Inhalte (kognitive Präsenz), sondern stärkt auch die Teamkohäsion und die kommunikativen Fähigkeiten (soziale Präsenz), wie es das Community-of-Inquiry Rahmenwerk beschreibt. Entscheidend ist dabei der Prozess der Ko-Regulation als Teil der geteilten Metakognition: Die Teammitglieder überwachen gemeinsam das Verständnis der Gruppe, identifizieren Unsicherheiten und steuern den Diskussionsprozess, um zu einer fundierten gemeinsamen Entscheidung zu gelangen. Die Lehrperson kann diesen Prozess unterstützen, indem sie Metakognition modelliert, beispielsweise durch gezielte Fragen zur Begründung von Antworten während der Klärungsphase.

Ein wesentliches Merkmal des tRAT ist die direkte Rückmeldung der Teamergebnisse. Sei es durch physische Rubbelkarten vor Ort oder durch digitale Online-Tools, die zeitnahe Rückmeldung über die Angemessenheit der Antworten verstärkt den Lerneffekt erheblich und macht den Lernfortschritt sichtbar. Bei synchronen Online-Formaten ist es wichtig, die Dynamik der Gruppendiskussion lückenlos zu ermöglichen. Hierfür eignen sich Breakout-Räume in Videokonferenzsystemen in Kombination mit Technologien, die Teamabstimmung und unmittelbares Feedback möglich machen. Um die Teamarbeit online zu managen, kann es hilfreich sein, rotierende Rollen zu definieren, wie z. B. die eines Moderators oder eines Teamsprechers, der Antworten gibt. Lehrende müssen mögliche technische Hürden und die Moderation von Kleingruppen berücksichtigen. Eine asynchrone Umsetzung, z. B. über Diskussionsforen, ist zwar denkbar, erfordert aber angepasste, oft längere Zeitfenster und verliert die für den tRAT charakteristische Unmittelbarkeit und Energie.

Die Abfolge von iRAT und tRAT schafft eine starke Synergie: Sie gewährleistet zunächst die individuelle Vorbereitung („Selbst-Monitoring" und „Selbst-Regulation") und nutzt dann die Kraft der Kollaboration („Co-Monitoring" und „Co-Regulation"), um das Verständnis zu vertiefen und Wissenslücken zu schließen. Die häufig beobachtete signifikante Leistungssteigerung der Teams im tRAT im Vergleich zu den durchschnittlichen iRAT-Ergebnissen der Teammitglieder zeigt deutlich den Mehrwert der gemeinsamen Auseinandersetzung. Dieser Prozess stellt sicher, dass alle Lernenden und Teams über eine gefestigte und gemeinsam abgesicherte Wissensbasis verfügen, bevor sie sich den komplexeren Problemstellungen der Anwendungsphase (tAPP) zuwenden.

Für die Pflegeausbildung liegt die Relevanz dieser Phase nicht nur im Erwerb und der Festigung von Fachwissen. Die im iRAT geforderte Eigenverantwortung sowie die im tRAT eingeübten Fähigkeiten – wie das Vertreten des eigenen Standpunktes, das aktive Zuhören, das Eingehen auf andere Argumente und das Ringen um eine gemeinsame begründete Entscheidung im Team unter Einbeziehung von Selbst- und Ko-Regulationsprozessen – spiegeln zentrale Kompetenzen wider, die im pflegerischen Berufsalltag unabdingbar sind. Sie bilden die Grundlage für eine erfolgreiche interprofessionelle Zusammenarbeit. Nach dem tRAT folgt in der Regel ein Einspruchsverfahren („Appeals Process"), in dem die Teams begründete Einwände gegen Testaufgaben einreichen können, und eine kurze Klärungsphase durch die Lehrperson, um letzte Unklarheiten zu beseitigen. Damit ist der Weg frei für die Anwendung des Gelernten in der nächsten TBL-Phase.

9.4.3 „Blenden" in der Anwendungsphase: Theorie trifft Praxis

Nachdem die Bereitschaftssicherungsphase (RAP) eine gemeinsame Wissensbasis und ein grundlegendes Verständnis der relevanten Konzepte in den Teams etabliert hat, tritt der TBL-Prozess in seine entscheidende Phase: die Anwendungsphase (tAPP). Hier verlagert sich der Schwerpunkt von der Sicherung des Wissens hin zur aktiven Nutzung dieses Wissens für die Bearbeitung komplexer, mehrdeutiger Problemstellungen. Die tAPP ist das Herzstück des TBL, denn sie fordert von den Lernenden höhere Denkprozesse wie Analyse, Synthese und Evaluation und schlägt eine Brücke zwischen theoretischem Verständnis und praktischer Anwendungsfähigkeit. In diesem Abschnitt wird beleuchtet, wie diese zentrale Phase insbesondere in Blended Learning-Arrangements und reinen Online-Formaten der Pflegebildung so gestaltet und umgesetzt werden kann, dass Theorie und Praxis effektiv aufeinandertreffen.

Die Entwicklung effektiver Anwendungsaufgaben ist das Herzstück von tAPP. Larry Michaelsen und Michael Sweet (2008) haben hierzu das in der Praxis bewährte 4S-Prinzip formuliert, das als unverzichtbare Leitlinie für die Aufgabenentwicklung dient. Erstens muss die Aufgabe ein bedeutsames Problem („Significant Problem") darstellen, das für die Lernenden relevant ist, ihr Engagement herausfordert und idealerweise einen klaren Bezug zur beruflichen Praxis aufweist. Zweitens arbeiten alle Teams am gleichen Problem („Same Problem"), was eine

9.4 TBL-Phasen in synchronen und asynchronen Formaten

notwendige Voraussetzung für einen sinnvollen Vergleich der Lösungsansätze und eine fokussierte Diskussion im Plenum ist. Drittens müssen die Teams eine spezifische Entscheidung treffen („Specific Choice"). Die Aufgabe sollte so gestaltet sein, dass sie nicht zu vagen Beschreibungen führt, sondern die Teams zwingt, sich auf eine konkrete Antwort, einen bestimmten Handlungsplan oder eine klare Priorisierung festzulegen. Dies fördert die Urteilsbildung und die Fähigkeit, durch Abwägen von Alternativen zu einer Entscheidung zu gelangen. Viertens erfolgt die Berichterstattung über die Teamergebnisse zeitgleich („Simultaneous Report"). Alle Teams legen ihre Entscheidungen zur gleichen Zeit offen, was die individuelle Verantwortung jedes Teams maximiert, Trittbrettfahrerei verhindert und eine dynamische und reichhaltige Diskussion über verschiedene Lösungswege ermöglicht. Die Einhaltung dieser vier Prinzipien ist entscheidend für die lernförderliche Wirkung von tAPP, unabhängig davon, ob es vor Ort, online oder in einem gemischten Format durchgeführt wird, und zielt im Sinne des Constructive Alignment direkt auf die Förderung höherer kognitiver Kompetenzniveaus ab. Die Umsetzung kann vielfältige Formen annehmen: Eine vollständig synchrone Online-tAPP kann über Videokonferenzsysteme mit Breakout-Räumen heute problemlos realisiert werden. Eine rein asynchrone Durchführung stellt größere Herausforderungen, insbesondere bezüglich der simultanen Berichterstattung, ist aber für bestimmte Aufgabenstellungen unter sorgfältiger Planung und mit klaren Zeitvorgaben theoretisch möglich.

Die Aufgaben des Lehrenden bestehen darin, die Teamprozesse zu beobachten und bei Bedarf zu unterstützen (auch in Online-Breakout-Räumen), den Prozess der simultanen Berichterstattung zu steuern und die nachfolgende Plenumsdiskussion zu moderieren. Insbesondere in Online-Settings erfordert dies spezifische Kompetenzen im Umgang mit Technologien und in der Moderation. Ziel ist es, ein Lernklima zu schaffen, das sowohl die intensive kognitive Auseinandersetzung mit der Problemstellung als auch die produktive und respektvolle Zusammenarbeit im Team fördert, auch wenn die Interaktion digital vermittelt stattfindet. Die Lehrperson greift erst nach der Präsentation der Teams klärend oder ergänzend ein, um sicherzustellen, dass die Teams die wichtigsten Lernpunkte erkannt haben.

In der Pflegeausbildung bietet tAPP eine hervorragende Möglichkeit, den Transfer von theoretischem Wissen in berufliche Handlungskompetenz zu fördern. Die Anwendungsaufgaben sind so konzipiert, dass sie die Lernenden mit authentischen Herausforderungen des Pflegealltags konfrontieren: die Analyse komplexer Fallsituationen von zu pflegenden Personen unter Einbeziehung von Assessmentdaten und sozialem Kontext, die Entwicklung und Begründung von Pflegeinterventionen, die Navigation in ethischen Dilemmata der Langzeitpflege oder die Priorisierung von Maßnahmen unter Zeitdruck und bei begrenzten Ressourcen. Durch die Bearbeitung solcher Aufgaben im Team entwickeln die Lernenden nicht nur ihr Fachwissen weiter, sondern trainieren gleichzeitig zentrale berufliche Kompetenzen wie klinische Urteilsbildung, evidenzbasierte Entscheidungsfindung, Problemlösungsstrategien und effektive Teamkommunikation. Die Anwendungsphase erweist sich somit als flexibel anpassbares und pädagogisch starkes Instrument, um Lernende auch in Blended- und Online-Formaten durch integrierte und gut strukturierte Lerngelegenheiten auf die Komplexität der beruflichen Praxis vorzubereiten.

9.5 Das Community-of-Inquiry-Modell als Rahmen für Blended TBL

9.5.1 Einleitung: die Bedeutung der Lerngemeinschaft in Blended TBL

Die erfolgreiche Umsetzung von Team-Based Learning (TBL) in hybriden Lernkontexten, welche Online- und Präsenzphasen verbinden, hängt nicht allein von der korrekten Abfolge der TBL-Prozessschritte ab. Zentral ist vielmehr der Aufbau einer tragfähigen Lerngemeinschaft, in der Lernende sich aktiv beteiligen, kritisch argumentieren und gemeinsam neues Wissen entwickeln. Ein bewährter Bezugsrahmen für das Verständnis und die Gestaltung solcher kollaborativer Lernprozesse ist das Community-of-Inquiry-Modell (CoI). Es erklärt Lernerfahrungen als dynamisches Zusammenspiel dreier überlappender Präsenzformen: Soziale Präsenz schafft ein Klima des Vertrauens und der offenen Kommunikation; kognitive Präsenz beschreibt den Prozess der gemeinsamen Bedeutungskonstruktion durch anhaltenden Diskurs und Reflexion; Lehrpräsenz umfasst Planung, Moderation und inhaltliche Steuerung des Lernprozesses, die zwar von der Lehrperson initiiert wird, jedoch zunehmend von der Lerngruppe mitgetragen werden sollte. Erst die gezielte Integration dieser drei Dimensionen führt zu einer vertieften Lernerfahrung. Für Blended TBL in der pflegepädagogischen Ausbildung ist das CoI-Modell besonders relevant, weil es hilft, individuelles Vorbereiten, kooperatives Arbeiten im Team und reflexive Phasen über verschiedene Lernorte und Zeitformen hinweg didaktisch kohärent zu verbinden (Garrison & Vaughan, 2008; Garrison et al., 2001; Vaughan et al., 2023).

9.5.2 Soziale Präsenz: die Basis für Kollaboration und Vertrauen

Definition und Bedeutung sozialer Präsenz im Blended TBL-Kontext
Soziale Präsenz gilt als tragende Säule jeder Lerngemeinschaft in Blended TBL-Umgebungen. Sie beschreibt die Fähigkeit aller Beteiligten – Lernende ebenso wie Lehrpersonen –, sich als authentische Personen wahrzunehmen und wechselseitig wahrgenommen zu werden. Garrison (2017) fasst soziale Präsenz als das Vermögen der Lernenden zusammen, sich mit ihrer Gruppe zu identifizieren, in einem vertrauensvollen Setting zielgerichtet zu kommunizieren und Beziehungen zu knüpfen, in denen individuelle Persönlichkeiten sichtbar werden. Für TBL, das auf Teamarbeit, offene Diskussion und kontinuierliches Feedback baut, ist eine ausgeprägte soziale Präsenz besonders wichtig: Sie schafft Vertrauen und psychologische Sicherheit, die nötig sind, damit Lernende aktiv teilnehmen, unterschiedliche Sichtweisen äußern, Fragen stellen und konstruktive Kritik formulieren können (Edmondson, 1999; Richardson & Swan, 2003). Ohne ein solches Zugehörigkeits- und Ver-

trauensgefühl sinkt die Bereitschaft, sich auf die kollaborativen, kognitiv anspruchsvollen Prozesse einzulassen, die die Bereitschafts- und Anwendungsphasen von TBL kennzeichnen (Kozan & Richardson, 2014).

Kategorien sozialer Präsenz: Ausdruck von Gefühlen, offene Kommunikation und Gruppenzusammenhalt
Soziale Präsenz zeigt sich im Blended TBL vor allem in drei eng miteinander verknüpften Kategorien, die bereits in der frühen CoI-Forschung beschrieben wurden (Garrison et al., 2000; Rourke et al., 2001). Erstens umfasst der Ausdruck von Gefühlen alle verbalen und paraverbalen Mittel, mit denen Lernende und Lehrpersonen Emotionen, Wertschätzung oder Humor transportieren – eine Funktion, die in asynchronen Online-Phasen besonders bewusst hergestellt werden muss, weil nonverbale Signale fehlen (Lowenthal & Snelson, 2017). Zweitens steht offene Kommunikation für einen respektvollen Dialog, in dem Beiträge aufgegriffen, Fragen gestellt und Meinungsverschiedenheiten konstruktiv verhandelt werden; Indikatoren sind aktives Zuhören, das explizite Bezugnehmen auf frühere Posts und begründete Zustimmung oder Widerspruch (Richardson & Swan, 2003). Drittens entsteht aus fortgesetzter offener Kommunikation Gruppenzusammenhalt: Lernende fühlen sich als „Wir", identifizieren sich mit gemeinsamen Zielen und unterstützen sich gegenseitig – sichtbar etwa durch inklusiv verwendete Pronomen oder das namentliche Ansprechen von Teammitgliedern (Akyol & Garrison, 2011). Ein ausgeprägter Gruppenzusammenhalt ist entscheidend, um Engagement über die tRAT- und tAPP-Phasen hinweg zu tragen und Qualitätsfeedback zu ermöglichen (Kozan & Richardson, 2014). Alle drei Kategorien sind wechselseitig bedingt und müssen didaktisch gleichermaßen gefördert werden, damit Blended TBL sein Potenzial zur kollaborativen Wissenskonstruktion vollständig entfalten kann.

Gestaltung sozialer Präsenz in synchronen und asynchronen TBL-Phasen (Online und vor Ort)
Die gezielte Förderung sozialer Präsenz zieht sich in Blended TBL durch alle Modalitäten und Kursphasen. Bereits in der asynchronen Vorbereitungsphase erleichtern kurze Vorstellungsforen oder das Teilen erster Gedanken zum Thema den persönlichen Kontakt; eine sichtbar engagierte Lehrperson stärkt dabei das Gefühl gegenseitiger Wahrnehmung (Parrish et al., 2021) Strukturierte Prompt-Aufgaben dienen als Brücke in die erste synchrone Sitzung und fördern frühzeitigen Austausch (Richardson & Swan, 2003). In synchronen Phasen – online via Videokonferenz oder vor Ort – lässt sich soziale Präsenz am stärksten vertiefen. Breakout-Räume mit klaren Rollen (Moderation, Zeitwache) unterstützen den Vertrauensaufbau, sofern die Lehrperson präsent bleibt und Feedbackschleifen einplant (Hayer, 2024). Beim tRAT zwingt die Konsensfindung zu wechselseitiger Kommunikation; anschließend vertieft die tAPP durch das gemeinschaftliche Lösen komplexer Fälle den Gruppenzusammenhalt (Parrish et al., 2021). Entscheidend ist ein kohärentes Übergangsdesign, sodass Diskussionen aus Onlinesitzungen im Präsenzraum oder umgekehrt weiterlaufen und der soziale „Faden" nicht abreißt – ein zentrales Qualitätsmerkmal für Blended TBL.

Herausforderungen und Strategien zur Förderung sozialer Präsenz
Die Stärkung sozialer Präsenz in Blended TBL bringt spezifische Herausforderungen mit sich, doch lassen sich diese mit fundierten Maßnahmen gezielt adressieren. Die räumliche und zeitliche Entkopplung während der Online-Phasen kann Isolation und Motivationsverluste begünstigen (Kreijns et al., 2023). Textbasierte Kanäle erhöhen zugleich das Risiko von Fehlinterpretationen, weil Mimik und Gestik fehlen. Werden soziale Impulse vernachlässigt, sinken Gruppenkohäsion und Lernzufriedenheit; ein Übermaß an „Small Talk" wiederum lenkt von den Lernzielen ab (Matter et al., 2023). In multinationalen Pflegeteams erschweren unterschiedliche Sprach- und Kulturroutinen zusätzlich den Diskurs (Tonheim et al., 2024). Im weiteren Kursverlauf bewährt sich klare Aufgaben- und Rollenverteilung. Teamverträge, in denen Verantwortlichkeiten, Deadlines und Feedbackwege gemeinsam festgelegt werden, verbessern Verbindlichkeit und adressieren interkulturelle Missverständnisse (Kozan & Richardson, 2014). Die sichtbare Lehrpräsenz bleibt zentral: Kurze Videonachrichten, zeitnahe Antworten in Foren und moderierte Diskussionen vermitteln „Realness" der Lehrperson und modellieren wertschätzende Interaktion.

Für synchrone Phasen empfehlen sich Breakout-Räume mit festgelegten Rollen (Moderation, Zeitwache). Eine systematische Review aus der Pflegepädagogik zeigt, dass solche Settings Vertrauen aufbauen und die Qualität kollaborativer Problemlösung steigern (Hayer, 2024). Multikanal-Kommunikation (Chat + Video + gemeinsam editierbare Dokumente) ermöglicht, dass Lernende den jeweils passenden Kanal für Rückfragen und Diskussion wählen; so lassen sich unterschiedliche Präferenzen besser ausbalancieren. Schließlich sichern regelmäßige Peer- und Selbstevaluationen die Funktionsfähigkeit des Teams und decken Rollendiffusion frühzeitig auf; positive Effekte auf Engagement und Leistung wurden im Online-TBL mehrfach belegt (Parrish et al., 2021). Damit wird deutlich: Soziale Präsenz ist kein „Nebenprodukt", sondern erfordert kontinuierliche didaktische Aufmerksamkeit über alle Modalitäten hinweg, um das kollaborative Potenzial von TBL auch in hybriden Pflegestudiengängen vollständig auszuschöpfen.

9.5.3 Kognitive Präsenz: den Denk- und Lernprozess strukturieren

Definition und Ziel kognitiver Präsenz
Während die soziale Präsenz das soziale Fundament legt, steht die kognitive Präsenz im Zentrum des eigentlichen Lernprozesses innerhalb einer Community-of-Inquiry. Sie beschreibt das Ausmaß, in dem die Lernenden in der Lage sind, Bedeutungen durch kontinuierliche Reflexion und kritischen Diskurs gemeinsam zu konstruieren und zu bestätigen (Garrison et al., 2001). Es geht also um die Qualität und Tiefe der Auseinandersetzung mit den Lerninhalten und den Beiträgen anderer. Ziel der Förderung kognitiver Präsenz in Blended TBL ist es, die Lernenden über die reine Wissensaufnahme hinaus zu höheren Denkprozessen wie Analyse, Synthese und Bewertung anzuregen und sie zu befähigen, komplexe Probleme zu lösen

9.5 Das Community-of-Inquiry-Modell als Rahmen für Blended TBL

und fundierte Entscheidungen zu treffen – Kernkompetenzen nicht nur in der Pflegebildung (Vaughan et al., 2023). Kognitive Präsenz entwickelt sich nicht zufällig, sondern folgt typischerweise einem strukturierten Prozess.

Die vier Phasen des praktischen Forschens („Practical Inquiry Model")
Das Modell des praktischen Forschens („Practical Inquiry Model"), abgeleitet aus John Deweys Arbeiten zum reflektierenden Denken, bietet eine Struktur zur Beschreibung der Entwicklung kognitiver Präsenz (Garrison et al., 2001; Vaughan et al., 2023). Es umfasst vier ineinandergreifende Phasen:

1. Auslösendes Ereignis: Diese Phase markiert den Beginn des Forschungsprozesses. Ein Problem, eine Frage, ein Dilemma oder eine beobachtete Diskrepanz weckt die Neugier und fordert zur Auseinandersetzung heraus. Die Lehrperson initiiert diese Phase oft durch gezielte Aufgabenstellungen oder herausfordernde Fragen, die auf den beabsichtigten Lernergebnissen basieren.
2. Exploration: Angestoßen durch das auslösende Ereignis, beginnen die Lernenden, das Problem zu erkunden. Sie suchen nach Informationen, tauschen Ideen und Perspektiven aus, stellen erste Vermutungen an und versuchen, die Natur des Problems zu verstehen. Diese Phase ist oft durch divergentes Denken gekennzeichnet, bei dem verschiedene Standpunkte und Lösungsmöglichkeiten gesammelt werden.
3. Integration: In dieser Phase beginnen die Lernenden, die gesammelten Ideen und Informationen zu verbinden und zu strukturieren. Sie konstruieren aktiv Bedeutung, indem sie Beziehungen zwischen Konzepten herstellen, Argumente entwickeln und verschiedene Perspektiven abwägen. Ziel ist es, zu einem kohärenteren Verständnis oder zu möglichen Lösungswegen zu gelangen. Diese Phase ist stärker durch konvergentes Denken geprägt.
4. Schlussfolgerung: Die letzte Phase beinhaltet das Ziehen von Schlussfolgerungen und idealerweise die Anwendung des neu gewonnenen Verständnisses. Dies kann die Entscheidung für eine spezifische Lösung, die Formulierung einer Hypothese oder die Anwendung des Gelernten in einem neuen Kontext beinhalten. Diese Phase ist oft deduktiv und kann direkt in praktisches Handeln münden oder zu neuen auslösenden Ereignissen führen, wodurch der Zyklus des Forschens erneut beginnt.

Verknüpfung der kognitiven Präsenzphasen mit den TBL-Phasen in Blended Settings
Die Struktur des TBL-Prozesses lässt sich gut mit den Phasen des „Practical Inquiry Models" in Verbindung bringen, was die Förderung kognitiver Präsenz unterstützt. Die Vorbereitungsphase dient primär dazu, die auslösenden Ereignisse zu schaffen. Durch die Bereitstellung relevanter Materialien und klar formulierter beabsichtigter Lernergebnisse werden die Lernenden mit dem Problemfeld konfrontiert und zur initialen Auseinandersetzung angeregt. Die Bereitschaftssicherungsphase (RAP), insbesondere der Team-Test (tRAT) und das Einspruchsverfahren, ist ein zentraler Ort für die Exploration. Hier tauschen die Lernenden ihr Verständnis aus, diskutie-

ren unterschiedliche Sichtweisen, suchen nach Belegen und identifizieren Wissenslücken. Bereits hier beginnt auch die Integration, wenn Teams Argumente abwägen und zu einer gemeinsamen Antwort finden müssen. Die Klärungsphase durch die Lehrperson unterstützt diesen Übergang, indem sie wesentliche Punkte zusammenfasst und offene Fragen klärt. Die Anwendungsphase (tAPP) ist dann der primäre Ort für vertiefte Integration und Schlussfolgerung. Die Bearbeitung komplexer, authentischer Probleme anhand des 4S-Prinzips erfordert von den Teams, ihr Wissen zu synthetisieren, kritisch zu bewerten, fundierte Entscheidungen zu treffen und diese zu begründen (Michaelsen & Sweet, 2008; Vaughan et al., 2023). Die simultane Präsentation und die anschließende Diskussion fördern den Vergleich verschiedener Lösungswege und die Anwendung des Gelernten. In Blended Settings können asynchrone Online-Diskussionen die Exploration und erste Integrationsschritte unterstützen, während synchrone Sessions (online oder vor Ort) besonders geeignet sind für die intensive Aushandlung im tRAT und die dynamische Diskussion in der tAPP, um zu Integration und Resolution zu gelangen.

Strategien zur Förderung höherer Phasen kognitiver Präsenz in Blended TBL
Eine Herausforderung im CoI-Modell und oft auch in der TBL-Praxis ist es, die Lernenden über die Explorationsphase hinaus zu den anspruchsvolleren Phasen der Integration und Schlussfolgerung zu führen (Garrison, 2017; Vaughan et al., 2023). Lehrpersonen können dies durch verschiedene Strategien gezielt fördern. Eine sorgfältige Gestaltung tAPP nach dem 4S-Prinzip ist essenziell. Die Aufgaben müssen komplex genug sein, um höheres Denken zu erfordern („Higher-Order Thinking Skills", HOTS), und eine spezifische, begründbare Entscheidung verlangen (Michaelsen & Sweet, 2008). Hierbei eignen sich beispielsweise gut konstruierte Single-Best-Answer-Fragen (SBA-Fragen), die über reines Faktenwissen hinausgehen und von den Teams verlangen, Informationen zu analysieren, zu bewerten und die plausibelste Option auszuwählen und zu begründen. Ebenso förderlich sind „Unfolding Case Studies", eine in der Gesundheitsbildung verbreitete Methode, bei der sich Fallbeispiele schrittweise entwickeln und die Teams zwingen, neue Informationen zu integrieren, ihre bisherigen Einschätzungen zu überprüfen und ihre Entscheidungen anzupassen, was Analyse-, Bewertungs- und Syntheseleistungen erfordert.

Die Moderation der Diskussionen durch die Lehrperson spielt ebenfalls eine wichtige Rolle. Gezielte Fragen, die zum Verbinden von Ideen anregen („Wie hängt das zusammen?", „Was sind die Konsequenzen?", „Was sind die Prioritäten?"), das Zusammenfassen von Diskussionssträngen und das explizite Einfordern von Begründungen können die Integration fördern. Das Modellieren von Denkprozessen durch die Lehrperson, indem sie selbst Lösungswege aufzeigt oder Bewertungen vornimmt, kann ebenfalls hilfreich sein. In Blended Settings können asynchrone Werkzeuge wie Foren oder kollaborative Dokumente genutzt werden, um den Integrationsprozess durch schriftliche Reflexion und das schrittweise Aufbauen von Argumenten zu unterstützen. Synchrone Sessions sollten bewußt genutzt werden, um durch intensive Diskussionen und Debatten zu tiefer gehenden Einsichten und fundierten Schlussfolgerungen zu gelangen. Schließlich ist auch das Feedback entscheidend: Indem Lehrpersonen nicht nur die Korrektheit von Antworten bewerten, sondern auch die Qualität der Argumentation und des Integrationsprozesses rückmelden, unterstützen sie die Entwicklung kognitiver Präsenz auf höheren Stufen.

9.5.4 Lehrpräsenz: den Lernprozess bewusst gestalten und leiten

Definition und Funktion der Lehrpräsenz als integrierendes Element

Die Lehrpräsenz ist das dritte und integrative Element des Community-of-Inquiry-Modells. Sie ist entscheidend dafür, die soziale und die kognitive Präsenz so zu verbinden und zu lenken, dass persönlich bedeutsame und bildungsrelevante Lernergebnisse erzielt werden. Lehrpräsenz ist die Kraft, die die Elemente einer Lerngemeinschaft zusammenführt und sicherstellt, dass die Lernprozesse zielgerichtet verlaufen und mit den beabsichtigten Lernergebnissen übereinstimmen (Vaughan et al., 2023). Sie umfasst alle Handlungen, die darauf abzielen, die Lernerfahrung zu strukturieren, den Diskurs zu fördern und den Lernfortschritt zu begleiten und zu bewerten. Obwohl Lehrpersonen diese Rolle maßgeblich initiieren und gestalten, ist Lehrpräsenz in einer funktionierenden Lerngemeinschaft eine geteilte Verantwortung, an der sich idealerweise auch die Lernenden aktiv beteiligen, indem sie beispielsweise Diskussionen moderieren oder Peers unterstützen (Garrison, 2017). Sie manifestiert sich in drei zentralen Aufgabenbereichen: dem Lerndesign und der Organisation, der Unterstützung und Moderation sowie der Direkten Instruktion.

Lerndesign und Organisation: Strukturierung des Blended TBL-Prozesses

Dieser Aspekt der Lehrpräsenz bezieht sich auf die Planungs- und Strukturierungsaufgaben, die größtenteils vor Beginn und während des TBL-Moduls anfallen. Dazu gehört die sorgfältige Auswahl und Gestaltung der Lerninhalte und -materialien für die Vorbereitungsphase, die Formulierung klarer beabsichtigter Lernergebnisse, sowie die Planung der Lernaktivitäten in den einzelnen Phasen (Vorbereitung, RAP, tAPP). Eine zentrale Rolle spielt hierbei das Prinzip des Constructive Alignment. Lehrpersonen müssen sicherstellen, dass die beabsichtigten Lernergebnisse, die Lehr-Lern-Aktivitäten (inklusive der TBL-Prozessschritte) und die Leistungsnachweise (iRAT, tRAT, tAPP-Leistungen, Peer Assessment) kohärent aufeinander abgestimmt sind. Was in den beabsichtigten Lernergebnissen als zu erreichende Fähigkeit definiert wird, muss in den Aktivitäten geübt und in den Prüfungen nachgewiesen werden können (Biggs, 2014). Ebenso wichtig ist ein durchdachtes „Scaffolding", also das Bereitstellen von unterstützenden Strukturen und Hilfestellungen, die den Lernenden helfen, den Blended TBL-Prozess erfolgreich zu durchlaufen (Joosten et al., 2021). Dies beinhaltet eine klare Kommunikation über den Ablauf, die Erwartungen, die Zeitrahmen für synchrone und asynchrone Phasen sowie die Nutzung der eingesetzten Technologien. Transparente und gut strukturierte Lernpfade, insbesondere im Online-Teil, helfen den Lernenden, sich zu orientieren und motiviert zu bleiben.

Unterstützung und Moderation: den Diskurs fördern und begleiten
Während Lerndesign die Struktur vorgibt, fokussiert Unterstützung und Facilitation auf die Begleitung des eigentlichen Lernprozesses und die Förderung des kritischen Diskurses innerhalb der Lerngemeinschaft. Dies ist eine zentrale Aufgabe, um insbesondere die soziale und kognitive Präsenz zu fördern. Lehrpersonen schaffen ein unterstützendes Lernklima, in dem sich Lernende sicher fühlen, Fragen zu stellen, Ideen auszutauschen und auch respektvoll zu widersprechen (Garrison, 2017; Vaughan et al., 2023). Dazu gehören das Ermutigen zur Teilnahme, das Anerkennen von Beiträgen und das Schaffen von Gelegenheiten für Interaktion. Die aktive Moderation ist sowohl in synchronen Phasen (online oder vor Ort, z. B. bei tRAT-Diskussionen oder tAPP-Präsentationen) als auch in asynchronen Phasen (z. B. in Online-Diskussionsforen) erforderlich. Die Lehrperson stellt vertiefende Fragen, regt unterschiedliche Perspektiven an, hält Diskussionen auf Kurs und fasst bei Bedarf zusammen. Dabei ist eine Balance zwischen Leiten und studentischer Autonomie wichtig. Ziel ist es, den Diskurs so zu lenken, dass er produktiv bleibt und die Lernenden zu tieferem Verständnis gelangen, ohne jedoch die studentische Initiative und Selbststeuerung zu unterdrücken (Vaughan et al., 2023). Die Lehrperson sollte eingreifen, wenn Diskussionen stagnieren oder vom Thema abkommen, aber den Lernenden auch Raum geben, eigene Lösungswege zu finden und Verantwortung für den gemeinsamen Lernprozess zu übernehmen.

Direkte Instruktion: inhaltliche Expertise einbringen und Klärung schaffen
Direkte Instruktion im CoI-Kontext bedeutet nicht primär das Halten von Vorlesungen, sondern das gezielte Einbringen von Fachwissen und Expertise durch die Lehrperson, um den Lernprozess zu unterstützen und zu vertiefen (Anderson et al., 2001). Dies ist besonders dann wichtig, wenn Lernende auf inhaltliche Schwierigkeiten stoßen oder Missverständnisse auftreten. Zu den Aufgaben gehören das Fokussieren von Diskussionen auf zentrale Konzepte, das Zusammenfassen wichtiger Erkenntnisse (z. B. nach RAP oder tAPP), das Diagnostizieren von Missverständnissen und das gezielte Anbieten von Erklärungen oder zusätzlichen Ressourcen. Ein weiterer wesentlicher Aspekt ist das Geben von gezieltem Feedback, sowohl formativer Art während des Prozesses als auch summativer Art zur Beurteilung der Leistung. Dieses Feedback sollte zeitnah erfolgen und den Lernenden helfen, ihre Stärken und Schwächen zu erkennen und ihren Lernprozess anzupassen. Wie bereits erwähnt, ist Lehrpräsenz nicht allein Aufgabe der Lehrperson. Auch Lernende können und sollen direkte Instruktion leisten, indem sie beispielsweise ihr Wissen in Teamdiskussionen einbringen, Peers bei Verständnisproblemen helfen oder Ergebnisse aus Recherchen präsentieren. Diese geteilte Lehrpräsenz ist ein wichtiges Merkmal einer reifen Lerngemeinschaft und entlastet die Lehrperson, während sie gleichzeitig die Autonomie und Kompetenz der Lernenden stärkt.

9.5.5 Synthese: das Zusammenspiel der Präsenzen und Shared Metacognition in Blended TBL

Die vorangegangenen Abschnitte haben die soziale, kognitive und Lehrpräsenz als separate Elemente des Community-of-Inquiry-Modells beleuchtet. In der Praxis wirken diese jedoch nicht isoliert, sondern stehen in einer dynamischen Interaktion und beeinflussen sich gegenseitig maßgeblich (Garrison et al., 2001; Vaughan et al., 2023). Eine starke soziale Präsenz schafft das nötige Vertrauen für einen offenen kognitiven Diskurs. Eine gut gestaltete Lehrpräsenz strukturiert und moderiert diesen Diskurs, um die kognitive Präsenz auf höhere Ebenen zu heben. Umgekehrt kann ein erfolgreicher kognitiver Austausch den Gruppenzusammenhalt (soziale Präsenz) stärken und die Notwendigkeit direkter Instruktion durch die Lehrperson reduzieren, wenn Lernende zunehmend Verantwortung übernehmen (Lehrpräsenz). In Blended TBL-Umgebungen ermöglicht die gezielte Nutzung unterschiedlicher synchroner und asynchroner Formate sowie von Online- und Vor-Ort-Settings eine flexible Ausgestaltung dieses Zusammenspiels, um die jeweiligen Stärken der verschiedenen Modalitäten für soziale Verbindung, tiefe Reflexion und effektive Kollaboration zu nutzen (Garrison & Vaughan, 2008).

Ein zentrales Konzept, das an der Schnittstelle dieser dynamischen Interaktion, insbesondere zwischen kognitiver und Lehrpräsenz, entsteht und für das Verständnis fortgeschrittener Lernprozesse in kollaborativen Umgebungen wie TBL entscheidend ist, ist die geteilte Metakognition („Shared Metacognition") (Vaughan et al., 2023). Metakognition bezeichnet generell das „Denken über das eigene Denken", also die Fähigkeit, eigene kognitive Prozesse zu überwachen und zu steuern (Vaughan et al., 2023, S. 17). Im Kontext kollaborativen Lernens erweitert sich dieses Konzept zur geteilten Metakognition. Sie umfasst das Bewusstsein und die Steuerung des Lernprozesses nicht nur auf individueller Ebene, sondern auch auf der Ebene der Gruppe. Vaughan et al. (2023) definieren geteilte Metakognition als einen Prozess mit zwei interdependenten Komponenten: Selbstregulation und Ko-Regulation. Beide Komponenten beinhalten jeweils eine Überwachungsfunktion (Monitoring) – also die Wahrnehmung und das Bewusstsein über den eigenen bzw. den gemeinsamen Lernprozess, das Verständnis und mögliche Schwierigkeiten – und eine Managementfunktion (Managing) – also das aktive und strategische Eingreifen zur Steuerung und Optimierung des Lernens, sei es individuell oder gemeinsam im Team (Vaughan et al., 2023). Geteilte Metakognition ist somit der Prozess, durch den Lernende gemeinsam Verantwortung für ihren Lernfortschritt übernehmen und diesen aktiv gestalten.

Die Struktur von TBL bietet inhärent vielfältige Ansatzpunkte zur Förderung geteilter Metakognition in Blended Settings. Der individuelle Test (iRAT) fordert explizit die Selbstregulation (Monitoring des eigenen Verständnisses). Der unmittelbar folgende Team-Test (tRAT) initiiert die Ko-Regulation: Teammitglieder müssen das Verständnis der Gruppe überwachen (Monitoring), unterschiedliche Wissensstände erkennen, Argumente austauschen und gemeinsam Strategien zur

Lösungsfindung entwickeln (Managing) (vgl. Parmelee et al., 2012). Das Einspruchsverfahren verstärkt dies, indem es Teams dazu anregt, gemeinsam die Qualität von Fragen und Materialien zu bewerten und ihr Verständnis argumentativ zu verteidigen (Michaelsen & Sweet, 2008). Die Anwendungsphase (tAPP) erfordert dann auf hohem Niveau geteilte Metakognition: Teams müssen komplexe Probleme gemeinsam analysieren, Lösungsstrategien planen und bewerten (Monitoring und Managing auf Gruppenebene) und zu einer fundierten, gemeinsamen Entscheidung gelangen (Vaughan et al., 2023). Die bewusste Gestaltung der drei Präsenzen durch die Lehrperson kann diesen Prozess weiter unterstützen. Eine hohe soziale Präsenz schafft das Vertrauen für offene metakognitive Äußerungen im Team. Eine Lehrpräsenz, die zum Reflektieren über den Lernprozess anregt (z. B. durch Fragen wie: „Wie seid ihr zu dieser Lösung gekommen?", „Was hat euch geholfen?", „Wo gab es Schwierigkeiten im Team?"), die Ko-Regulation modelliert und Feedback nicht nur zum Ergebnis, sondern auch zum Prozess gibt, fördert die Entwicklung metakognitiver Fähigkeiten bei den Lernenden (Vaughan et al., 2023).

Zusammenfassend lässt sich sagen, dass das CoI-Modell mit seinen drei Präsenzen und dem Konzept der geteilten Metakognition einen wertvollen Rahmen bietet, um die Qualität und Wirksamkeit von Blended TBL in der Pflegebildung zu verstehen und gezielt zu verbessern. Indem Lehrpersonen die soziale, kognitive und Lehrpräsenz bewusst gestalten und die Entwicklung von Selbst- und Ko-Regulation fördern, können sie Lernumgebungen schaffen, die nicht nur fachliches Wissen und Problemlösefähigkeiten vermitteln, sondern auch zentrale überfachliche Kompetenzen wie Teamfähigkeit, Kommunikationsvermögen und die Fähigkeit zur selbstgesteuerten Weiterentwicklung stärken – allesamt entscheidende Voraussetzungen für eine erfolgreiche Berufstätigkeit in der modernen Pflege.

9.6 Praktische Umsetzung, Stolpersteine und Lösungsansätze

Mit der theoretischen Fundierung durch das Community-of-Inquiry-Modell und das Konzept der geteilten Metakognition ist ein robuster Rahmen für die Gestaltung effektiver Blended- und Online-Team-Based-Learning- (TBL-)Arrangements gegeben. Der erfolgreiche Transfer dieser anspruchsvollen Lehr-/Lernstrategie in die Bildungspraxis, insbesondere in komplexen Feldern wie der Pflegebildung, ist jedoch unweigerlich mit spezifischen Herausforderungen und praktischen Hürden verbunden. Eine sorgfältige Auseinandersetzung mit diesen potenziellen Schwierigkeiten und deren proaktive Adressierung sind für die Ausschöpfung des vollen Potenzials von Blended und Online TBL für die Kompetenzentwicklung von Pflegenden unerlässlich. Ziel dieses Abschnitts ist daher die Beleuchtung typischer Stolpersteine bei der Implementierung von TBL in Blended- und reinen Online-Settings, die Darstellung bewährter Lösungsansätze und die Diskussion kritischer Erfolgsfaktoren für eine nachhaltige Verankerung dieser Methoden in der Pflegebildung.

9.6.1 Typische Hindernisse bei der Umsetzung

Die Implementierung von Team-Based Learning (TBL) in Blended- oder reinen Online-Formaten birgt trotz ihres Potenzials spezifische Herausforderungen, die sowohl Lehrende als auch Lernende und die Institution betreffen (vgl. Hege et al., 2020). Eine frühzeitige Identifikation dieser potenziellen Hindernisse ist essenziell für eine erfolgreiche Umsetzung in der Pflegebildung. Ein wiederkehrendes Problemfeld stellt die technologische Infrastruktur dar. Die Durchführung von Online TBL-Phasen, sei es für die Bereitschaftssicherungsphase (RAP) oder kollaborative Anwendungsaufgaben (tAPP), erfordert eine stabile und flächendeckende Internetverbindung sowie den Zugang zu geeigneten Endgeräten für alle Beteiligten.

Eng verbunden mit der Technologie sind die notwendigen Kompetenzen auf Seiten der Lehrenden und Lernenden. Eine unterschiedliche digitale Grundkompetenz und Mediennutzungsgewohnheiten können den reibungslosen Ablauf von Online TBL-Aktivitäten erheblich erschweren (vgl. Regmi & Jones, 2020). Lehrende sehen sich mit der Notwendigkeit konfrontiert, neue pädagogische Fähigkeiten für die Gestaltung und Moderation von Blended und Online TBL effektiv zu entwickeln. Die bloße Übertragung von Lernformen vor Ort in den Online-Raum greift hier oft zu kurz und erfordert eine spezifische didaktische Expertise (Joosten et al., 2021).

Auf institutioneller Ebene können fehlende strategische Rahmenbedingungen und mangelnde Unterstützung die Implementierung von Blended oder Online TBL behindern. Unklare Richtlinien bezüglich der Anrechnung von Online-Lehranteilen oder des Verhältnisses von Online- zu Präsenzlehre können zu Unsicherheiten bei Lehrenden führen. Zudem besteht oft die Sorge vor einem erhöhten Arbeitsaufwand, sowohl bei der erstmaligen Erstellung hochwertiger digitaler Lernmaterialien und Aufgaben. Ohne klare Rückendeckung durch die Führung und die Bereitstellung ausreichender Ressourcen (zeitlich, personell, finanziell) besteht die Gefahr, dass Lehrende aus Überlastung oder Mangel an Unterstützung an traditionellen Lehrformen festhalten. Auch Widerstände gegen pädagogische Veränderungen im Kollegium oder auf Leitungsebene können ein erhebliches Hindernis darstellen (Carrasco et al., 2019).

Schließlich ergeben sich Herausforderungen direkt aus der Perspektive der Lernenden. Die für TBL zentrale individuelle Verantwortlichkeit für die Vorbereitung kann in rein online oder stark online-gewichteten Formaten schwerer aufrechtzuerhalten sein, wenn die soziale Kontrolle oder der direkte Anreiz durch synchrone Sequenzen geringer ist (vgl. Burgess et al., 2020). In rein virtuellen Teams kann es zudem schwieriger sein, schnell Vertrauen aufzubauen und eine effektive Teamkohäsion zu entwickeln, was durch das Fehlen nonverbaler Kommunikation und spontaner Interaktionen begünstigt wird. Das Risiko von Missverständnissen in der schriftlichen Kommunikation oder das Gefühl der Isolation können die Teamarbeit zusätzlich erschweren. Auch studentische Präferenzen für vertraute Lehrformate wie Vorlesungen können anfänglich zu Widerständen gegen den aktiven und eigenverantwortlichen Charakter von Blended oder Online TBL führen (Carrasco et al., 2019).

9.6.2 Bewährte Lösungsansätze

Den im vorherigen Abschnitt skizzierten Herausforderungen bei der Implementierung von Team-Based Learning (TBL) in Blended- und reinen Online-Formaten kann mit einer Reihe von Strategien und didaktischen Prinzipien begegnet werden. Eine sorgfältige Planung und ein durchdachtes didaktisches Design bilden hierfür die Grundlage. Die konsequente Sicherstellung des Constructive Alignment ist fundamental, um kohärente und zielgerichtete Blended TBL-Module zu schaffen. Von zentraler Bedeutung ist dabei die bewusste und sinnvolle Integration der Online- und Phasen vor Ort bzw. der synchronen und asynchronen Elemente, sodass diese sich gegenseitig ergänzen und verstärken – „Closing the Loop". Um Lernende, insbesondere in der flexiblen Online-Umgebung, nicht zu überfordern und ihnen Orientierung zu geben, ist ein klares „Scaffolding" unerlässlich. Dies beinhaltet eine transparente Kommunikation von Erwartungen, Zeitrahmen und Abläufen sowie eine gut strukturierte Lernumgebung.

Die erfolgreiche Umsetzung von Blended oder Online TBL erfordert spezifische Kompetenzen, deren Entwicklung aktiv unterstützt werden muss. Umfassende und praxisorientierte Weiterbildungsangebote für Lehrpersonen sind unerlässlich. Diese sollten über rein technische Schulungen hinausgehen und sich insbesondere auf die didaktischen Aspekte der Gestaltung und Moderation von Blended TBL konzentrieren, einschließlich Strategien zur Förderung von Online-Interaktion und Teamarbeit (Hege et al., 2020). Idealerweise erleben die Lehrenden im Rahmen ihrer Weiterbildung selbst Blended Learning-Formate, um die Perspektive der Lernenden nachvollziehen zu können. Parallel dazu benötigen Lernende gegebenenfalls Unterstützung beim Erwerb oder der Vertiefung digitaler Kompetenzen und insbesondere bei Strategien zum selbstregulierten Lernen und zur effektiven Zusammenarbeit in virtuellen Teams (Regmi & Jones, 2020).

Um dem potenziellen Mangel an Verbindlichkeit und Engagement in Blended/Online-Settings entgegenzuwirken, haben sich verschiedene Maßnahmen bewährt. Eine klare Verknüpfung der individuellen und Team-Leistungen in der Bereitschaftssicherungsphase (RAP) mit der Kursnote erhöht nachweislich die Motivation der Lernenden, sich adäquat vorzubereiten (vgl. Burgess et al., 2020). Gleichzeitig fördert die Gestaltung von herausfordernden, aber relevanten Anwendungsaufgaben (tAPPs) nach dem 4S-Prinzip das Engagement und die tiefer gehende Auseinandersetzung mit den Lerninhalten (Michaelsen & Sweet, 2008). Besonders in Online-Umgebungen ist die aktive Förderung der sozialen Präsenz und des Teamzusammenhalts zentral. Dies kann durch gezielte Teambuilding-Aktivitäten zu Beginn, die Etablierung klarer Kommunikationsregeln, die Nutzung von Teamverträgen und eine aufmerksame, unterstützende Moderation durch die Lehrperson erreicht werden, welche die Interaktion und den Aufbau von Vertrauen fördert (Vaughan et al., 2023).

Schließlich ist die Implementierung von Mechanismen für kontinuierliche Evaluation und iterative Verbesserung ein wichtiger Baustein für den langfristigen Erfolg. Regelmäßiges Feedback von Lernenden und Lehrenden während des Kursverlaufs, beispielsweise durch kurze Online-Umfragen oder strukturierte Debriefings, ermöglicht die frühzeitige Erkennung von Problemen oder Unzufriedenheiten. Die Analyse von Nutzungsdaten aus dem Lernmanagementsystem („Learning Analytics") kann zusätzliche Einblicke in das Lernverhalten und potenzielle Schwierigkeiten liefern, wobei Datenschutzaspekte stets zu beachten sind (Hege et al., 2020). Diese formative Evaluation erlaubt es, den Kurs oder das Modul bei Bedarf zeitnah anzupassen und bildet die Grundlage für eine systematische Weiterentwicklung des Blended TBL-Angebots.

9.6.3 Erfolgsfaktoren für nachhaltige Implementierung

Während spezifische Lösungsansätze helfen können, unmittelbare Hindernisse bei der Einführung von Blended oder Online TBL zu überwinden, erfordert die nachhaltige und erfolgreiche Verankerung dieser Lehr-/Lernstrategie in der Pflegeausbildung das Zusammenspiel mehrerer grundlegender Erfolgsfaktoren. Diese schaffen das notwendige Fundament und Ökosystem, damit Blended und Online TBL ihr volles Potenzial entfalten und dauerhaft zum Einsatz kommen können. Ein zentraler Erfolgsfaktor ist die hochwertige didaktische Konzeption, die über die reine Anwendung der TBL-Struktur hinausgeht. Nachhaltig wirksame Blended/Online TBL-Arrangements basieren auf einer konsequent lernerzentrierten, aktiven Pädagogik (Joosten et al., 2021) und einer sorgfältigen Ausrichtung aller Elemente am Prinzip des Constructive Alignment. Entscheidend ist hierbei die bewusste Gestaltung im Sinne des Community-of-Inquiry-Frameworks: Das gezielte Fördern einer starken sozialen, kognitiven und lehrenden Präsenz sowie insbesondere die Kultivierung von geteilter Metakognition ermöglichen tiefgreifende, kollaborative Lernprozesse und unterscheiden qualitativ hochwertige Implementierungen von rein technisch oder strukturell orientierten Ansätzen (Vaughan et al., 2023).

Eng damit verbunden ist die Etablierung einer positiven und produktiven Teamkultur. Da TBL stark auf der Interaktion in festen Teams beruht, ist deren Funktionsfähigkeit ein kritischer Faktor. Erfolgreiche und nachhaltig wirksame Blended/Online TBL-Implementierungen zeichnen sich dadurch aus, dass es gelingt, auch über Distanz ein Klima von Vertrauen, psychologischer Sicherheit und gegenseitigem Respekt zu schaffen. Dies wird durch TBL-Strukturelemente wie stabile, heterogen zusammengesetzte Teams und transparente Peer Assessment unterstützt, erfordert jedoch eine kontinuierliche Aufmerksamkeit für gruppendynamische Prozesse seitens der Lehrenden. Eine solche Kultur ermöglicht erst den offenen Diskurs und die ko-regulativen Prozesse, die für das gemeinsame Lernen im RAP und tAPP notwendig sind.

Ein weiterer nicht zu unterschätzender Faktor sind kompetente und unterstützte Lehrpersonen. Die erfolgreiche Durchführung von Blended oder Online TBL stellt hohe Anforderungen an die Lehrenden. Sie benötigen nicht nur fachliche Expertise und Kenntnisse der TBL-Methode, sondern auch spezifische didaktische Kompetenzen für die Gestaltung und Moderation technologiegestützter, kollaborativer Lernumgebungen sowie Sicherheit im Umgang mit den eingesetzten digitalen Werkzeugen. Eine nachhaltige Implementierung setzt daher voraus, dass Lehrende nicht nur einmalig geschult werden, sondern kontinuierliche Unterstützung, Weiterbildungsmöglichkeiten und Gelegenheiten zum kollegialen Austausch erhalten (Hege et al., 2020).

Isolierte Einzelinitiativen sind selten nachhaltig. Daher ist die institutionelle Verankerung und Unterstützung ein entscheidender Erfolgsfaktor für die breite und dauerhafte Etablierung von Blended oder Online TBL. Dies erfordert ein klares Bekenntnis der Hochschul- oder Schulleitung, die Integration von Blended Learning in die strategische Ausrichtung und in curriculare Vorgaben, die Bereitstellung adäquater personeller, zeitlicher und finanzieller Ressourcen sowie den Aufbau verlässlicher Support-Strukturen. Nur wenn Blended TBL als integraler Bestandteil der Lehre wahrgenommen und gefördert wird, kann es sich langfristig etablieren.

Zuletzt basiert nachhaltiger Erfolg auf einer Kultur der kontinuierlichen Weiterentwicklung. Blended und Online TBL sind keine statischen Konzepte, sondern müssen regelmäßig evaluiert und an neue technologische Möglichkeiten, didaktische Erkenntnisse und die spezifischen Bedürfnisse der Lernenden und Lehrenden angepasst werden. Eine erfolgreiche Implementierung zeichnet sich daher durch etablierte Prozesse der systematischen Datenerhebung (z. B. über Befragungen und Nutzungsdatenanalysen), der gemeinsamen Reflexion dieser Ergebnisse und der Bereitschaft zur iterativen Verbesserung auf Kurs- und Programmebene aus (Hege et al., 2020). Eine solche fortlaufende Anpassungsfähigkeit ist essenziell, um langfristig eine hohe Qualität der Lehre sicherzustellen.

Zusammenfassend lässt sich festhalten, dass die nachhaltige Implementierung von Blended und Online TBL in der Pflegeausbildung von einem synergetischen Zusammenspiel dieser Faktoren abhängt. Eine hohe didaktische Qualität, eine funktionierende Teamkultur, kompetente und unterstützte Lehrpersonen, eine klare institutionelle Verankerung und eine Kultur der kontinuierlichen Verbesserung schaffen gemeinsam das notwendige Ökosystem, in dem diese anspruchsvolle, aber lernwirksame Methode ihr volles Potenzial entfalten kann.

9.7 Quintessenz

Die erfolgreiche Integration von Team-Based Learning in Blended- und Online-Lernumgebungen erfordert ein erweitertes Verständnis dessen, was zeitgemäßes Lernen ausmacht. Der Paradigmenwechsel von einer eindimensionalen zu einer mehrdimensionalen Betrachtung von Blended Learning, bei der technologische, zeitliche, räumliche und pädagogische Faktoren gleichermaßen berücksichtigt werden, bildet dabei das konzeptionelle Fundament. Erst diese differenzierte Sichtweise ermöglicht es, die Stärken des TBL-Ansatzes mit den Potenzialen digitaler Lernumgebungen so zu verbinden, dass sich beide Elemente gegenseitig verstärken und zu einer qualitativ neuen Lernerfahrung verschmelzen.

Das Community-of-Inquiry-Modell erweist sich dabei als besonders geeigneter theoretischer Rahmen. Durch das bewusste Zusammenspiel von sozialer, kognitiver und Lehrpräsenz entsteht eine tragfähige Lerngemeinschaft, die auch über räumliche und zeitliche Distanzen hinweg funktioniert. Von herausragender Bedeutung ist dabei das Konzept der geteilten Metakognition, das über individuelle Lernprozesse hinausgeht und die für die Pflegepraxis essenzielle Fähigkeit zur gemeinsamen Wissenskonstruktion und kollektiven Problemlösung systematisch fördert. Die strukturierten Phasen des TBL – von der individuellen Vorbereitung über die gemeinsame Bereitschaftssicherung bis zur kollaborativen Anwendung – bieten dabei ideale Gelegenheiten für die Entwicklung dieser überfachlichen Kompetenzen.

Die praktische Umsetzung von Blended TBL ist jedoch mit spezifischen Herausforderungen verbunden, die von technischen Hürden über fehlende Medienkompetenzen bis zu unzureichender institutioneller Verankerung reichen. Für den nachhaltigen Erfolg ist jedoch nicht die isolierte Bewältigung einzelner Hindernisse wichtig, sondern die Schaffung eines förderlichen Ökosystems. Dieses umfasst eine konsequent lernerzentrierte didaktische Konzeption, die sorgfältige Ausrichtung aller Elemente nach dem Prinzip des Constructive Alignment, kompetente und kontinuierlich unterstützte Lehrpersonen sowie eine institutionelle Kultur, die Innovation fördert und gleichzeitig Stabilität bietet.

Die Verbindung von Team-Based Learning mit modernen Blended Learning-Ansätzen ist letztlich mehr als eine methodische Weiterentwicklung: Sie verkörpert einen zukunftsweisenden Ansatz für die Gesundheitsbildung. Dieser verbindet die Entwicklung fachlicher Expertise untrennbar mit der Förderung kollaborativer und reflexiver Kompetenzen. In einer Berufswelt, die zunehmend von Komplexität, Wechselwirkungen zwischen verschiedenen Professionen und kontinuierlichem Wandel geprägt ist, bereitet dieser integrative Ansatz die Lernenden optimal auf die Anforderungen der modernen Praxis vor.

Literatur

Akyol, Z., & Garrison, D. R. (2011). Assessing metacognition in an online community of inquiry. *The Internet and Higher Education, 14*(3), 183–190.
Anderson, T., Rourke, L., Garrison, D. R., & Archer, W. (2001). Assessing teaching presence in a computer conferencing context. *Journal of Asynchronous Learning Networks (JALN), 5*(2).
Biggs, J. (2014). *Teaching for quality learning at university* (4. Aufl.). Open University Press.
Burgess, A., van Diggele, C., Roberts, C., & Mellis, C. (2020). Team-based learning: design, facilitation and participation. *BMC Medical Education, 20*(Suppl 2), Article 461.
Carrasco, G. A., Behling, K. C., & Lopez, O. J. (2019). Implementation of team-based learning: A tale of two new medical schools. *Medical Science Educator, 29*(4), 1201–1210.
Dziuban, C., Graham, C. R., Moskal, P. D., Norberg, A., & Sicilia, N. (2018). Blended learning: The new normal and emerging technologies. *International Journal of Educational Technology in Higher Education, 15*, Article 3.
Edmondson, A. (1999). Psychological safety and learning behavior in work teams. *Administrative Science Quarterly, 44*(2), 350–383.
Garrison, D. R. (2017). *E-Learning in the 21st Century* (3. Aufl.). Routledge.
Garrison, D. R., & Vaughan, N. D. (2008). *Blended learning in higher education: Framework, principles, and guidelines*. Jossey-Bass.
Garrison, D. R., Anderson, T., & Archer, W. (2000). Critical inquiry in a text-based environment: Computer conferencing in higher education. *The Internet and Higher Education, 2*(2–3), 87–105.
Garrison, D. R., Anderson, T., & Archer, W. (2001). Critical thinking, cognitive presence, and computer conferencing in distance education. *American Journal of Distance Education, 15*(1), 7–23.

Gavassa, S., Benabentos, R., Kravec, M., McDermott, J., & Khan, R. (2019). Closing the achievement gap in a large introductory course by balancing increased structure and active learning. *CBE—Life Sciences Education, 18*(1), ar8.

Hayer, D. (2024). Use of breakout rooms in synchronous online nurse education: A systematic review of the literature to identify implications for simulated practice learning. *Journal of Perspectives in Applied Academic Practice, 12*(3), 45–60.

Hege, I., Tolks, D., Adler, M., & Härtl, A. (2020). Blended learning: Ten tips on how to implement it into a curriculum in healthcare education. *GMS Journal for Medical Education, 37*(5), Doc45.

Hrastinski, S. (2019). What do we mean by blended learning? *TechTrends, 63*(5), 564–569.

Joosten, T., Weber, N., Baker, M., Schletzbaum, A., & McGuire, A. (2021). *Planning for a blended future: A research-driven guide for educators*. Every Learner Everywhere Network.

Kozan, K., & Richardson, J. C. (2014). Interrelationships between and among social, teaching, and cognitive presence. *The International Review of Research in Open and Distributed Learning, 15*(3), 262–279.

Kreijns, K., Yau, J., Weidlich, J., & Weinberger, A. (2023). Towards a comprehensive framework of social presence for online, hybrid, and blended learning. *Frontiers in Education, 8*, Article 1286594.

Lowenthal, P. R., & Snelson, C. (2017). In search of a better understanding of social presence: An investigation into how researchers define social presence. *Distance Education, 38*(2), 141–159.

Martin, F., Polly, D., & Ritzhaupt, A. (2020). Bichronous online learning: Blending asynchronous and synchronous online instruction. *EDUCAUSE Review, 55*(4), 46–47.

Matter, P., Leikert, N., & Heinrich, P. (2023, September). Depreciating the online experience: Relative evaluation of social presence in online, hybrid, and offline course environments. In *Proceedings of the 21st DELFI Conference* (S. 1–8).

Michaelsen, L. K., & Sweet, M. (2008). The essential elements of team-based learning. *New Directions for Teaching and Learning, 2008*(116), 7–27.

Parmelee, D. X., Michaelsen, L. K., Cook, S., & Hudes, P. D. (2012). Team-based learning: A practical guide: AMEE guide no. 65. *Medical Teacher, 34*(5), e275–e287.

Parrish, C. W., Guffey, S. K., Williams, D. S., Estis, J. M., & Lewis, D. (2021). Fostering cognitive presence, social presence and teaching presence with integrated online–team-based learning. *TechTrends, 65*(4), 473–484.

Picciano, A. G. (2022). Blended learning: A conceptual model. In A. G. Picciano & C. Dziuban (Hrsg.), *Blended learning: Research perspectives* (2. Aufl.). Routledge.

Regmi, K., & Jones, L. (2020). A systematic review of the factors – Enablers and barriers – Affecting e-learning in health sciences education. *BMC Medical Education, 20*, Article 91.

Richardson, J. C., & Swan, K. (2003). Examining social presence in online courses in relation to students' perceived learning and satisfaction. *Journal of Asynchronous Learning Networks, 7*(1), 68–88.

Rourke, L., Anderson, T., Garrison, D. R., & Archer, W. (2001). Assessing social presence in asynchronous text-based computer conferencing. *Journal of Distance Education, 14*(2), 50–71.

Tonheim, L. E., Molin, M., Brevik, A., Gundersen, M. W., & Garnweidner-Holme, L. (2024). Facilitators and barriers to online group work in higher education within health sciences: A scoping review. *Medical Education Online, 29*(1), 2341508.

Vaughan, N. D., Dell, D., Cleveland-Innes, M., & Garrison, D. R. (2023). *Principles of blended learning: Shared metacognition and communities of inquiry*. AU Press.

10 Lerntheoretische und didaktische Fundierung des Team-Based Learning

10.1 Relevanz lerntheoretischer Grundlagen

Das didaktische Konzept Team-Based Learning (TBL) beruht auf theoretischen Fundamenten, die weit über reine Methodenkenntnisse hinausreichen. Während die vorangegangenen Kapitel die Grundstruktur und den detaillierten Prozess von TBL darstellten, befasst sich dieses Kapitel mit den tieferliegenden lerntheoretischen und didaktischen Grundlagen. Diese Grundlagen erklären, warum TBL wirksam ist und wie es Lernprozesse auf mehreren Ebenen fördert.

10.1.1 Bedeutung lerntheoretischer Grundlagen für TBL

Die theoretische Fundierung des Team-Based Learning bildet den Orientierungsrahmen für dessen didaktisches Design. Wie Michaelsen und Sweet (2008) betonen, basiert TBL auf fundierten lerntheoretischen Konzepten. Diese erklären, weshalb die spezifische Abfolge von individueller Vorbereitung, Bereitschaftssicherung und Anwendungsphase besonders lernwirksam ist. Diese theoretische Basis hilft den Lehrpersonen, informierte Entscheidungen zu treffen und die Methode situationsgerecht anzupassen, ohne ihre Kernprinzipien zu verletzen.

In der modernen Pflegeaus- und -weiterbildung ist ein theoriegeleitetes Vorgehen durchaus sinnvoll. Ein fundiertes Verständnis der lerntheoretischen Grundlagen von TBL ermöglicht es, diese Methode gezielt so einzusetzen, dass vielschichtige fachliche und überfachliche Kompetenzen systematisch gefördert werden. Das Verständnis der theoretischen Konzepte hinter TBL ist die Voraussetzung, um die tieferen Wirkungsprinzipien zu erkennen: Warum wirkt etwa die ständige Teamverantwortung motivationsfördernd, weshalb regt die gemeinsame Problemlösung höhere Denkprozesse sowie individuelle und geteilte metakognitive Prozesse an und wie stärken die unmittelbaren Feedbackschleifen die Metakognition? Dieses Verständnis bildet die Basis für eine reflektierte didaktische Praxis.

10.1.2 Übersicht der theoretischen Perspektiven

In diesem Kapitel wird TBL aus verschiedenen, sich ergänzenden theoretischen Blickwinkeln beleuchtet. Zunächst wird der Konstruktivismus als grundlegendes Paradigma vorgestellt. Dieser betont das aktive und partizipative Lernen und bildet damit den didaktischen Kern des TBL. Anschließend wird die „New Taxonomy" von Marzano und Kendall (2007) als erweiterter Rahmen genauer erläutert. Dieser geht über die klassische Bloom'sche Taxonomie hinaus und bezieht insbesondere das Selbstsystem und die Metakognition mit ein.

Die Konzepte des selbstregulierten und sozial geteilten Lernens (Järvelä & Hadwin, 2013) erklären, wie beim TBL sowohl individuelle als auch kollektive Regulationsprozesse gefördert werden. Das Konzept der Metamotivation erweitert diese Perspektive um motivationale Prozesse, die im TBL systematisch angeregt werden. Das ICAP-Modell von Chi und Wylie (2014) bietet schließlich einen strukturierten Rahmen, um die verschiedenen Aktivitätsformen im TBL hinsichtlich ihrer kognitiven Anforderungen einzuordnen. So wird verständlich, warum besonders die konstruktiven und interaktiven Elemente des TBL zu einem tieferen Verständnis führen. Diese theoretischen Perspektiven werden nicht isoliert betrachtet, sondern als einander ergänzende und aufeinander bezogene Modelle dargestellt. Zusammen bilden sie ein kohärentes Fundament, auf dem die Wirksamkeit des TBL in der Pflegebildung sowohl theoretisch erklärt als auch empirisch untermauert werden kann.

10.1.3 Verbindung zu Praxis und Umsetzung

Die Verbindung von Theorie und Praxis zieht sich wie ein roter Faden durch das gesamte Buch und spiegelt damit genau jene Theorie-Praxis-Verknüpfung wider, die auch TBL selbst auszeichnet. Jeder theoretische Ansatz wird mit konkreten Bezügen zur TBL-Praxis veranschaulicht. So wird beispielsweise aufgezeigt, wie die Prinzipien der sozial geteilten Regulation die Teamprozesse im tRAT und in den Anwendungsübungen (tAPP) prägen oder wie das ICAP-Modell dabei hilft, Lernaktivitäten in den verschiedenen TBL-Phasen optimal zu gestalten. Mithilfe dieser Verknüpfung können die Lehrpersonen ihre eigene TBL-Praxis nicht nur methodisch-technisch, sondern auch theoriegeleitet reflektieren und weiterentwickeln. Die theoretische Fundierung von TBL schafft somit eine Basis für didaktische Entscheidungen und modelliert zugleich jene reflexive Praxis, die von professionellen Pflegefachpersonen im Berufsalltag gefordert wird (Hrynchak & Batty, 2012).

10.2 Konstruktivistische Lerntheorie als Fundament des TBL

Die konstruktivistische Lerntheorie bildet die Grundlage von Team-Based Learning. Um die Wirkprinzipien von TBL umfassend zu verstehen, lohnt es sich, zunächst einen Blick auf diese theoretische Basis zu werfen, bevor spezifischere Modelle wie das selbstregulierte Lernen oder das ICAP-Framework betrachtet werden.

10.2.1 Grundannahmen des Konstruktivismus

Der Konstruktivismus geht davon aus, dass Wissen nicht passiv übernommen, sondern aktiv vom Lernenden konstruiert wird. Diese epistemologische Position steht im Gegensatz zu objektivistischen oder behavioristischen Ansätzen, denen zufolge Wissen von einer Lehrperson auf Lernende übertragen werden kann. Lernen wird dabei als aktiver Prozess verstanden, bei dem neue Informationen mit vorhandenem Wissen verknüpft und in bestehende kognitive Strukturen integriert werden.

Eine zentrale Annahme des Konstruktivismus betrifft die Individualität der Wissenskonstruktion: Da jeder Mensch über unterschiedliche Vorerfahrungen, Vorwissen und kognitive Strukturen verfügt, konstruiert auch jeder Lernende sein Verständnis auf individuelle Weise. Diese Erkenntnis hat weitreichende Konsequenzen für die Gestaltung von Lehr-Lern-Prozessen, da rezeptive Lernformate der Verschiedenheit der Lernenden nicht gerecht werden können. Aus konstruktivistischer Perspektive ist Lernen zudem kontextgebunden. Wissen wird nicht abstrakt gespeichert, sondern ist an die Situationen geknüpft, in denen es erworben wurde. Für die Pflegebildung bedeutet dies, dass der Lernkontext möglichst authentisch und praxisnah gestaltet sein sollte, um den späteren Transfer in reale berufliche Situationen zu erleichtern.

Eine weitere Grundannahme betrifft die Rolle der Lehrperson. Im konstruktivistischen Paradigma wandelt sich diese vom Wissensvermittelnden zum Lernbegleitenden. Er gestaltet anregende Lernumgebungen, regt Reflexionsprozesse an und unterstützt den Lernprozess, ohne direkte Lösungen vorzugeben. Diese Funktion als „Guide on the Side" statt „Sage on the Stage" (Michaelsen & Sweet, 2011) entspricht genau der Rolle von Lehrepersonen im TBL.

10.2.2 Soziale Ko-Konstruktion von Wissen

Der soziale Konstruktivismus erweitert die individuumszentrierte Perspektive um eine soziale Dimension. Laut Vygotsky (1978) findet Lernen zunächst auf einer sozialen Ebene statt, bevor es internalisiert wird. In der Interaktion mit anderen, insbesondere mit kompetenteren Peers oder Lehrpersonen, können Lernende in ihrer „Zone der proximalen Entwicklung" agieren und Leistungen erbringen, die ihnen allein noch nicht möglich sind.

Diese soziale Ko-Konstruktion von Wissen manifestiert sich in mehreren Prozessen:

1. Der Austausch unterschiedlicher Perspektiven im Diskurs fördert die kognitive Verarbeitung und führt zu einem tieferen Verständnis. Wenn Lernende ihre Ideen artikulieren, verteidigen und gegebenenfalls revidieren müssen, setzen sie sich intensiver mit den Inhalten auseinander.
2. Kollaborative Wissensbildung entsteht, wenn Gruppen gemeinsam Probleme lösen und dabei Bedeutungen aushandeln. Dieser Prozess erzeugt ein geteiltes Verständnis, das wiederum die Grundlage für koordiniertes Handeln bildet.

3. Beim kognitiven Scaffolding unterstützen kompetentere Teammitglieder weniger erfahrene, indem sie Denkgerüste anbieten und komplexe Aufgaben zugänglicher machen. Durch diese gegenseitige Unterstützung kann die Gruppe insgesamt ein höheres Leistungsniveau erreichen.
4. Die soziale Regulation des Lernens umfasst Prozesse, durch die Gruppen ihre gemeinsamen Lernaktivitäten planen, überwachen und anpassen. Diese geteilten Regulationsprozesse sind eine wesentliche Voraussetzung für erfolgreiches Teamlernen (Järvelä & Hadwin, 2013).

Diese Prozesse der sozialen Ko-Konstruktion sind im pflegerischen Kontext besonders relevant, da sie die interprofessionelle Zusammenarbeit und den fachlichen Austausch im Team als zentrale Elemente der beruflichen Praxis simulieren. Die Fähigkeit, gemeinsam Wissen zu konstruieren und komplexe Pflegesituationen im Team zu analysieren, ist eine Kernkompetenz, die durch TBL systematisch gefördert wird.

10.2.3 Konstruktivistische Elemente in den drei TBL-Phasen

Die drei Phasen des Team-Based Learning – die Vorbereitungsphase, die Bereitschaftssicherungsphase (RAP) und die Anwendungsphase (tAPP) – verkörpern mit ihrer Struktur und Zielsetzung zentrale konstruktivistische Prinzipien. In der Vorbereitungsphase wird die konstruktivistische Erkenntnis umgesetzt, dass Lernende ihr Wissen aktiv und selbstgesteuert konstruieren müssen. Anstatt passive Rezipienten zu sein, erarbeiten sich die Studierenden grundlegende Konzepte eigenständig anhand strukturierter Materialien. Dieser Prozess ermöglicht es ihnen, neue Informationen mit ihrem Vorwissen zu verknüpfen und erste mentale Modelle zu entwickeln. Die Individualität der Wissenskonstruktion wird berücksichtigt, indem jeder Lernende sein eigenes Tempo und seinen eigenen Zugang wählen kann.

In der Bereitschaftssicherungsphase (RAP) kommen mehrere konstruktivistische Elemente zum Tragen. Der individuelle Test (iRAT) fördert die bewusste Auseinandersetzung mit dem eigenen Verständnis und macht Wissenslücken sichtbar. Im anschließenden Team-Test (tRAT) findet soziale Ko-Konstruktion statt. Die Lernenden müssen ihre individuellen Interpretationen artikulieren, verschiedene Perspektiven abwägen und zu einem gemeinsamen Verständnis gelangen. Das unmittelbare Feedback unterstützt den konstruktiven Lernprozess, indem es falsche Konzepte sofort korrigiert, bevor sie sich verfestigen können (Michaelsen & Sweet, 2008).

Das Einspruchsverfahren („Appeals Process") verkörpert ein weiteres konstruktivistisches Prinzip: Es ermutigt Lernende dazu, kritisch zu denken und eigene Positionen zu vertreten. Hier wird Wissen nicht als statisch und unveränderlich dargestellt, sondern als diskursiv und argumentativ verhandelbar (Hrynchak & Batty, 2012).

Die Anwendungsphase (tAPP) stellt den Höhepunkt des konstruktivistischen Lernens im TBL dar. Komplexe und praxisnahe Aufgaben fördern die Integration und Anwendung des Wissens in authentischen Kontexten. Die Bearbeitung dieser Aufgaben erfordert höhere kognitive Prozesse wie Analyse, Evaluation und Synthese. Das 4S-Prinzip („Significant problem", „Same problem", „Specific choice", „Simultaneous report") schafft dabei optimale Bedingungen für die soziale Ko-Konstruktion: Alle Teams arbeiten an demselben bedeutsamen Problem und müssen sich auf eine spezifische Entscheidung einigen. Die gleichzeitige Präsentation der Ergebnisse und die anschließende Diskussion fördern den Austausch unterschiedlicher Perspektiven und die Reflexion der eigenen Denkprozesse.

In allen Phasen nimmt die Lehrperson die vom Konstruktivismus geforderte Rolle des Lernbegleitenden ein. Anstatt Wissen zu vermitteln, gestaltet sie die Lernumgebung, moderiert Diskussionen und gibt gezielte Impulse, die das eigenständige Denken der Lernenden anregen. Diese veränderte Rolle der Lehrperson ist ein Schlüsselelement des TBL und stellt einen Paradigmenwechsel gegenüber traditionellen, dozentenzentrierten Unterrichtsformaten dar.

Die konstruktivistische Grundlage des TBL erklärt, warum dieses Format tiefgreifendere Lernprozesse fördert als traditionelle Methoden. Durch die systematische Verbindung von aktiver Wissenskonstruktion, sozialer Interaktion und authentischen Anwendungskontexten schafft TBL ideale Bedingungen für nachhaltiges Lernen und die Entwicklung professioneller Kompetenzen für die pflegerische Praxis.

10.3 Aktives und partizipatives Lernen als didaktischer Kern

Während der Konstruktivismus das erkenntnistheoretische Fundament des Team-Based Learning bildet, stellt das Konzept des aktiven und partizipativen Lernens dessen didaktischen Kern dar. In diesem Abschnitt wird beleuchtet, wie TBL diese Lernprinzipien systematisch umsetzt und dadurch tiefgreifende Lernprozesse ermöglicht.

10.3.1 Vom passiven zum aktiven Lernparadigma

In traditionellen Lehrformaten nehmen Studierende häufig eine passive Rolle ein. Sie rezipieren Informationen, ohne sie aktiv zu verarbeiten. Demgegenüber steht das Paradigma des aktiven Lernens, bei dem Lernende kognitiv, emotional und sozial in den Lernprozess eingebunden sind. Aktives Lernen erfordert, dass sich Studierende mit dem Lernstoff auseinandersetzen, ihn analysieren, hinterfragen und anwenden. Dieser Paradigmenwechsel basiert auf empirischen Erkenntnissen, die belegen, dass aktive Lernformen zu besseren Lernergebnissen führen als passive Formate. Für die Pflegeausbildung ist dieser Ansatz von besonderer Bedeutung. Die berufliche Praxis erfordert die Fähigkeit, Wissen situativ anzuwenden und komplexe Entscheidungen zu treffen.

Aktives Lernen umfasst verschiedene kognitive Ebenen. Auf der grundlegenden Stufe steht die bewusste Auseinandersetzung mit Inhalten im Mittelpunkt. Dazu werden Techniken wie Zusammenfassen, Fragen stellen oder Visualisieren angewendet. Auf höheren Ebenen beinhaltet es anspruchsvollere Prozesse wie Problemlösung, kritische Analyse oder kreative Anwendung. Team-Based Learning integriert diese verschiedenen Ebenen systematisch in seine Struktur und schafft damit einen Rahmen für zunehmend komplexere Denkprozesse.

10.3.2 Partizipative Elemente und ihre Wirkung

Beim partizipativen Lernen wird das Konzept des aktiven Lernens um die soziale Dimension erweitert. Es betont die Bedeutung von Teilhabe, Mitgestaltung und kollaborativer Wissensbildung. Dabei werden Lernende als Mitglieder einer Lerngemeinschaft verstanden, die gemeinsam Wissen entwickeln und Probleme lösen. Die partizipativen Elemente im Lernprozess wirken auf mehreren Ebenen:

1. Auf kognitiver Ebene führt die Notwendigkeit, eigene Gedanken zu artikulieren und mit anderen zu teilen, zu einer tieferen Verarbeitung der Inhalte. Die Konfrontation mit unterschiedlichen Perspektiven fördert zudem die Entwicklung flexibler mentaler Modelle und reduziert einseitige Betrachtungsweisen. Chi und Wylie (2014) belegen in ihrem ICAP-Framework, dass interaktive Lernprozesse, bei denen Lernende substanziell aufeinander eingehen, zu den tiefsten Verarbeitungsformen zählen.
2. Auf sozialer Ebene stärkt partizipatives Lernen die kommunikativen Fähigkeiten, die Teamkompetenzen sowie die Fähigkeit zum konstruktiven Umgang mit unterschiedlichen Meinungen. All diese Kompetenzen sind für die interprofessionelle Zusammenarbeit im Gesundheitswesen von enormer Bedeutung.
3. Auf motivationaler Ebene führt aktive Beteiligung zu gesteigertem Engagement und höherer Verantwortungsübernahme für den eigenen Lernprozess. Das Gefühl der sozialen Eingebundenheit – einer der Grundpfeiler der Selbstbestimmungstheorie – wird durch partizipative Lernformen besonders gestärkt. Zudem fördern gegenseitige Unterstützung und das Erleben gemeinsamer Erfolge die Selbstwirksamkeitserwartung der Lernenden.

Partizipative Lernformen bilden im Kontext der Pflegeausbildung eine Brücke zur beruflichen Praxis, in der Team- und Kommunikationsfähigkeit ebenso wichtig sind wie Fachwissen. Die Fähigkeit, in interprofessionellen Teams zu arbeiten, verschiedene Perspektiven zu integrieren und gemeinsam Entscheidungen zu treffen, wird durch diese Lernprozesse gezielt geschult.

10.3.3 TBL als Verkörperung aktivierender Lernprinzipien

Beim Team-Based Learning (TBL) werden die Prinzipien des aktiven und partizipativen Lernens in einem kohärenten didaktischen Design integriert. Jede Phase des TBL verkörpert unterschiedliche Aspekte der Aktivierung und Partizipation. Bereits in der Vorbereitungsphase wird aktives Lernen gefordert, indem die Studierenden zur selbstständigen Erarbeitung grundlegender Konzepte angeregt werden. Im Gegensatz zu traditionellen Vorlesungen, bei denen die Vorbereitung oft unverbindlich bleibt, schafft TBL durch den nachfolgenden iRAT einen starken Anreiz zur aktiven Auseinandersetzung mit dem Material. In der Bereitschaftssicherungsphase (RAP) werden verschiedene Formen der Aktivierung kombiniert. Der individuelle Test (iRAT) aktiviert das Vorwissen und macht Wissenslücken bewusst. Im Team-Test (tRAT) kommen partizipative Elemente hinzu: Die Studierenden müssen ihre Gedanken artikulieren, Argumente austauschen und zu einer Konsensentscheidung gelangen. Das Einspruchsverfahren („Appeals Process") fördert kritisches Denken und die Fähigkeit, Positionen fundiert zu vertreten – ein Kernaspekt aktiven Lernens. In der Anwendungsphase (tAPP) erreicht die Aktivierung schließlich ihren Höhepunkt. Die komplexen und praxisnahen Aufgaben erfordern höhere kognitive Prozesse wie Analyse, Evaluation und kreative Problemlösung. Dabei maximiert das 4S-Prinzip die Partizipation.

Im Vergleich zu anderen aktivierenden Methoden wie dem Problem-Based Learning (PBL) oder dem Case-Based Learning (CBL) zeichnet sich das Team-Based Learning (TBL) durch seine besondere Strukturierung aus. Während beim PBL oft in kleinen Gruppen mit Tutoren gearbeitet wird, ermöglicht das TBL aktivierendes Lernen auch in größeren Klassen mit einer einzelnen Lehrperson. Die klare Sequenzierung – von der individuellen Vorbereitung über die gemeinsame Bereitschaftssicherung bis zur komplexen Anwendung – schafft zudem einen kohärenten Lernpfad, der zunehmend anspruchsvollere kognitive und kollaborative Prozesse fördert. Die Verbindung von aktivem und partizipativem Lernen im TBL schafft somit eine lernförderliche Umgebung, die jene überfachlichen Kompetenzen entwickelt, die für eine professionelle Pflege unerlässlich sind. In den folgenden Abschnitten wird aufgezeigt, wie weitere theoretische Modelle – von der „New Taxonomy" bis zum ICAP-Framework – diese Grundprinzipien ergänzen und vertiefen.

10.4 Die „New Taxonomy" als erweiterter Rahmen

Lange Zeit wurde die kognitive Dimension des Lernens hauptsächlich durch die Bloom'sche Taxonomie konzeptualisiert. Die „New Taxonomy" von Marzano und Kendall (2007) bietet jedoch als erweiterter Rahmen für ein umfassenderes Verständnis von Lernprozessen zusätzliche Perspektiven, die insbesondere für die theoretische Fundierung des Team-Based Learning wertvoll sind.

10.4.1 Über die Bloom'sche Taxonomie hinaus

Die klassische Taxonomie nach Bloom sowie ihre Revision durch Anderson und Krathwohl im Jahr 2001 haben die Bildungslandschaft nachhaltig geprägt. Mit ihrer hierarchischen Anordnung kognitiver Prozesse vom einfachen Erinnern bis hin zum komplexen Erschaffen bieten sie ein nützliches Klassifikationssystem für Lernziele und kognitive Anforderungen. Für ein umfassendes Verständnis komplexer Lernprozesse, wie sie beim Team-Based Learning stattfinden, weist dieses Modell jedoch Grenzen auf.

Marzano und Kendall (2007) entwickelten ihre „New Taxonomy" als Antwort auf diese Einschränkungen. Sie kritisierten unter anderem, dass die Bloom'sche Taxonomie zu stark auf kognitive Prozesse fokussiert ist und dabei motivationale, affektive sowie selbstregulative Aspekte zu wenig berücksichtigt. Zudem hinterfragten sie die streng hierarchische Struktur, da empirische Befunde darauf hindeuten, dass die verschiedenen kognitiven Ebenen nicht immer in der postulierten Abfolge durchlaufen werden.

Die „New Taxonomy" integriert Erkenntnisse aus der kognitiven Psychologie, der Neurowissenschaft und der Lernforschung und erweitert den Blick auf mentale Prozesse beim Lernen. Ein zentraler Unterschied zur Bloom'schen Taxonomie besteht in der Berücksichtigung verschiedener Verarbeitungsebenen, die über rein kognitive Prozesse hinausgehen. Marzano und Kendall konzeptualisieren Lernen als Prozess, der vom Selbstsystem über das metakognitive System bis hin zum kognitiven System reicht und schließlich in einer Wissenserweiterung resultiert. Dieser erweiterte Rahmen ist besonders relevant für komplexe Lehrformate wie TBL, die nicht nur auf Wissensvermittlung, sondern auf eine umfassende Kompetenzentwicklung abzielen. Durch die Einbeziehung motivationaler und metakognitiver Prozesse wird ein tieferes Verständnis dafür ermöglicht, warum TBL über traditionelle Unterrichtsformen hinausgeht und nachhaltigere Lernergebnisse erzielt.

10.4.2 Selbstsystem, Metakognition und kognitive Prozesse

Die „New Taxonomy" strukturiert mentale Prozesse in drei hierarchisch angeordnete Systeme – das Selbstsystem, das metakognitive System und das kognitive System –, die wiederum auf eine vierte Ebene, die Wissensbereiche, einwirken.

A. An der Spitze dieser Hierarchie steht das Selbstsystem, das Überzeugungen, Einstellungen und Motivationen umfasst. Diese entscheiden darüber, ob und wie intensiv sich ein Lernender mit einer Aufgabe auseinandersetzt. Im Zentrum stehen dabei:

1. Die Bewertung der Wichtigkeit einer Aufgabe
2. Die Einschätzung der eigenen Wirksamkeit in Bezug auf die Aufgabe
3. Die emotionale Reaktion auf die Aufgabe
4. Die Motivation und Bereitschaft, sich zu engagieren

Letztlich entscheidet das Selbstsystem darüber, ob ein Lernprozess überhaupt initiiert wird. Laut Marzano & Kendall (2007) werden die nachfolgenden Systeme erst aktiviert, wenn eine Aufgabe als wichtig und bewältigbar eingeschätzt wird.

B. Das metakognitive System überwacht, bewertet und reguliert die Funktionen des kognitiven Systems. Es beinhaltet die Fähigkeit, Ziele zu setzen, den Fortschritt zu überwachen, die Klarheit und Genauigkeit des Denkens zu überprüfen und Strategien bei Bedarf anzupassen. Es fungiert somit als Kontrollebene, die den Einsatz verschiedener kognitiver Strategien steuert und deren Effektivität bewertet.

C. Das kognitive System verarbeitet schließlich die zur Bewältigung einer Aufgabe notwendigen Informationen. Marzano und Kendall (2007) unterscheiden dabei vier Komponenten dieses Systems:

1. Abrufen relevanter Informationen aus dem Langzeitgedächtnis
2. Verstehen der wesentlichen Elemente der Information
3. Analysieren der Information, um relevante Teile zu identifizieren
4. Nutzen der Information zur Erfüllung spezifischer Aufgaben

D. Die vierte Ebene der Taxonomie bilden die Wissensbereiche, auf die die drei Systeme einwirken. Neben deklarativem Wissen (Informationen, Fakten) umfassen diese auch prozedurales Wissen (mentale und psychomotorische Prozeduren) sowie komplexe Wissensstrukturen wie mentale Modelle oder Schemata.

Ein wesentlicher Unterschied zur Bloom'schen Taxonomie besteht darin, dass kognitive Prozesse nicht isoliert, sondern in ein komplexes System aus Motivation, Selbstreflexion und Wissensorganisation eingebettet auftreten. Diese ganzheitliche Perspektive entspricht weitaus besser der Realität komplexer Lernprozesse, wie sie beim Team-Based Learning gefördert werden.

10.4.3 Anwendung der Taxonomie-Ebenen auf die TBL-Struktur

Die „New Taxonomy" bietet einen differenzierten Rahmen, um die Wirkprinzipien des Team-Based Learning zu verstehen und dessen Effektivität theoretisch zu begründen. Jede Phase des TBL-Prozesses adressiert unterschiedliche Ebenen der Taxonomie und fördert deren Zusammenspiel.

In der Vorbereitungsphase werden zunächst das Selbstsystem und anschließend die metakognitiven und kognitiven Systeme aktiviert. Die klare Struktur von TBL mit der Ankündigung nachfolgender Tests schafft eine hohe wahrgenommene Wichtigkeit des Lernstoffs. Die Studierenden erkennen, dass ihre Vorbereitung nicht nur für sie selbst, sondern auch für ihre Teammitglieder relevant ist. Dies verstärkt die Motivation zur Auseinandersetzung mit dem Lernmaterial. Die selbstregulierte Natur dieser Phase erlaubt zudem individuelle Herangehensweisen, wodurch die Selbstwirksamkeitsüberzeugung gestärkt werden kann, da Lernende ihre bevorzugten Strategien einsetzen können.

In der Bereitschaftssicherungsphase (RAP) werden wiederum alle drei Systeme der Taxonomie aktiviert. Das Selbstsystem wird durch die soziale Verantwortung gegenüber dem Team sowie durch das unmittelbare Feedback angesprochen. Das metakognitive System wird intensiv gefordert, wenn im individuellen Test (iRAT) die eigene Vorbereitung überprüft und im Team-Test (tRAT) die verschiedenen Verständnisebenen abgeglichen werden. Die kognitive Ebene ist zuerst beim Abrufen und Verstehen der Inhalte involviert. Das Einspruchsverfahren („Appeals Process") fördert anschließend höhere kognitive Prozesse wie

Analyse und kritische Bewertung, da hierbei Argumente sorgfältig durchdacht und fundiert untermauert werden müssen.

Die Anwendungsphase (tAPP) stellt die umfassendste Integration aller Taxonomie-Ebenen dar. Auf der Ebene des Selbstsystems steigert die Auseinandersetzung mit praxisrelevanten Aufgaben die wahrgenommene Bedeutsamkeit und somit die Motivation. Die metakognitiven Systeme (individuelle und geteilte) werden durch die Notwendigkeit aktiviert, gemeinsam Lösungsstrategien zu entwickeln, zu überwachen und zu evaluieren. Auf kognitiver Ebene werden die höchsten Prozessstufen nach Marzano und Kendall (2007) angesprochen: von der Analyse über die Anwendung bis hin zur Wissensnutzung in komplexen Entscheidungssituationen.

Ein besonderer Mehrwert der New Taxonomy für das Verständnis von TBL liegt in der Berücksichtigung der verschiedenen Wissensbereiche. TBL fördert neben deklarativem Wissen (Fakten, Konzepte) auch prozedurales Wissen (wie etwas zu tun ist) sowie komplexe Wissensstrukturen (mentale Modelle). In der Pflegeprofession, in der theoretisches Wissen mit praktischen Fertigkeiten und kontextspezifischen Entscheidungsmodellen verbunden werden muss, ist diese Integration verschiedener Wissensformen von unschätzbarem Wert. Diese umfassende theoretische Perspektive ergänzt die im vorherigen Abschnitt diskutierten Prinzipien des aktiven und partizipativen Lernens und bietet einen erweiterten Erklärungsrahmen für die Wirksamkeit des Team-Based Learning im Kontext der Pflegebildung.

Die Lehrperson im TBL fungiert gemäß der New Taxonomy als Kreierende einer Lernumgebung, die alle Systemebenen anspricht. Sie schafft bedeutsame Anwendungskontexte (Selbstsystem), modelliert metakognitive Prozesse in der Klärungsphase und gestaltet kognitive Herausforderungen, die zunehmend komplexer werden.

10.5 Selbstreguliertes und sozial geteiltes Lernen (SRL und SSRL)

Die theoretischen Konzepte des selbstregulierten Lernens („Self-Regulated Learning", SRL) und des sozial geteilten Lernens („Socially Shared Regulation of Learning", SSRL) ergänzen die „New Taxonomy" um eine weitere Perspektive und ermöglichen ein tieferes Verständnis der regulativen Prozesse, die beim Team-Based Learning wirksam werden. Sie verdeutlichen, wie Lernende ihre Lernprozesse sowohl individuell als auch kollektiv planen, überwachen und anpassen.

10.5.1 Konzepte der Lernregulation

Selbstreguliertes Lernen bezeichnet die Fähigkeit, den eigenen Lernprozess aktiv zu steuern und zu gestalten. Laut Zimmerman (2000) ist es ein zyklischer Prozess, in dem Lernende ihre Gedanken, Gefühle und Handlungen systematisch auf das Erreichen persönlicher Ziele ausrichten. Dieser Prozess umfasst drei Hauptphasen: die

10.5 Selbstreguliertes und sozial geteiltes Lernen (SRL und SSRL)

Vorbereitungs-, die Durchführungs- und die Selbstreflexionsphase. In der Vorbereitungsphase setzen sich Lernende Ziele, planen ihr Vorgehen und aktivieren motivationale Überzeugungen. In der Durchführungsphase wenden sie Lernstrategien an und beobachten und kontrollieren sich selbst. In der Selbstreflexionsphase bewerten Lernende ihre Ergebnisse, ziehen Schlussfolgerungen für künftige Lernprozesse und passen ihre Strategien entsprechend an (Panadero, 2017).

Während das Konzept des selbstregulierten Lernens primär individuelle Prozesse betrachtet, erweitert das sozial geteilte Lernen diese Perspektive um die kollaborative Dimension. Nach Järvelä und Hadwin (2013) lassen sich drei Formen der Regulation in kollaborativen Lernkontexten unterscheiden:

1. Selbstregulation (SRL): Die individuelle Steuerung des eigenen Lernprozesses innerhalb eines sozialen Kontexts.
2. Ko-Regulation (CoRL): Die temporäre Unterstützung oder Anleitung eines Lernenden durch andere, um dessen Selbstregulationsfähigkeiten zu fördern.
3. Sozial geteilte Regulation (SSRL): Die gemeinsame Planung, Überwachung und Regulation des kollektiven Lernprozesses, bei der die Gruppe als Einheit agiert.

Für das Verständnis von Teamlernprozessen ist besonders das Konzept der sozial geteilten Regulation bedeutsam. Dabei regulieren die Teammitglieder nicht nur ihren individuellen Lernprozess, sondern entwickeln auch ein gemeinsames Verständnis der Aufgabe. Sie setzen kollektive Ziele, überwachen den Gruppenfortschritt und passen Strategien gemeinsam an. Dieser Prozess erfordert geteilte Kognitionen und Metakognitionen sowie eine koordinierte Anstrengung aller Beteiligten (Hadwin et al., 2018).

In der pflegerischen Ausbildung spiegeln diese Regulationsformen die komplexen Anforderungen des Berufs wider. Pflegefachpersonen müssen sowohl eigenständig Entscheidungen treffen als auch in interprofessionellen Teams agieren, wobei beide Kontexte hohe regulative Kompetenzen erfordern. Die theoretischen Konzepte des SRL und SSRL bieten einen wertvollen Rahmen, um zu verstehen, wie TBL diese Kompetenzen systematisch fördert.

10.5.2 Individuelle Regulation in der Vorbereitungsphase

Die Vorbereitungsphase des Team-Based Learning ist ein Paradebeispiel für selbstreguliertes Lernen. In dieser Phase erarbeiten die Studierenden die Grundlagen des Lernstoffs eigenständig, bevor sie zur Präsenzveranstaltung erscheinen. Dieser Prozess aktiviert alle Komponenten des selbstregulierten Lernens gemäß Zimmerman (2000).

In der Vorbereitungsphase des SRL-Zyklus müssen Lernende zunächst die Aufgabe analysieren und ihre Lernziele definieren. Zwar werden die Lernziele im TBL-Kontext durch die Lehrperson vorgegeben, die Studierenden müssen jedoch selbst entscheiden, wie tiefgehend sie sich mit dem Material auseinandersetzen und welche Aspekte sie besonders fokussieren möchten. Die Ankündigung des bevorstehenden iRAT aktiviert zudem selbstmotivationale Überzeugungen. Das Wissen, dass die eigene Vorbereitung getestet wird und Auswirkungen auf das Team hat, steigert die Selbstwirksamkeitserwartung und das Engagement (Michaelsen & Sweet, 2008).

In der Durchführungsphase des SRL-Zyklus setzen Lernende Strategien der Selbstkontrolle und Selbstbeobachtung ein. Beim Studium der TBL-Vorbereitungsmaterialien wenden sie kognitive Strategien wie Zusammenfassen, Visualisieren oder Verknüpfen mit Vorwissen an. Gleichzeitig überwachen sie ihr Verständnis und passen ihre Strategien bei Bedarf an, beispielsweise indem sie schwierigere Passagen mehrfach lesen oder zusätzliche Quellen konsultieren.

Die Selbstreflexionsphase wird in der TBL-Vorbereitungsphase durch verschiedene Elemente unterstützt. Selbsttests oder Reflexionsfragen in den Vorbereitungsmaterialien ermöglichen eine erste Selbsteinschätzung. Die Antizipation des bevorstehenden iRAT regt zudem eine kritische Bewertung des eigenen Vorbereitungsstands an. Die Lernenden fragen sich, ob ihre Vorbereitung ausreichend war und was sie gegebenenfalls noch vertiefen sollten (Panadero, 2017).

Ein besonderer Mehrwert des TBL-Designs liegt in der Verbindlichkeit der Selbstregulation. Anders als bei traditionellen Vorlesungen, bei denen die Vorbereitung oft unverbindlich bleibt, schafft TBL durch den nachfolgenden iRAT einen starken Anreiz zur aktiven Selbstregulation. Diese Verbindlichkeit fördert die Entwicklung effektiver Selbstregulationsstrategien und bereitet die Studierenden auf die Anforderungen des lebenslangen Lernens vor. Dies ist im Pflegeberuf mit seinen sich ständig wandelnden Wissensbeständen unerlässlich.

10.5.3 Sozial geteilte Regulation in Teamdiskussionen

Die von Hadwin et al. (2018) beschriebene sozial geteilte Regulierung umfasst vier Hauptelemente, die sich in den Diskussionen der TBL-Teams deutlich abzeichnen:

1. Gemeinsame Wahrnehmung und Definition der Aufgabe: In der tRAT-Phase müssen die Teams zunächst ein gemeinsames Verständnis der Testfragen entwickeln. In der tAPP-Phase ist die gemeinsame Interpretation der Fallszenarien oder Problemstellungen entscheidend. Dieser Prozess der kollektiven Bedeutungskonstruktion bildet die Grundlage für alle weiteren Regulationsprozesse.
2. Gemeinsame Zielsetzung und Planung: Die Teams müssen kollektiv entscheiden, wie sie vorgehen wollen. Beispielsweise müssen sie festlegen, welche Testfragen zuerst besprochen werden sollen oder welche Strategie sie in der Anwendungsphase zur Lösung eines komplexen Falls verfolgen möchten. In dieser Planungsphase müssen die verschiedenen individuellen Perspektiven zu einem gemeinsamen Handlungsplan integriert werden.
3. Koordinierte Durchführung strategischer Lernaktivitäten: In der tRAT-Phase diskutieren die Teams mögliche Antworten, wägen Argumente ab und treffen schließlich eine gemeinsame Entscheidung. In der tAPP-Phase analysieren sie

10.5 Selbstreguliertes und sozial geteiltes Lernen (SRL und SSRL)

den Fall gemeinsam, wenden ihr Wissen an und entwickeln eine begründete Lösung. Diese Prozesse erfordern die koordinierte Anstrengung aller Teammitglieder.
4. Geteilte Evaluation und Anpassung: Nach dem Feedback zu den tRAT-Antworten reflektieren die Teams gemeinsam ihre Ergebnisse und ermitteln Verbesserungspotenziale. In der tAPP-Phase evaluieren sie anschließend ihre Lösungsansätze im Vergleich zu denen anderer Teams und passen ihre Strategien entsprechend an.

Die besondere Qualität der sozial geteilten Regulation im TBL liegt in ihrer Verbindung mit individueller Verantwortlichkeit. Da jedes Teammitglied sich im Vorfeld mithilfe des iRAT bereits eigenständig mit den Inhalten auseinandergesetzt hat, kann es eine individuelle Perspektive in die Teamdiskussion einbringen. Diese Kombination aus individueller Vorbereitung und kollektiver Regulation führt zu qualitativ hochwertigeren Gruppendiskussionen und einem tieferen Verständnis.

Im pflegerischen Kontext ist die Fähigkeit zur sozial geteilten Regulation von besonderem Wert. Pflegefachpersonen müssen in multiprofessionellen Teams komplexe Situationen gemeinsam einschätzen, Ziele definieren, Interventionen planen und deren Wirksamkeit evaluieren. Die in TBL geübten Prozesse der kollektiven Aufgabeninterpretation, Strategieplanung und koordinierten Durchführung spiegeln die regulativen Anforderungen des klinischen Alltags direkt wider.

10.5.4 Metakognitive Prozesse im RAP und tAPP

Während die „New Taxonomy" von Marzano und Kendall das metakognitive System als übergreifende Steuerungsinstanz konzeptualisiert, beleuchten die Theorien des selbstregulierten Lernens (SRL) sowie des sozial geteilten selbstregulierten Lernens (SSRL) die in den verschiedenen Phasen des TBL aktivierten metakognitiven Prozesse spezifischer.

Insbesondere in der Bereitschaftssicherungsphase (RAP) lassen sich mehrere zentrale metakognitive Prozesse identifizieren. Zunächst wird die Überwachung des eigenen Verständnisses (Monitoring) im individuellen Bereitschaftstest (iRAT) angeregt, wenn die Studierenden ihre Antworten mit ihrem Vorwissen abgleichen und Unsicherheiten identifizieren. Diese metakognitive Selbstbeobachtung setzt sich im Team-Bereitschaftstest (tRAT) fort, indem die Studierenden ihre individuellen Einschätzungen mit denen der Teammitglieder vergleichen und diskutieren. Darüber hinaus kommt strategisches Denken zum Tragen, wenn Teams im tRAT entscheiden müssen, wie sie mit Meinungsverschiedenheiten umgehen. Dabei entwickeln sie Strategien zur Konsensfindung, beispielsweise durch das Sammeln aller Argumente, die Überprüfung von Wissensquellen oder das Abwägen alternativer Lösungswege (Hadwin et al., 2018). Schliesslich wird die metakognitive Kontrolle gefördert, wenn Teams nach Erhalt des unmittelbaren Feedbacks ihre Denkprozesse analysieren und nachvollziehen, warum bestimmte Antworten richtig oder falsch waren. Insbesondere das Einspruchsverfahren erfordert eine vertiefte metakognitive Analyse, da die Teams ihre abweichende Position hierbei präzise und fundiert begründen müssen (Parmelee et al., 2012).

In der anschließenden Anwendungsphase (tAPP) werden die metakognitiven Prozesse noch intensiver beansprucht. Die initiale Aufgabenanalyse erfordert ein tiefes metakognitives Verständnis, da Teams zunächst komplexe Fallszenarien oder Problemstellungen hinsichtlich ihrer spezifischen Anforderungen und impliziten Annahmen analysieren müssen. Dabei müssen sie entscheiden, welches Wissen relevant ist und welche Lösungsstrategien zielführend erscheinen (Järvelä & Hadwin, 2013). Parallel dazu wird die metakognitive Überwachung des Gruppenprozesses aktiviert, wenn Teams ihren Fortschritt bei der Problemlösung evaluieren und bei Bedarf Anpassungen vornehmen. Sie überprüfen fortlaufend, ob sie auf dem richtigen Weg sind oder ihre Strategie modifizieren sollten (Hadwin et al., 2018). Einen besonders wertvollen metakognitiven Prozess stellt die Evaluation der eigenen Teamlösung im Vergleich zu den Lösungen anderer Teams dar. Durch die simultane Präsentation der Ergebnisse, wie sie das 4S-Prinzip vorsieht, können Teams ihre Denkwege mit denen anderer Gruppen vergleichen und kritisch reflektieren. Diese Form des vergleichenden Metadenkens fördert ein tieferes Verständnis der eigenen Lernprozesse und Entscheidungsstrategien (Michaelsen & Sweet, 2008).

Die im TBL geförderten metakognitiven Prozesse sind für die pflegerische Praxis von hoher Relevanz. Pflegefachpersonen müssen ihr klinisches Denken kontinuierlich überwachen, fundierte strategische Entscheidungen treffen und ihre Handlungen sowie deren Ergebnisse kritisch reflektieren. Die durch TBL kultivierten individuellen sowie geteilten metakognitiven Fähigkeiten sind somit eine wichtige Grundlage für fundiertes Handeln und die Entwicklung klinischer Urteilsfähigkeit. Die theoretischen Konzepte des selbstregulierten und sozial geteilten selbstregulierten Lernens verdeutlichen, wie TBL regulative Kompetenzen auf individueller und kollektiver Ebene systematisch fördert. Diese regulativen Prozesse gehen über rein kognitive Funktionen hinaus und umfassen essenzielle Fähigkeiten wie die Planung, Überwachung und Anpassung von Lern- und Problemlöseprozessen.

10.6 Metamotivation: Antrieb und Zielklärung vertiefen

Während die vorangegangenen Abschnitte die Bedeutung selbstregulierten und sozial geteilten Lernens für das Team-Based Learning darstellten, erweitert das Konzept der Metamotivation den theoretischen Rahmen um eine weitere wichtige Dimension. Metamotivation bezeichnet die Überwachung und Regulation der eigenen motivationalen Zustände. Dieser Prozess geht über die allgemeine Selbstregulation hinaus und beleuchtet speziell jene Mechanismen, die für das Verstehen und Steuern der eigenen Motivation zentral sind.

10.6.1 Definition und Bedeutung metamotivationaler Prozesse

Metamotivation kann als jener Teil unserer selbstregulativen Fähigkeiten verstanden werden, der sich gezielt mit der Überwachung und Steuerung unserer motivationalen Zustände befasst (vgl. Fujita et al., 2024). Ähnlich wie die Metakognition, die sich auf das Denken über das eigene Denken bezieht, beschäftigt sich die Metamotivation mit der bewussten Auseinandersetzung mit der eigenen Motivation. Dies umfasst zwei zentrale Prozesse: die metamotivationale Überwachung („Monitoring"), bei der der aktuelle motivationale Zustand erfasst wird, und die metamotivationale Kontrolle („Control"), bei der Strategien ausgewählt und umgesetzt werden, um den gewünschten motivationalen Zustand zu erreichen oder aufrechtzuerhalten.

Ein Schlüsselkonzept der Metamotivation ist die „Aufgaben-Motivations-Passung" („Task-Motivation-Fit"). Diese entsteht, wenn die Art der Motivation optimal zur jeweiligen Aufgabe passt. Verschiedene Aufgaben erfordern unterschiedliche motivationale Zustände: Während kreative Prozesse oft von einer enthusiastischen, chancenorientierten Motivation profitieren, benötigen Präzisionsaufgaben eher einen achtsamen, fehlervermeidenden Zustand (Scholer & Miele, 2016). Die Fähigkeit, die richtige Art von Motivation für eine spezifische Aufgabe zu aktivieren, ist ein wesentlicher Aspekt erfolgreicher Metamotivation.

Für wirksame metamotivationale Prozesse sind drei Wissensformen entscheidend (Miele & Scholer, 2018):

1. Aufgabenwissen („Task Knowledge"): Das Verständnis dafür, welche Art und Intensität von Motivation eine bestimmte Aufgabe erfordert.
2. Selbstwissen („Self-Knowledge"): Das Bewusstsein dafür, wie sich verschiedene motivationale Zustände anfühlen und wie diese das eigene Handeln beeinflussen.
3. Strategiewissen („Strategy Knowledge"): Kenntnisse darüber, wie sich motivationale Zustände herbeiführen, aufrechterhalten oder ändern lassen, um sie den Aufgabenanforderungen anzupassen.

Im Kontext des TBL gewinnt die Metamotivation eine besondere Bedeutung, da Lernende innerhalb eines TBL-Zyklus verschiedene Phasen durchlaufen, die jeweils unterschiedliche motivationale Anforderungen stellen – von der selbstregulierten Vorbereitung bis zur gemeinsamen Problemlösung in Teams.

10.6.2 Motivationsregulation als Kompetenz

Die Fähigkeit zur Motivationsregulation ist eine zentrale Kompetenz für erfolgreiches lebenslanges Lernen. Im Gegensatz zu früheren Ansätzen, die Motivation primär als relativ stabilen Zustand oder als reaktives Ergebnis äußerer Anreize betrachteten, betont die Metamotivationsforschung die aktive Rolle der Lernenden bei der Gestaltung ihrer eigenen motivationalen Zustände.

Metamotivationale Kompetenz zeigt sich in der Fähigkeit, die Intensität und Qualität der eigenen Motivation zu regulieren. Dies umfasst beispielsweise die Entscheidung, ob eine Aufgabe mit intrinsischer Motivation (aus Interesse oder Freude an der Tätigkeit) oder mit extrinsischer Motivation (zur Erreichung eines externen Ziels) angegangen wird. Studien zeigen, dass Menschen durchaus in der Lage sind, je nach Aufgabenanforderungen unterschiedliche motivationale Zustände gezielt zu aktivieren (Nguyen et al., 2019).

Individuelle Unterschiede in der metamotivationalen Kompetenz sind bedeutsam. Forschungsergebnisse deuten darauf hin, dass Personen, die über ein normativ genaueres metamotivationales Wissen verfügen – d. h. ein Verständnis dafür haben, welche Form von Motivation in welchem Kontext adaptiv ist – in verschiedenen Bereichen bessere Ergebnisse erzielen. So erzielten Lernende mit präziserem Wissen über motivationale Prozesse bessere Leistungen (Ross et al., 2023).

Die Entwicklung metamotivationaler Kompetenz vollzieht sich in der Regel in mehreren aufeinander aufbauenden Schritten. Zu Beginn steht die Sensibilisierung für die eigenen motivationalen Zustände und deren Einfluss auf die persönliche Leistung und das Wohlbefinden. Darauf aufbauend entwickelt sich ein differenziertes Verständnis für unterschiedliche motivationale Qualitäten und deren spezifische Wirkung in verschiedenen Kontexten. Ein weiterer Schritt ist die Aneignung und Verfeinerung von Strategien, mit denen Lernende ihre motivationalen Zustände gezielt beeinflussen und regulieren können. Die höchste Stufe umfasst schlussendlich die Fähigkeit, diese Regulationsstrategien adaptiv in variierenden Lern- und Leistungssituationen einzusetzen, um auch unter herausfordernden Bedingungen Engagement und Ausdauer aufrechtzuerhalten. Diese mehrstufige Kompetenzentwicklung kann durch geeignete pädagogische Ansätze wie TBL gezielt gefördert werden. Dabei werden den Lernenden systematisch Gelegenheiten zur bewussten Auseinandersetzung mit und Regulation der eigenen Motivation geboten.

10.6.3 Motivationale Elemente in der TBL-Struktur

Die Struktur des Team-Based Learning bietet zahlreiche Anknüpfungspunkte für metamotivationale Prozesse und fördert systematisch die Entwicklung metamotivationaler Kompetenzen. In jeder Phase des TBL werden spezifische motivationale Elemente angesprochen.

In der Vorbereitungsphase steht die selbstgesteuerte Regulation der Lernmotivation im Vordergrund. Die Lernenden müssen eigenständig eine angemessene Motivation aufbauen und aufrechterhalten, um das Lernmaterial zu erarbeiten. Dies fördert metamotivationales Monitoring, da Lernende ihren Fortschritt und ihre motivationale Lage kontinuierlich einschätzen müssen. Die antizipierte Verantwortung gegenüber dem Team im nachfolgenden iRAT/tRAT schafft zudem einen externen Anreiz, der die Motivation verstärken kann – ein Mechanismus, den metamotivational kompetente Lernende bewusst nutzen können.

10.6 Metamotivation: Antrieb und Zielklärung vertiefen

In der Bereitschaftssicherungsphase (RAP) werden verschiedene motivationale Qualitäten angesprochen. Während der individuelle Test (iRAT) eine leistungsbezogene, oft extrinsisch geprägte Motivation aktiviert, fördert der Team-Test (tRAT) zusätzlich soziale Motivationsaspekte wie Zugehörigkeit und gemeinsame Verantwortung. Insbesondere das Einspruchsverfahren erfordert metamotivationale Regulation: Die Teams müssen ihre Motivation zur kritischen Auseinandersetzung mit dem Lernstoff aufrechterhalten, auch wenn der unmittelbare Leistungsdruck des Tests bereits nachgelassen hat. Das unmittelbare Feedback in dieser Phase ermöglicht zudem metamotivationale Lernprozesse, da es die Wirksamkeit der gewählten motivationalen Strategien aufzeigt.

In der Anwendungsphase (tAPP) sind metamotivationale Prozesse besonders gefragt, da die komplexen Aufgaben unterschiedliche motivationale Zustände erfordern können – von kreativer Offenheit bei der Lösungsfindung bis zu analytischer Präzision bei der Begründung. Das 4S-Prinzip, insbesondere die simultane Präsentation der Ergebnisse, schafft einen motivationalen Rahmen, der sowohl kollaborative als auch kompetitive Elemente verbindet und dadurch verschiedene motivationale Qualitäten anspricht.

TBL unterstützt über alle Phasen hinweg auf vielfältige Weise die Entwicklung metamotivationaler Kompetenz. Einerseits fördert der strukturierte Wechsel zwischen individueller Vorbereitung und teambasierter Arbeit die metamotivationale Bewusstheit, da die Studierenden mit unterschiedlichen motivationalen Anforderungen konfrontiert werden und lernen, diese zu erkennen und darauf zu reagieren. Andererseits schärfen die vielfältigen integrierten Feedback-Mechanismen wie das unmittelbare Feedback im tRAT oder das Peer Assessment das Bewusstsein für die konkrete Wirkung verschiedener motivationaler Zustände auf die individuelle und kollektive Leistung. Darüber hinaus schafft TBL durch die teambasierten Anwendungsaufgaben (tAPPs) authentische Situationen, in denen die Anpassung der eigenen Motivation an wechselnde und oft komplexe Aufgabenanforderungen gezielt geübt werden kann. Zuletzt begünstigt die Methode auch Reflexionsprozesse über persönlich als erfolgreich oder weniger erfolgreich erlebte motivationale Strategien, beispielsweise im Rahmen von Debriefings nach den Anwendungsphasen oder durch die Auseinandersetzung mit Teamdynamiken.

Im Vergleich zu traditionellen Unterrichtsformaten bietet TBL mit seiner mehrphasigen Struktur ein besonders reichhaltiges Umfeld für die Entwicklung metamotivationaler Kompetenzen. Die Lernenden erfahren unmittelbar, wie unterschiedliche motivationale Zustände ihre Leistung in verschiedenen Kontexten beeinflussen. Durch die sich wiederholende Struktur des TBL-Zyklus können sie ihre Strategien zur Motivationsregulation systematisch verfeinern.

Die Integration des Metamotivationskonzepts erweitert den in den vorherigen Abschnitten entwickelten theoretischen Rahmen somit um eine spezifische Perspektive auf motivationale Regulationsprozesse. Dadurch wird verdeutlicht, dass TBL nicht nur kognitive und soziale, sondern auch motivationale Kompetenzen systematisch fördert.

10.7 Interaktive und konstruktive Lernformen nach dem ICAP-Modell

Nachdem die vorherigen Abschnitte die konstruktivistischen Grundlagen, die selbstregulatorischen Prozesse und die metamotivationalen Aspekte des TBL beleuchtet haben, widmet sich dieser Abschnitt dem ICAP-Modell von Chi und Wylie aus dem Jahr 2014. Mithilfe dieses Modells können die verschiedenen Aktivitätsformen im TBL hinsichtlich ihres kognitiven Engagements differenziert klassifiziert werden. Zudem können die Gründe dafür verstanden werden, warum bestimmte Lernaktivitäten zu tieferen und nachhaltigeren Lernergebnissen führen als andere.

10.7.1 Die Engagement-Stufen des ICAP-Modells

Das ICAP-Modell unterscheidet vier qualitativ verschiedene Arten des kognitiven Engagements, die jeweils unterschiedliche Lernprozesse auslösen und zu unterschiedlichen Lernergebnissen führen. Die Abkürzung ICAP steht für die englischen Begriffe „Interactive" (interaktiv), „Constructive" (konstruktiv), „Active" (aktiv) und „Passive" (passiv). Diese bezeichnen spezifische Formen des Lernverhaltens (Chi & Wylie, 2014).

Bei passiven Lernaktivitäten nehmen Lernende Informationen lediglich auf, ohne sichtbare Verarbeitungsaktivitäten zu zeigen. Beispiele hierfür sind das Zuhören einer Vorlesung ohne begleitende Notizen oder das reine Lesen eines Textes. Diese Form des Engagements führt typischerweise zu oberflächlichem Lernen und lediglich zur Speicherung isolierter Fakten. Aktives Lernen geht einen Schritt weiter: Es umfasst die physische Manipulation des Lernmaterials, beispielsweise das Markieren wichtiger Textpassagen, das Anfertigen von Notizen oder das Folgen von Anweisungen in praktischen Übungen. Diese Aktivitäten fördern Aufmerksamkeit und Konzentration und aktivieren vorhandenes Wissen. Beim konstruktiven Lernen gehen Lernende über das präsentierte Material hinaus und generieren neue Ideen, die im ursprünglichen Material nicht explizit enthalten waren. Beispiele hierfür sind das Erstellen von Erklärungen, das Ziehen von Schlussfolgerungen, das Entwickeln von Hypothesen oder das Herstellen von Verbindungen zwischen verschiedenen Konzepten. Durch diese generativen Prozesse werden tiefere kognitive Strukturen aufgebaut und ein konzeptuelles Verständnis gefördert.

Die höchste Stufe des Engagements ist das interaktive Lernen, bei dem die Lernenden in einen inhaltlichen Dialog mit anderen treten und auf deren Beiträge reagieren. Diese Form des Lernens ist mehr als die Summe individueller konstruktiver Prozesse. Im Dialog werden nämlich unterschiedliche Perspektiven integriert, Bedeutungen gemeinsam ausgehandelt und Denkprozesse durch gegenseitiges Feedback verfeinert.

Laut der ICAP-Hypothese hängt die Lernwirksamkeit von der Engagement-Stufe ab und nimmt in folgender Reihenfolge zu: passiv < aktiv < konstruktiv < interaktiv. Tatsächlich bestätigen zahlreiche empirische Studien diese Hierarchie und zeigen, dass interaktive Lernaktivitäten zu den tiefsten und nachhaltigsten Lernergebnissen führen (Chi, 2009).

10.7.2 Analyse der TBL-Komponenten nach dem ICAP-Framework

Die Struktur des Team-Based Learning lässt sich anhand des ICAP-Modells differenziert analysieren. Dabei wird deutlich, dass TBL systematisch höhere Engagement-Stufen fördert. Die drei Hauptphasen des TBL aktivieren jeweils unterschiedliche Engagement-Level.

In der Vorbereitungsphase können die Lernaktivitäten je nach Gestaltung verschiedene Engagement-Stufen ansprechen. Das einfache Lesen der Vorbereitungsmaterialien entspricht passivem Engagement. Wenn Studierende jedoch Notizen machen, wichtige Passagen markieren oder vorgegebene Reflexionsfragen bearbeiten, bewegen sie sich auf der aktiven Ebene. Werden sie darüber hinaus angeregt, eigene Zusammenfassungen zu erstellen, Verbindungen zu bestehendem Wissen herzustellen oder Anwendungsbeispiele zu generieren, erreichen sie die konstruktive Ebene. Da die Vorbereitungsphase jedoch größtenteils im Bereich des individuellen Lernens bleibt, erreicht sie selten die interaktive Ebene. Dies ist eine bewusste strukturelle Entscheidung im TBL-Design, da diese Phase primär dem Aufbau individueller Wissensgrundlagen dient.

In der Bereitschaftssicherungsphase (RAP) werden systematisch höhere Engagement-Stufen gefördert. Beim individuellen Test (iRAT) sind die Lernenden aktiv gefordert, da sie ihr Wissen abrufen und auf konkrete Fragen anwenden müssen. Der Team-Test (tRAT) repräsentiert hingegen eine prototypische interaktive Lernaktivität: Die Teammitglieder müssen ihre individuellen Perspektiven artikulieren, Argumente austauschen, gemeinsam Entscheidungen treffen und einen Konsens aushandeln. Das Einspruchsverfahren („Appeals Process") fördert konstruktives und interaktives Engagement, da die Teams gemeinsam neue Argumente entwickeln und fundierte Begründungen formulieren müssen, die über die ursprüngliche Testfrage hinausgehen.

Die Anwendungsphase (tAPP) zielt darauf ab, die höchsten Engagement-Stufen zu aktivieren. Die komplexen und authentischen Problemstellungen erfordern konstruktives Engagement, da die Teams neue Lösungsansätze entwickeln müssen, die über die einfache Anwendung gelernter Regeln hinausgehen. Die Teamarbeit an diesen Aufgaben und die anschließende Diskussion im Plenum fördern intensives, interaktives Engagement: Die Teams müssen zunächst intern Lösungen aushandeln, diese dann mit anderen Teams vergleichen und anschließend ihre Entscheidungen verteidigen oder revidieren. Das 4S-Prinzip, insbesondere die gleichzeitige Präsentation der Teamentscheidungen, verstärkt den interaktiven Charakter zusätzlich, da es einen unmittelbaren Vergleich verschiedener Perspektiven ermöglicht und den diskursiven Austausch anregt.

Ein besonderer Mehrwert des ICAP-Modells für die Analyse von TBL besteht darin, dass die Lernwirksamkeit nicht allein vom Aktivitätstyp (z. B. Gruppenarbeit), sondern vom tatsächlichen kognitiven Engagement abhängt. Nicht jede Teamarbeit ist demnach automatisch interaktiv im Sinne des ICAP-Modells. Nur wenn die Teammitglieder substanziell aufeinander eingehen und gemeinsam neue Ideen entwickeln, wird das höchste Engagement-Level erreicht (Chi & Wylie, 2014).

10.7.3 Förderung höherer Engagement-Stufen im TBL

Team-Based Learning ist strukturell darauf ausgerichtet, konstruktives und interaktives Engagement systematisch zu fördern. Mehrere Elemente des TBL-Designs unterstützen gezielt diese höheren Engagement-Stufen. Ein zentrales Element zur Förderung interaktiven Engagements ist die permanente Teamzusammensetzung. Im Gegensatz zu kurzfristigen Gruppenarbeiten entwickeln die Teams mit der Zeit eine gemeinsame Arbeitsweise und Kommunikationskultur, die tiefere Interaktionen ermöglicht. Die wachsende Vertrautheit reduziert soziale Hemmungen und ermöglicht es den Teammitgliedern, ihre Denkprozesse offener zu artikulieren und konstruktiv zu hinterfragen. Zudem fördert die langfristige Zusammenarbeit die Entwicklung einer geteilten Verantwortung für den Lernprozess, die über oberflächliche Kooperation hinausgeht.

Die Gestaltung der Anwendungsaufgaben nach dem 4S-Prinzip fördert konstruktives und interaktives Engagement. Da alle Teams an demselben bedeutsamen Problem arbeiten und sich für eine spezifische Option entscheiden müssen, wird ein Rahmen geschaffen, der tiefgehende Diskussionen und eine gemeinsame Bedeutungskonstruktion erfordert. Insbesondere die Forderung nach einer konkreten Entscheidung verhindert oberflächliche Kompromisse und zwingt die Teams, ihre Argumente kritisch zu prüfen und zu verfeinern. Die simultane Präsentation der Ergebnisse führt zudem dazu, dass die Teams ihre Entscheidungen vor dem Hintergrund alternativer Perspektiven reflektieren müssen – ein Prozess, der Metakognition und ein tieferes konzeptuelles Verständnis fördert.

Die unmittelbaren Feedback-Schleifen des TBL unterstützen den Übergang zu höheren Engagement-Stufen. Das sofortige Feedback beim tRAT hilft den Teams, Fehlkonzepte direkt zu erkennen und gemeinsam zu korrigieren. Dieser Prozess erfordert konstruktives und interaktives Engagement. Das Feedback der Lehrperson in der Klärungsphase bietet zusätzliche Strukturierung und Anregung und hebt die kognitive Verarbeitung auf eine höhere Ebene (Hrynchak & Batty, 2012).

Die veränderte Rolle der Lehrperson im TBL fördert ebenfalls höhere Engagement-Stufen. Indem die Lehrkraft weniger als Wissensvermittlerin und mehr als Lernbegleiterin agiert, werden die Lernenden ermutigt, selbst konstruktiv tätig zu werden, anstatt Informationen passiv zu konsumieren. Durch geschickte Moderation, herausfordernde Fragen und Unterstützung bei Schwierigkeiten kann die Lehrkraft die Teams zu tieferem Engagement anregen, ohne ihre Autonomie zu untergraben.

Für die praktische Umsetzung im Pflegekontext bedeutet dies, dass TBL-Anwendungsaufgaben so gestaltet werden sollten, dass sie komplexe klinische Entscheidungssituationen abbilden und verschiedene Lösungsansätze ermöglichen.

Beispielsweise könnten Teams mit einem authentischen Patientenfall konfrontiert werden, der mehrdimensionale ethische, fachliche und kommunikative Herausforderungen umfasst. Dies würde sie dazu zwingen, gemeinsam einen begründeten Handlungsplan zu entwickeln. Solche Aufgaben fördern sowohl konstruktives Engagement durch die Entwicklung neuer Lösungsansätze als auch interaktives Engagement durch den notwendigen intensiven Austausch im Team. Das ICAP-Modell bietet somit einen analytischen Rahmen zum Verständnis der Lernwirksamkeit von TBL und konkrete Orientierung für die Optimierung von TBL-Einheiten.

Die theoretische Perspektive des ICAP-Modells ergänzt die in den vorherigen Abschnitten dargestellten Ansätze und vermittelt ein tieferes Verständnis dafür, wie TBL zu nachhaltigem Lernen und zur Entwicklung komplexer professioneller Kompetenzen beiträgt. Zusammen bilden diese theoretischen Perspektiven ein umfassendes Fundament für die praxisorientierte Gestaltung und Implementierung von TBL in der Pflegebildung.

10.8 Theoretische Integration und Implikationen für die Pflegebildung

In den vorangegangenen Abschnitten wurden verschiedene theoretische Perspektiven auf Team-Based Learning beleuchtet – vom Konstruktivismus über Selbstregulation und Metamotivation bis hin zum ICAP-Modell. Diese Theorien erklären aus unterschiedlichen Blickwinkeln, warum und wie TBL Lernprozesse fördert. In diesem Abschnitt werden diese Perspektiven zusammengeführt und ihre spezifische Bedeutung für die Pflegebildung herausgearbeitet.

10.8.1 Synergie der theoretischen Perspektiven

Die vorgestellten theoretischen Ansätze sind kein beliebiges Nebeneinander verschiedener Konzepte, sondern ergänzen und verstärken sich gegenseitig zu einem kohärenten Erklärungsrahmen für die Wirksamkeit von TBL. Dabei kristallisieren sich drei zentrale Integrationspunkte heraus.

Erstens verweisen alle dargestellten Theorien auf die fundamentale Bedeutung der aktiven Wissenskonstruktion durch die Lernenden selbst. Der konstruktivistische Grundgedanke, dass Wissen nicht passiv aufgenommen, sondern aktiv konstruiert wird, findet seine Entsprechung in den höheren Engagement-Stufen des ICAP-Modells (konstruktiv und interaktiv), in den selbstregulativen Prozessen nach Zimmerman sowie in der aktiven Gestaltung motivationaler Zustände im Metamotivationskonzept. TBL schafft durch seine Struktur systematisch Bedingungen, unter denen diese aktive Konstruktion auf individueller und kollektiver Ebene stattfinden kann.

Zweitens betonen alle Ansätze die Komplementarität individueller und sozialer Lernprozesse. Die konstruktivistische Perspektive mit ihrem Fokus auf sozialer Ko-Konstruktion, die Konzepte des selbstregulierten und sozial geteilten Lernens sowie die interaktive Engagement-Stufe im ICAP-Modell betrachten aus verschiedenen Perspektiven, wie individuelles und gemeinsames Lernen zusammenwirken. TBL integriert diese Prozesse in seiner mehrstufigen Struktur: von der individuellen Vorbereitung über den individuellen Test (iRAT) zur gemeinsamen Arbeit im Team-Test (tRAT) und in der Anwendungsphase (tAPP).

Drittens verdeutlichen alle Theorien die Bedeutung von Metaprozessen, also dem Denken über das Denken, dem Lernen über das Lernen und der Motivation über die Motivation. Diese Metaebene findet sich im metakognitiven System der „New Taxonomy", in den regulativen Prozessen des selbstregulierten und sozial geteilten Lernens sowie im Konzept der Metamotivation. TBL fördert diese Metaprozesse durch seine explizite Struktur mit kontinuierlichen Feedbackschleifen sowie der Notwendigkeit zur Reflexion und Anpassung der eigenen Lern- und Arbeitsstrategien.

Die Integration dieser theoretischen Perspektiven ermöglicht ein tieferes Verständnis der multidimensionalen Wirkweise von TBL. Es wird deutlich, dass die Stärke dieses Lehr-Lern-Formats nicht auf einzelnen isolierten Faktoren beruht, sondern auf dem synergetischen Zusammenspiel verschiedener Wirkprinzipien auf kognitiver, metakognitiver, motivationaler und sozialer Ebene. Diese theoretische Integration hat nicht nur akademischen Wert, sondern auch konkrete Implikationen für die Gestaltung und Weiterentwicklung von TBL-Einheiten. Sie liefert einen konzeptionellen Rahmen, um didaktische Entscheidungen fundiert zu treffen und die Methode situationsgerecht anzupassen, ohne ihre Kernprinzipien zu verletzen (vgl. Michaelsen & Sweet, 2008).

10.8.2 Besondere Relevanz für den Pflegekontext

Die theoretische Fundierung des Team-Based Learning gewinnt im Kontext der Pflegebildung an besonderer Relevanz, da sie direkte Parallelen zu den komplexen Anforderungen des Pflegeberufs aufweist. Dieser erfordert eine kontinuierliche Integration von Theorie und Praxis, um evidenzbasierte Pflege zu ermöglichen. Die in TBL verankerten konstruktivistischen Prinzipien und das ICAP-Modell erklären, wie durch aktive und interaktive Lernformen diese Theorie-Praxis-Integration gefördert wird. Insbesondere die Anwendungsphase (tAPP), die den Fokus auf authentische, komplexe Problemstellungen legt, bildet eine Brücke zwischen theoretischer Wissensaneignung und praktischer Anwendung.

Professionelle Pflege ist heute zunehmend durch Teamarbeit und interprofessionelle Zusammenarbeit gekennzeichnet. Pflegefachpersonen müssen in interprofessionellen Teams kommunizieren, Entscheidungen aushandeln und gemeinsame Behandlungsstrategien entwickeln (Frenk et al., 2010). Die theoretischen Konzepte des sozial geteilten Lernens sowie die interaktive Engagement-Stufe des ICAP-Modells erklären, wie TBL systematisch jene kollaborativen Kompetenzen fördert, die für eine erfolgreiche berufliche Praxis unerlässlich sind. Die permanente Teamstruktur im TBL schafft einen Erfahrungsraum, in dem diese Kompetenzen entwickelt und verfeinert werden können.

10.8 Theoretische Integration und Implikationen für die Pflegebildung

Der pflegerische Alltag ist geprägt von hoher Komplexität und der Notwendigkeit zur Selbstregulation. In Situationen mit unklaren Informationen, ethischen Dilemmata und begrenzten Ressourcen müssen Pflegefachpersonen ihre kognitiven und emotionalen Prozesse regulieren können, um professionell handlungsfähig zu bleiben. Die theoretischen Konzepte des selbstregulierten Lernens und der Metamotivation erklären, wie TBL diese regulativen Kompetenzen systematisch fördert: durch individuelle Verantwortungsübernahme, metakognitive Prozesse und die bewusste Auseinandersetzung mit der eigenen Motivation.

Schließlich erfordert die Pflegepraxis ein hohes Maß an adaptiver Expertise (Kua et al., 2021; Groenier et al., 2025), also die Fähigkeit, in neuartigen Situationen flexibel und kreativ zu handeln und dabei unterschiedliche Wissensbestände zu integrieren. Die „New Taxonomy" mit ihrem Fokus auf das Selbstsystem und die Metakognition sowie das Konzept der konstruktiven Engagement-Stufe im ICAP-Modell erklären, wie TBL zur Entwicklung dieser adaptiven Expertise beitragen kann – durch die Förderung höherer Denkprozesse, die Auseinandersetzung mit komplexen, mehrdeutigen Problemen und die kontinuierliche Reflexion des eigenen Verständnisses.

Die theoretische Fundierung des TBL weist somit eine strukturelle Passung zu den Anforderungen des Pflegeberufs auf. Sie erklärt, warum TBL gezielt jene komplexen professionellen Kompetenzen fördert, die Pflegefachpersonen zur Bewältigung ihrer anspruchsvollen Aufgaben benötigen.

10.8.3 Transfer theoretischer Konzepte in die Lehr-Lern-Gestaltung

Die theoretische Fundierung von TBL entfaltet ihre praktische Relevanz, wenn sie in konkrete didaktische Entscheidungen mündet. Für Lehrende in der Pflegebildung ergeben sich aus den vorgestellten Theorien handlungsleitende Implikationen für die Gestaltung von Lehr-Lern-Arrangements. Erstens legen sowohl die konstruktivistische Lerntheorie als auch das ICAP-Modell nahe, dass diese Arrangements nicht nur Faktenwissen präsentieren, sondern auch aktive und konstruktive Verarbeitungsprozesse anregen sollten. Das bedeutet, dass neben fachlichen Informationen auch Reflexionsfragen, Fallvignetten oder kontrastierende Perspektiven eingebaut werden sollten, um die Lernenden zum aktiven Nachdenken anzuregen.

Eine weitere zentrale Implikation ist die kompetenzorientierte Gestaltung der Anwendungsaufgaben. Die „New Taxonomy" und das Konzept der Metamotivation verdeutlichen die Bedeutung anspruchsvoller kognitiver Prozesse und unterschiedlicher motivationaler Zustände. Für die Pflegebildung bedeutet dies, Anwendungsaufgaben zu entwickeln, die jene kognitiven und motivationalen Prozesse aktivieren, die auch in der beruflichen Praxis gefordert sind. Anstatt nur isolierte Wissensfragen zu stellen, sollen die Aufgaben komplexe Patientensituationen bilden, in denen verschiedene Kompetenzbereiche integriert werden – vom kritischen Denken über die ethische Reflexion bis hin zu den kommunikativen Aspekten.

Die Förderung metakognitiver und metamotivationaler Prozesse ergibt sich als dritte Implikation. Die Theorien zur Selbstregulation und Metamotivation betonen die Bedeutung dieser Metaprozesse für nachhaltiges Lernen. Für die Pflegebildung bedeutet dies, explizite Reflexionsanlässe in den TBL-Prozess zu integrieren, beispielsweise durch Fragen, die nach dem tRAT oder der tAPP das eigene Lernverhalten und die Teamdynamik thematisieren. Wie haben wir als Team Entscheidungen getroffen? Welche motivationalen Strategien haben uns geholfen, auch bei Schwierigkeiten dranzubleiben? Welche Ressourcen könnten wir beim nächsten Mal besser nutzen? Diese Reflexionsebene ist besonders wichtig, um die im TBL gemachten Erfahrungen auf den beruflichen Kontext übertragen zu können.

Die bewusste Förderung sozial geteilter Regulation ist eine vierte Implikation. Die Theorien des sozial geteilten Lernens sowie das ICAP-Modell verdeutlichen, dass ein tiefes Verständnis insbesondere durch substanzielle Interaktion entsteht. Für die Pflegebildung bedeutet dies, gezielt Bedingungen zu schaffen, unter denen Lernteams ihre Zusammenarbeit regulieren und vertiefen können. Dies kann durch strukturierende Elemente unterstützt werden, wie etwa Rollenverteilungen im Team, explizite Planungsphasen vor komplexen Aufgaben oder Reflexionsphasen zur Teameffektivität. Bei der Bearbeitung einer komplexen Fallstudie könnte beispielsweise ein strukturiertes Format angeboten werden, das die Teams anleitet, zunächst gemeinsam Ziele zu definieren, dann Strategien zu entwickeln, die Aufgabenbearbeitung zu überwachen und abschließend ihren Prozess zu evaluieren. Diese Schritte sind auch im beruflichen Kontext für effektive Teamarbeit zentral.

Schließlich ergibt sich als fünfte Implikation die kontinuierliche Weiterentwicklung der TBL-Praxis auf theoretischer Basis. Die vorgestellten Theorien bieten neben Erklärungen auch Kriterien zur Evaluation und Optimierung der eigenen Lehrpraxis. Lehrende in der Pflegebildung können diese theoretischen Perspektiven nutzen, um ihre TBL-Einheiten im Sinne des Qualitätsmanagements systematisch zu reflektieren und weiterzuentwickeln. Werden konstruktive und interaktive Prozesse ausreichend gefördert? Unterstützt die Gestaltung selbstregulative Kompetenzen? Werden verschiedene motivationale Zustände angesprochen? Durch diese theoriegeleitete Reflexion ist eine evidenzbasierte Weiterentwicklung der Lehre möglich, die dem Anspruch einer wissenschaftlich fundierten Pflegebildung gerecht wird. Der Transfer theoretischer Konzepte in die Lehr-Lern-Gestaltung schafft somit eine Brücke zwischen den eher abstrakten Theorien und der konkreten Bildungspraxis. Er ermöglicht eine fundierte, zielgerichtete Implementation von TBL, die über eine rein technische Anwendung hinausgeht und das volle Potenzial dieser Methode für die Pflegebildung erschließt.

10.9 Quintessenz

Die lerntheoretische Fundierung des Team-Based Learning (TBL) offenbart ein vielschichtiges Zusammenspiel verschiedener Wirkprinzipien. Der konstruktivistische Grundgedanke, dass Wissen nicht übertragen, sondern aktiv konstruiert wird, durchzieht alle Phasen des TBL. Er manifestiert sich sowohl in der individuellen

Vorbereitung als auch in der sozialen Ko-Konstruktion während der Teamarbeit. Diese epistemologische Grundhaltung entspricht der Realität des Handelns in konkreten klinischen Situationen, in denen Wissen situativ angewendet und im interprofessionellen Austausch kontinuierlich weiterentwickelt werden muss.

Die „New Taxonomy" von Marzano und Kendall erweitert das Verständnis der beim TBL aktivierten Lernprozesse um entscheidende Dimensionen. Durch die explizite Berücksichtigung des Selbstsystems und der Metakognition wird deutlich, dass TBL weit über die Förderung kognitiver Prozesse hinausgeht. Die systematische Aktivierung motivationaler Überzeugungen, metakognitiver Steuerungsprozesse und zunehmend komplexer kognitiver Operationen ist der Grund dafür, dass TBL zur Entwicklung jener adaptiven Expertise führt, die in der dynamischen Praxis unerlässlich ist. Die Konzepte des selbstregulierten und des sozial geteilten Lernens verdeutlichen die duale Natur der durch TBL geförderten Kompetenzen. Die individuelle Selbstregulation in der Vorbereitungsphase und die sozial geteilte Regulation in den Teamphasen spiegeln die professionellen Anforderungen wider, sowohl eigenverantwortlich als auch im Team handlungsfähig zu sein. Das Konzept der Metamotivation fügt eine weitere essenzielle Dimension hinzu: die bewusste Steuerung und Anpassung motivationaler Zustände an unterschiedliche Aufgabenanforderungen. Dies ist eine Kompetenz, die angesichts der emotionalen und physischen Herausforderungen eines Gesundheitsberufs von zentraler Bedeutung ist. Das ICAP-Modell liefert schließlich den empirisch fundierten Nachweis, dass die im TBL dominierenden konstruktiven und interaktiven Lernformen zu den tiefsten und nachhaltigsten Lernergebnissen führen. Die strukturelle Ausrichtung des TBL auf diese höchsten Engagement-Stufen erklärt dessen Überlegenheit gegenüber traditionellen Lehrformaten.

Die Integration dieser theoretischen Perspektiven offenbart TBL als ein didaktisches Format, das nicht zufällig, sondern systematisch jene komplexen Kompetenzen fördert, die moderne Pflegefachpersonen benötigen: die Fähigkeit zur aktiven Wissenskonstruktion, zur interprofessionellen Zusammenarbeit, zur Selbst- und Teamregulation sowie zur adaptiven Anwendung von Wissen in komplexen Situationen. Die theoretische Durchdringung ermöglicht es Lehrpersonen, TBL als flexibles, theoriegeleitet adaptierbares Konzept zu verstehen und einzusetzen. Damit bildet sie die Grundlage für eine fundierte Bildungspraxis, die dem wissenschaftlichen Anspruch moderner Gesundheitsbildung gerecht wird und gleichzeitig die praktische Handlungskompetenz in den Mittelpunkt stellt.

Literatur

Anderson, L. W., & Krathwohl, D. R. (Hrsg.). (2001). *A taxonomy for learning, teaching, and assessing: A revision of Bloom's taxonomy of educational objectives*. Longman.

Chi, M. T. H. (2009). Active-constructive-interactive: A conceptual framework for differentiating learning activities. *Topics in Cognitive Science, 1*(1), 73–105.

Chi, M. T. H., & Wylie, R. (2014). The ICAP framework: Linking cognitive engagement to active learning outcomes. *Educational Psychologist, 49*(4), 219–243.

Frenk, J., Chen, L., Bhutta, Z. A., Cohen, J., Crisp, N., Evans, T., Fineberg, H., Garcia, P., Ke, Y., Kelley, P., Kistnasamy, B., Meleis, A., Naylor, D., Pablos-Mendez, A., Reddy, S., Scrimshaw, S., Sepulveda, J., Serwadda, D., & Zurayk, H. (2010). Health professionals for a new century: Transforming education to strengthen health systems in an interdependent world. *The Lancet, 376*(9756), 1923–1958.

Fujita, K., Le, P. Q., Scholer, A. A., & Miele, D. B. (2024). The metamotivation approach: Insights into the regulation of motivation and beyond. *Social and Personality Psychology Compass, 18*(2), Article e12937.

Groenier, M., Khaled, A., Kamphorst, J., Tankink, T., Endedijk, M., Fluit, C., & Kuijer-Siebelink, W. (2025). Adaptive expertise development during work-based learning in higher education: A realist review. *Vocations and Learning, 18*, 11.

Hadwin, A., Järvelä, S., & Miller, M. (2018). Self-regulation, co-regulation, and shared regulation in collaborative learning environments. In D. H. Schunk & J. A. Greene (Hrsg.), *Handbook of self-regulation of learning and performance* (2. Aufl., S. 83–106). Routledge.

Hrynchak, P., & Batty, H. (2012). The educational theory basis of team-based learning. *Medical Teacher, 34*(10), 796–801.

Järvelä, S., & Hadwin, A. F. (2013). New frontiers: Regulating learning in CSCL. *Educational Psychologist, 48*(1), 25–39.

Kua, J., Lim, W. S., Teo, W., & Edwards, R. A. (2021). A scoping review of adaptive expertise in education. *Medical teacher, 43*(3), 347–355.

Marzano, R. J., & Kendall, J. S. (2007). *The new taxonomy of educational objectives* (2. Aufl.). Corwin Press.

Michaelsen, L. K., & Sweet, M. (2008). The essential elements of team-based learning. *New Directions for Teaching and Learning, 2008*(116), 7–27.

Michaelsen, L. K., & Sweet, M. (2011). Team-based learning. *New Directions for Teaching and Learning, 2011*(128), 41–51.

Miele, D. B., & Scholer, A. A. (2018). The role of metamotivational monitoring in motivation regulation. *Educational Psychologist, 53*(1), 1–21.

Nguyen, T., Carnevale, J. J., Scholer, A. A., Miele, D. B., & Fujita, K. (2019). Metamotivational knowledge of the role of high-level and low-level construal in goal-relevant task performance. *Journal of Personality and Social Psychology, 117*(5), 876–899.

Panadero, E. (2017). A review of self-regulated learning: Six models and four directions for research. *Frontiers in Psychology, 8*, Article 422.

Parmelee, D. X., Michaelsen, L. K., Cook, S., & Hudes, P. D. (2012). Team-based learning: A practical guide: AMEE guide no. 65. *Medical Teacher, 34*(5), e275–e287.

Ross, J., Nguyen, T., Fujita, K., Miele, D. B., Edwards, M. C., & Scholer, A. A. (2023). The relationship between metamotivational knowledge and performance. *Frontiers in Psychology, 14*, Article 1124171.

Scholer, A. A., & Miele, D. B. (2016). The role of metamotivation in creating task-motivation fit. *Motivation Science, 2*(3), 171–197.

Vygotsky, L. S. (1978). In M. Cole, V. John-Steiner, S. Scribner, & E. Souberman (Hrsg.), *Mind in society: Development of higher psychological processes*. Harvard University Press.

Zimmerman, B. J. (2000). Attaining self-regulation: A social cognitive perspective. In M. Boekaerts, P. R. Pintrich, & M. Zeidner (Hrsg.), *Handbook of self-regulation* (S. 13–39). Academic Press.

GPSR Compliance

The European Union's (EU) General Product Safety Regulation (GPSR) is a set of rules that requires consumer products to be safe and our obligations to ensure this.

If you have any concerns about our products, you can contact us on ProductSafety@springernature.com

In case Publisher is established outside the EU, the EU authorized representative is:

Springer Nature Customer Service Center GmbH
Europaplatz 3
69115 Heidelberg, Germany

Batch number: 09243900

Printed by Printforce, the Netherlands